宝 鸡 市 卫 生 局
宝鸡市疾病预防控制中心

新形势下慢性非传染性疾病
调查与防控策略研究

顾　问　　刘桂芳　孙振霖　马光辉　陈　蓓
　　　　　梁永峰
主　审　　王敬军　高建民
主　编　　邓　峰　宁建国
副主编　　张克俭　屈　蒙
编　者　　（按姓氏笔画排序）

马金刚	亢连科	王　宁	王　宏
王　苍	王军峰	王红林	王居奎
邓　峰	宁建国	宁海波	巨洲峰
刘　峰	刘万虎	刘宏斌	刘珠海
李晓毅	许森林	张克俭	张宝弟
李　杨	李怀成	杨　彪	杨力群
杨海峰	杨培荣	屈　蒙	欧军让
欧阳志焕	姚乐毅	唐宝云	郭军虎
康海鹏	梁卫峰	强爱琴	彭　飞

西安交通大学出版社
XI'AN JIAOTONG UNIVERSITY PRESS

图书在版编目(CIP)数据

新形势下慢性非传染性疾病调查与防控策略研究/邓峰,宁建国主编. —西安:西安交通大学出版社,2013.12

ISBN 978 - 7 - 5605 - 5896 - 7

Ⅰ.①新… Ⅱ.①邓… ②宁… Ⅲ.①慢性病-防治-研究 Ⅳ.①R4

中国版本图书馆 CIP 数据核字(2013)第 303879 号

书　　名	**新形势下慢性非传染性疾病调查与防控策略研究**	
主　　编	邓　峰　宁建国	
责任编辑	吴　杰　徐　芳	
出版发行	西安交通大学出版社	
	(西安市兴庆南路 10 号　邮政编码 710049)	
网　　址	http://www.xjtupress.com	
电　　话	(029)82668357　82667874(发行中心)	
	(029)82668315　82669096(总编办)	
传　　真	(029)82668280	
印　　刷	西安建科印务有限责任公司	

开　　本	787mm×1092mm　1/16	印张	15.625	彩页	4 页　　字数　384 千字
版次印次	2013 年 12 月第 1 版　　2013 年 12 月第 1 次印刷				
书　　号	ISBN 978 - 7 - 5605 - 5896 - 7/R · 411				
定　　价	56.00 元				

读者购书、书店添货、如发现印装质量问题,请与本社发行中心联系、调换。

订购热线:(029)82665248　(029)82665249

投稿热线:(029)82665546

读者信箱:xjtumpress@163.com

序

党的"十八大"报告指出,"健康是促进人全面发展的必然要求"。习近平总书记最近强调,"人民身体健康是全面建成小康社会的重要内涵,是每一个人成长和实现幸福生活的重要基础"。李克强总理指出,"医改是世界性难题,需要持续不懈的艰苦努力"。省委、省政府对医改工作高度重视,要求将医改工作作为一项重大民生工程来抓。

今年,陕西省卫生厅党组提出以医改为龙头,用医改统领卫生事业发展,用医改推动卫生事业上台阶的新思路。目前,各项改革正在有力有序推进,社会各界对此寄予厚望并倍加关注。深入分析国情、省情,与人民群众日益快速增长的医疗卫生服务需求相比,我们的卫生资源相对有限;与部分发展中国家或发达国家相比,我们的卫生投入相对不足。这就要求我们在推进医改的过程中,既要系统施策,又要突出重点,力求将有限的资源和资金用在重点领域,并统筹解决好各项突出问题。

随着经济社会的发展,人类疾病谱、人口结构模式、生活行为方式及环境因素等发生了重大变化,慢性病已成为威胁人类健康的首要因素并成为全球共同关注的公共卫生问题。2008 年,我国确诊的慢性病患者已超过 2.6 亿人,因慢性病导致的死亡已占总死亡的 85%,全国因慢性病过早死亡占早死总人数的 75%,慢性病造成的疾病负担占我国总疾病负担的 70%,如不采取有力措施,未来 20 年,我国 40 岁以上人群中主要慢性病患者人数将增长一到两倍,慢性病导致的负担将增长 80% 以上。

慢性病防治工作是一项综合性的社会系统工程,需要政府主导、部门合作、社会参与。在深化医改的进程中,如何有效控制或降低慢性病对人民健康的危害,值得深入研究。《新形势下慢性非传染性疾病调查与防控策略研究》在调查研究宝鸡市慢性病流行现状与危险因素的基础上,回顾分析了国内外慢性病有关情况,对我国现行相关策略进行了深入剖析,对影响慢性病综合防控的医疗卫生资源、卫生费用等国内外相关情况进行了深入研究,梳理归纳国外有益经验,紧密结合我国实际,提出了我国慢性病防控综合策略。相关研究成果对于进一步提高宝鸡市、我省乃至全国慢性病综合防控工作具有积极的借鉴意义。

在新形势下,特别是新医改背景下系统开展慢性病综合防控策略研究在我国刚刚起步,有许多理论和方法还有待进一步探讨,一些观点和政策措施还需要接受实践检验。希望全省卫生系统有关人员能以本书研究成果为新的起点,在实践中研究,在研究中实践,为促进全省卫生事业科学发展,加快建设"三个陕西"做出新的更大的贡献。

2013 年 9 月

前　言

在邓峰、克俭等同志的共同努力下,《新形势下慢性非传染性疾病调查与防控策略研究》的编撰任务已基本完成,送我审核并为之作前言。我简要进行了浏览,感到兴奋,本书超出了我原来策划的预期,内容详实、分析深刻、观点新颖,既具指导性,也是科技普及本,有较强的实用性。但考虑到本书专业性较强,特别是为了提高本书的权威性、科学性和准确性,最终的审稿事宜只能拜托省疾控中心王敬军主任和西安交通大学高建民教授代劳,这也是我们请教学习的一个机会和过程。在新医改步入深水区的重要时期,在我国面临慢性病全面高发的这一新形势下,同志们能立足经济社会发展全局,站在新医改大背景下,潜心研究慢性病防控有效策略,其宏观视野、前瞻性思维、锲而不舍的精神、孜孜钻研的干劲着实值得肯定。作为宝鸡市卫生局局长、市政府医改办主任,在全面推进医改中,把慢性病防控作为一项主要任务,我义不容辞。

为了建立健全覆盖城乡居民的基本医疗卫生制度,为民众提供安全、有效、方便、价廉的基本医疗服务和公共卫生服务,党中央、国务院于2009年4月启动了深化医药卫生体制改革工作。这是建国以来涉及面最广、系统化程度最高、综合配套措施最完善的一次卫生改革。医改工作启动以来,作为全国公立医院改革和省级多项医改试点城市,我市全民医保体系不断健全,基本药物制度有序实施,基层医疗卫生服务体系持续加强,基本和重大公共卫生服务项目惠及城乡百姓,公立医院改革深入推进,连续多年被省委、省政府评为医改工作先进市,多项医改工作得到国家充分肯定。

在统筹推进各项医改工作的过程中,我们始终坚持预防为主的方针,抢抓医改机遇,加强重大疾病防控工作,从源头提高城乡居民健康水平。针对慢性病已成为威胁我国城乡居民健康的重大公共卫生问题的实际,我们以慢性病综合防控示范区创建为抓手,以基本公共卫生服务项目为支撑,以健康生活方式养成为重点,采取综合策略,加强慢性病防控工作。期间,为摸清我市慢性病流行现状、掌握国内外相关研究进展,医改工作启动伊始,我们就安排有关人员,专题研究有关政策,潜心学习国内外相关文献,及时掌握国内外进展,积极开展研究工作。工作开展过程中,多次组织相关人员赴省疾控中心、西安交通大学向有关专家教授请教，多次征求有关方面意见和建议，凝聚多方智慧，确保方案科学可行。通过全市上下的共同努力，目前我们已创建国家级慢性病综合防控示范区 2 个、省级示范区 4 个。在前期充分准备的基础上，历时一年多时间，我们率先在全省以地市为单位开展了慢性病与危险因素流行病学调查。根据调查结果，结合现行医改政策，在学习借鉴国内外先进经验基础上，我们对新形势下慢性病防控策略进行了深入、系统、全面的研究，先后查阅和学习国内外相关文献一千多篇，撰写相关论文三十多篇，形成项目技术报告四十余万字，在此基础上，多易其稿，形成了本书稿本。

　　本书编者组集中了省、市多年从事慢性病综合防控和医改方面的专业人员，书稿撰写过程中得到了有关方面领导及专家的悉心指导，在此，向大家的辛勤付出一并表示由衷的感谢。希望本书能为我国慢性病防控工作提供一些有益借鉴，能助推区域慢性病防控工作迈上一个新的台阶。由于编者能力有限，书稿中难免有不妥之处，敬请大家批评指正。

建国

2013 年 9 月

目　　录

1　绪　论

1.1　慢性非传染性疾病的概念

1.1.1　概念辨析

(1)慢性病(chronic diseases,CD)是相对于急性疾病而言。一般来说,慢性病就是病程较长,且通常情况下发展缓慢的疾病。按照该类疾病是否具有传染性,又可分为慢性非传染性疾病和慢性传染性疾病。前者如:高血压、恶性肿瘤、慢性阻塞性肺部疾病及糖尿病等,后者如:麻风病、结核病等。

(2)非传染性疾病(non-communicable diseases,NCD)是与传染性疾病相对的一个概念,简单地说就是没有传染性的疾病。理论上看,凡是没有传染性的疾病均属于该类疾病范畴。

(3)慢性非传染性疾病(chronic non-communicable diseases,CNCD)就是病程较长,疾病发展缓慢,且没有传染性的疾病。

1.1.2　权威组织对有关概念的应用

(1)世界卫生组织(World Health Organization,WHO)在相关研究与报告中将非传染性疾病和慢性病等同应用,是指不会在人与人之间传播,病程较长,并且通常情况下疾病发展缓慢的疾病。非传染性疾病的四种主要类型为心血管疾病(如心脏发作和中风)、癌症、慢性呼吸系统疾病(如慢性阻塞性肺部疾病和哮喘)以及糖尿病。

(2)国家卫生和计划生育委员会(National Health and Family Planning Commission of the People's Republic of China)在卫生部办公厅关于印发《慢性非传染性疾病综合防控示范区工作指导方案》的通知(卫办疾控发〔2010〕172 号)、卫生部关于印发《全国慢性病预防控制工作规范》(试行)的通知(卫疾控发〔2011〕18 号)、卫生部等 15 部门关于印发《中国慢性病防治工作规划(2012—2015 年)》的通知(卫疾控发〔2012〕34 号)等文件中,将慢性非传染性疾病简称为慢性病。

1.1.3　本研究相关概念界定

有学者认为,慢性病顾名思义,就是病程较长、且一般进展较慢的一类疾病。为了与传染性疾病对应,又称之为慢性非传染性疾病或非传染性疾病。近年来研究发现,一些慢性病与传染病在病因学上存在一定关联,比如:感染人乳头瘤病毒是发生宫颈癌的必要条件,因此又称"慢性病"[1]。尽管如此,一般情况下,由于慢性病本身并无传染性,一般意义上所说的慢性病多指慢性非传染性疾病,指从发现之日起算超过 3 个月的非传染性疾病,这类疾病主要由职业和环境因素、生活及行为方式等暴露引起,具有"患病人数多、医疗成本高、患病时间长、服务需求大"等特点。当前主要指:心脑血管疾病、糖尿病、恶性肿瘤、慢性阻塞性肺部疾病、精神心理性疾病等[2]。本研究趋向于后者,并在以下表述中将慢性非传染性疾病简称为"慢性病"。

1.2 慢性病防控的严峻形势

随着经济社会的发展,人类疾病谱、人口结构模式、生活行为方式及环境因素等发生了重大变化,慢性病已成为威胁人类健康的首要因素并成为全球共同关注的公共卫生问题[3]。

1.2.1 严重危害人类健康

WHO 调查研究显示,2008 年全球有 5700 万人死于慢性病,占所有死亡人数的 63%,预计 2030 年将上升至 75%,全球约四分之一的慢性病相关死亡发生于 60 岁以下的劳动力人群。中国政府公开资料显示:我国确诊的慢性病患者已超过 2.6 亿人,因慢性病导致的死亡已占总死亡的 85%,全国因慢性病过早死亡人数占早死总人数的 75%。

1.2.2 造成巨大社会经济负担

据中国卫生部门公开资料显示,慢性病造成的疾病负担占我国总疾病负担的 70%,如不采取强有力措施,未来 20 年,中国 40 岁以上人群中主要慢性病患者人数将增长一到两倍,慢性病导致的负担将增长 80% 以上(表 1-1、彩图 1)。世界银行(WB)2011 年发布的《创建健康和谐生活,遏制中国慢性病流行》报告指出,在中国,慢性病可能给国家及个人造成沉重的经济负担。但是,这种负担是可以减少的。例如,2010 年至 2040 年间,如果每年能将心血管疾病死亡率降低 1%,其产生的经济价值相当于 2010 年国内经济生产总值的 68%,或多达 10.7 万亿美金(按购买力平价计)。相反,若不能有效应对慢性病,这些疾病势必将加剧可以预见的人口老龄化、劳动力人口降低所造成的经济社会影响(彩图 2)。而且,健康劳动力人口相对于患病的被扶养人群的比例降低将增加经济发展减速、社会不稳定的风险(彩图 3)。

1.2.3 未来持续加剧

据 WB《创建健康和谐生活,遏制中国慢性病流行》预测,2010 年至 2030 年中国慢性病流行将不断加剧,患有至少一种慢性病的人数将剧增,糖尿病患者将成为心血管疾病(心梗和中风)、慢阻肺、糖尿病、肺癌这四种疾病中患者人数最多的群体,而肺癌患者人数将增加四倍(表 1-1)。随着我国人口老龄化加速,暴露于各种健康危险因素人群规模增加、程度加剧,居民获得和利用公共卫生与医疗服务诸多不便等,将促使慢性病危害持续加剧(表 1-2、彩图 4)。

表 1-1 中国 40 岁以上人群慢性病患者例数预测

预测慢性病患者例数	2010 年	2020 年	2030 年
心肌梗塞	8101001	16081550	22630244
中风	8235812	21356978	31773456
慢性阻塞性肺部疾病	25658483	42527240	55174104
肺癌	1412492	4621900	7391326
糖尿病	36156177	52118810	64288828
总数	79563965	136706478	181257958

资料来源:中国营养与卫生调查,2002;中国国家慢性非传染性疾病危险因素监测,2007。

表 1－2　2008 年中国低收入人群慢性病与就医行为

获得住院治疗	国家平均水平		低收入人群	
	城市	农村	城市	农村
慢性病流行率(%)	28.3	17.1	27.2	23.1
年均住院率(%)	7.1	6.8	5.8	5.9
应住院未住院人群比重(%)	26.0	24.7	37.6	34.6
因经济困难未住院患者比(%)	67.5	71.4	89.1	81.5
大病支出发生率(%)	—	—	5.9	10.2

资料来源:卫生部第四次国家卫生服务调查,2008 年。

1.3　国内外慢性病研究现状

　　WHO 研究发现,20％的慢性病发生在高收入国家,而 80％的慢性病死亡发生在低收入和中等收入国家,中低收入国家因慢性病造成的死亡更加严重[4];李鹏[5]通过对 8 个国家的慢性病流行趋势综述研究发现,慢性病流行与收入相关,收入越高的国家其心血管疾病、恶性肿瘤等死亡人数越高,低收入国家则孕期围产期死亡较高,虽然低收入国家慢性病死亡构成比不高,但是其死亡率很高。因此,中低收入国家面临着新旧公共卫生的双重挑战。国际上对慢性病的流行学研究较多,以高血压病的流行为例,诸多研究表明:年龄、BMI 是高血压患病的危险因素,且均与高血压患病率呈正相关[6-9]。

　　2008 年中国第四次国家卫生服务调查发现,按例数计算,我国慢性病患病率为 20.0％,约2.6 亿人,与 2003 年第三次国家卫生服务调查结果比较,慢性病患病率上升了 5 个百分点,城市慢性病患病率为 28.3％,明显高于农村慢性病患病率 17.1％,但是值得注意的是,与 2003年比较,农村慢性病患病率增长幅度明显高于城市,尤其是农村脑血管疾病的比例有了较大上升,因此农村慢性病需要引起关注[10];纪艳等[11]也研究证实我国农村地区慢性病患病率增长速度明显高于城市,且两者患病率之间的差距在缩小。

　　慢性病防控研究与实践是一个渐进的过程,目前国际上应用最广泛的是由 Wagner 在1998 年提出的慢性病保健框架(chronic care model,CCM)又称瓦格纳卫生保健模型[12]。CCM 一方面有利于卫生保健人员制定计划并和团队成员之间相互协调,另一方面可以帮助患者在疾病的自我管理中发挥积极作用,最终达到改善慢性病保健的水平和提高人群健康的目的。CCM 主要由六大要素构成,包括卫生系统组织领导、传播系统设计、决策支持、临床信息系统、自我管理支持、社区资源。其核心是建立一个有充分准备的基本医疗单元,即一个准备充分的多学科医疗护理团队与积极的患者之间进行持续有效的互动。

　　上世纪八十年代,中国人口以及疾病模式的转型引起了卫生部的关注,1997 年启动的疾病预防项目,标志着中国政府与 WB 在应对日趋严重的慢性病威胁方面的正式合作开始。在中国,该项目首次引进了新颖的危险行为因素监测以及健康促进手段等用于慢性病的预防与控制。尽管项目取得了令人鼓舞的效果,例如干预地区人群吸烟率降低、7 个项目市以及一个项目省机构能力提升,但这些成绩并未得到巩固、持续。其中一个原因是当时的卫生医疗体系是为应对急性病、传染性疾病而设计的,未充分考虑慢性病防治的需要[13]。2011 年 3 月,卫生部印发了我国首部《全国慢性病预防控制工作规范(试行)》(卫疾控发〔2011〕18号),2012年5月,卫生部等15部门印发了我国首部《中国慢性病防治工作规划(2012—2015年)》(卫疾控发〔2012〕34号),标志着我国慢性病防控工作逐渐步入规范化、科学化轨道。但是,由于我国该项工作总体起步较晚,与国际上一些国家,特别是发达国家相比,我国相关研究远不够深入,有关专家研究成果如何转化为政府政策,如何成为全社会行动,如何构建符合中国实际,科学、高效的慢性病防控策略值得深入研究。

1.4 新形势与慢性病防控

1.4.1 新形势

慢性病防控是一项复杂的社会系统工程,研究制订科学有效的慢性病防控策略需要与文化背景、时代特征及经济社会发展水平等有关方面紧密结合。就当前和今后一个时期而言,我们认为,慢性病防控面临的新形势至少包括以下四个层次内涵:

(1)我国经济社会发展处在新阶段。首先,建国64年来特别是改革开放35年来,我国经济社会总体发展速度较快,2010年我国GDP达到了5.88万亿美元,已跃居为世界第二大经济体,这为提高人民健康水平奠定了一定物质基础;但是我国人均GDP尚处于较低水平,2010年我国人均GDP仅为巴西的40.38%。其次,全社会卫生投入总体不断增加,我国卫生总费用由2000年1364亿美元增加到2010年4991亿美元,但总体水平仍然较低,人均卫生费用和卫生总费用占GDP比重均较低(见表1-3)。第三,随着经济社会发展,工业化、城镇化、人口老龄化、疾病谱变化和生态环境变化等,都对提高城乡居民健康水平带来了新的挑战。据统计,我国城乡居民两周患者未就诊比例为37.6%,应住院而未住院比例为25.1%,与居民实际医疗卫生服务需求相比,卫生资源相对不足。

(2)慢病已成为现阶段影响我国城乡居民健康期望寿命的主要因素。根据《中国的医疗卫生事业》白皮书,2010年中国人均期望寿命为74.8岁;2010年联合国开发署公布的中国健康期望寿命为66岁,中国人均期望寿命与健康寿命相差8.8岁。

(3)党中央对新时期卫生提出了新的要求。十八大报告将"提高人民健康水平"作为新时期卫生工作总目标,要求各项卫生工作要坚持为人民健康服务的方向,坚持预防为主、以农村为重点、中西医并重,按照保基本、强基层、建机制要求,完善国民健康政策,为群众提供安全、有效、方便、价廉的公共卫生和基本医疗服务。

(4)新医改带来的新机遇。翻开我国卫生事业改革与发展史册,从建国至今,特别是1984年10月十二届三中全会以来,伴随着经济体制改革,作为社会事业的卫生事业也在不断改革与发展,截止目前大致经历了四轮医改。2009年4月,中共中央、国务院统一安排部署了新一轮医改,其总目标是建立健全覆盖城乡居民的基本医疗卫生制度,为群众提供安全、有效、方便、价廉的医疗卫生服务。其终极目标还是通过基本医疗卫生制度的健全,通过良好医疗卫生服务的提供,来实现城乡居民的健康目标。新医改为医药领域全方位改革,这为改革和构建新型慢性病防控体系、体制、机制及策略提供了难得机遇。

表 1 - 3 金砖国家卫生费用相关情况

卫生费用	年份	金砖国家				
		中国	俄罗斯	印度	巴西	南非
GDP(现价亿美元)	2000	11984	2597	4678	6447	1329
	2010	59305	15249	17109	21430	3632
人均 GDP(现价美元)	2000	949	1775	455	3694	3020
	2010	4433	10710	1419	10978	7266
卫生总费用(亿美元)	2000	1364	539	677	880	238
	2010	4991	1742	1520	1968	458
(按平均汇率计算)人均卫生费用(美元)	2000	108	369	65	503	540
	2010	373	1227	126	1009	915
卫生总费用占 GDP 比重(%)	2000	4.6	5.4	4.3	7.2	8.1
	2010	5.0	6.5	3.7	9.0	8.7
政府卫生总支出占卫生总费用比重(%)	2000	38.3	59.9	26.0	40.3	42.3
	2010	54.3	58.7	28.2	47.0	46.6
私人卫生支出占卫生总费用比重(%)	2000	61.7	40.1	74.0	59.7	57.7
	2010	45.7	41.3	71.8	53.0	53.4
政府卫生支出占政府总支出比重(%)	2000	10.9	12.7	7.4	4.1	10.9
	2010	12.1	9.7	6.8	10.7	12.4

资料来源:1. DGP、人均 GDP 来源世界银行数据相应指标;2. 其余数据根据 2013 年世界卫生统计报告整理。

1.4.2 慢性病防控

如前所述,慢性病已成为威胁人类健康的首要因素并成为全球共同关注的公共卫生问题。我国慢性病防控形势十分严峻,做好慢性病防控工作是实现城乡居民健康目标的第一要务,是实现新医改目标的优先举措,是重大的经济社会问题。目前,我国慢性病防治工作仍面临着严峻挑战主要表现为:全社会对慢性病严重危害普遍认识不足,政府主导、多部门合作、全社会参与的工作机制尚未建立,慢性病防治网络尚不健全,卫生资源配置不合理,人才队伍建设亟待加强等。要尽快扭转这种现状,尽快遏制慢性病高发态势,需要相关体制、机制等综合配套改革。而新医改是建国以来涉及面最广、系统化程度最高、综合配套措施最完善的一次卫生改革,它为慢性病综合防控策略的建立健全提供了难得机遇。总之,做好慢性病综合防控工作是目前新医改的优选之策和当务之急,如果慢性病高发态势得到遏制或降低,将极大地有利于新医改目标的实现,对于加快我国经济社会发展具有不可估量的重大贡献。

1.5 研究的主要意义

本研究的主要意义在于：①通过开展区域慢性病流行病学调查及危险因素分析，掌握清楚区域性慢性病流行水平与特点，为当地政府制定针对性防控措施提供科学依据；②通过国内慢性病相关情况综合分析，梳理清楚我国现行慢性病防控工作与研究进展情况，为后续相关策略的完善奠定基础；③通过国外慢性病相关情况综合研究，归纳有益经验，为研究我国相关策略提供有益借鉴；④在新医改背景下，研究提出我国慢性病防控综合策略，对于尽快实现医改目标，有效提高城乡居民健康水平，最大化释放卫生改革"红利"等均具有十分重要的意义。

根据陕西省宝鸡科技查新咨询服务中心出具的《科技查新报告》，结合有关专家评审意见，本研究主要创新方面包括：本研究为国内首次在新医改政策框架下对我国慢病防控策略进行的系统研究；本研究结合慢病调查，在国内首次全面、系统地对国内外慢病防控状况、医疗卫生资源、卫生费用等进行的深入系统的比较研究；本研究首次提出了九个方面慢病综合防控策略，填补了国内外相关方面空白；本研究首次从理论角度和实践角度提出了协作性公共卫生管理理念，填补了国内外相关方面研究空白；本研究为我省首次以地市为单位开展的全人群慢病与危险因素流行病学调查研究，填补了省内有关方面空白。

2 我国相关经济社会背景

2.1 地理概况

几百万年前,青藏高原隆起,地球历史上经历此次重大地壳运动后形成了现在的中国地貌。从空中俯瞰中国大地,地势就像阶梯一样,自西向东,逐渐下降。陆地上高原、山地、平原、丘陵、盆地5种基本地形类型中国均有分布,其中山区面积占全国总面积的67%,既给交通运输和农业发展带来一定困难,也给疾病预防控制工作带来了许多困难,比如:慢性病相关健康知识宣传、高危人群干预、患者服务管理等。由于我国各地区社会经济和自然条件差异较大,生活在不同地区的人们在生活行为等方面具有一定差异,要求在慢性病防控中既要采取共性干预措施,又要结合地区特点,开展针对性防控,以取得比较显著的防治效果。

2.2 气候概况

我国南方温暖,北方寒冷,南北气温差别大是我国冬季气温的分布特征。除青藏高原等地势高的地区外,全国普遍高温,南北气温差别不大,是中国夏季气温分布的特征。同时,冬季气温变化也影响着各地区居民的生活和饮食行为。比如:比较寒冷的地区居民多喜欢饮用白酒,喜欢食用泡菜、腌菜等。由于我国幅员辽阔,各地区气候差异较大,各个温度带主要农作物不同(表2-1),当地居民的主要膳食种类也就不同。比如:有的以大米为主食,有的则以小麦(面粉)为主食等。同时,降水量的不同,不但影响植物的生长,也影响着当地居民的相关疾病发生和生活行为习惯。比如:干燥地区容易发生呼吸道疾病,潮湿地区容易发生皮肤病,湿度较大地区居民喜欢食用麻辣食品等。

表 2 - 1 我国温度带的划分及耕作

温度带	≥10℃积温	生长期(天)	分布范围	耕作制度	主要农作物
热带	>8000	365	海南全省和滇、粤、台三省南部	水稻一年三熟	水稻、甘蔗、等
亚热带	4500~8000	218~365	秦岭一淮河以南,青藏高原以东	一年二至三熟	水稻、冬麦、棉花、油菜等
暖温带	3400~4500	171~218	黄河中下游大部分地区及南疆	一年一熟至两年三熟	冬麦、玉米、棉花、花生等

温度带	≥10℃积温	生长期(天)	分布范围	耕作制度	主要农作物
中温带	1600～3400	100～171	东北、内蒙古大部分及北疆	一年一熟	春麦、玉米、大豆、甜菜等
寒温带	<1600	<100	黑龙江省北部及内蒙古东北部	一年一熟	春麦、马铃薯等
青藏高原区	<2000（大部分地区）	0～100	青藏高原	部分地区一年一熟	青稞等

2.3　民族概况

我国共有 56 个民族。2010 年第六次全国人口普查结果显示,大陆 31 个省、自治区、直辖市和现役军人的人口中,汉族人口为 1225932641 人,占 91.51%;各少数民族人口为 113792211 人,占 8.49%。同 2000 年第五次全国人口普查相比,汉族人口增加 66537177 人,增长 5.74%;各少数民族人口增加 7362627 人,增长 6.92%。尽管少数民族人口在全国总人口中的比重不到 10%,但分布却十分广泛,少数民族自治地方面积占全国的 60% 以上。不同的民族生活行为习惯存在较大差异,饮食方面,汉族以米、面为主,喜食蔬菜、豆类、肉、鱼及蛋类,尤其注重烹调技术;维吾尔族、哈萨克族和乌孜别克族喜吃烤羊肉串、抓饭和馕;蒙古族以牛羊肉及奶食为主,喜饮奶茶;朝鲜族爱吃打糕、冷面和泡菜;藏族爱吃糌粑和喝酥油茶;黎族、京族、傣族、布朗族和哈尼族爱嚼槟榔等。尽管在我国历史上,多民族聚居时间较为久远,但是不同的民族,在宗教信仰、饮食习惯、膳食种类、生活行为方式等方面仍有明显差异,这在各种慢性病发生与防控中具有一定差异,在慢性病综合防控中应予以考虑。

2.4　人口特征

2010 年第六次全国人口普查主要数据公报显示,全国总人口为 1370536875 人。其中:普查登记的大陆 31 个省、自治区、直辖市和现役军人的人口共 1339724852 人;香港特别行政区人口为 7097600 人;澳门特别行政区人口为 552300 人;台湾地区人口为 23162123 人。大陆人口中,0～14 岁人口为 222459737 人,占 16.60%;15～59 岁人口为 939616410 人,占 70.14%;60 岁及以上人口为 177648705 人,占 13.26%,其中 65 岁及以上人口为 118831709 人,占 8.87%。与 2000 年人口相比,60 岁及以上人口的比重上升 2.93 个百分点,65 岁及以上人口的比重上升 1.91 个百分点,老龄化趋势加快。同时,大陆人口中,高中及以上文化程度的占 22.96%,初中及以上文化程度占 61.75%,小学及以上文化程度占 88.53%,全人口文化程度有待进一步提高。虽然居住在城镇的人口占 49.68%,居住在乡村的人口占 50.32%,但是居住地与户口登记地所在的乡镇街道不一致且离开户口登记地半年以上的人口达261386075人,其中市辖区内人户分离的人口为 39959423 人,不包括市辖区内人户分离的人口为 221426652 人;同 2000 年第五次全国人口普查相比,居住地与户口登记地所在的乡镇街道不一致且离开户口登记地半年以上的人口增加 116995327 人,增长 81.03%。总体看,我国总人口数量持续增加,人口老龄化程度在不断加剧,流动人口数量较快增加,这既给慢性病综合防控工作带来巨大影响,也给新医改带来一定挑战。

2.5 经济社会

2.5.1 纵向比较

从表 2-2 可以看出,2003 年至 2012 年这 10 年来,我国经济较快发展,国内生产总值一直处于较高增长速度,2010 年经济总量跃居为世界第二,人均 GDP、城镇居民人均可支配收入、农村居民人均纯收入均较快增长,居民家庭恩格尔系统总体呈下降趋势,农村居民家庭恩格尔系统下降幅度大于城市,城乡居民参加社会基本医疗保险人数不断增加,目前已基本实现了全覆盖。

表 2-2 2003 年至 2012 年中国主要经济社会指标发展变化情况*

年份(年)	GDP(亿元)	GDP 增幅(%)	总人口(亿)	人均GDP(元)	CPI(%)	城镇居民人均可支配收入		农村居民人均纯收入		居民家庭恩格尔系数		参加基本医保人数(亿)
						(元)	实际增长(%)	(元)	实际增长(%)	城市	农村	
2003	116694	9.1	12.92	9032	1.2	8472	9.0	2622	4.3	37.1	45.6	1.09
2004	136515	9.5	13.0	10501	3.9	9422	7.7	2936	6.8	37.7	47.2	2.04
2005	182321	9.9	13.08	13939	1.8	10493	9.6	3255	6.2	36.7	45.5	3.14
2006	209407	10.7	13.14	15937	1.5	11759	10.4	3587	7.4	35.8	43.0	5.67
2007	246619	11.4	13.21	18669	4.8	13786	12.2	4140	9.5	36.3	43.1	9.31
2008	300670	9.0	13.28	22641	5.9	15781	8.4	4761	8.0	37.9	43.7	11.32
2009	335353	8.7	13.35	25120	0.7	17175	9.8	5153	8.5	36.5	41.0	12.33
2010	397983	10.3	13.41	29678	3.3	19109	7.8	5919	10.9	35.7	41.1	12.68
2011	471564	9.2	13.47	35008	5.4	21810	8.4	6977	11.4	36.3	40.4	13.05
2012	519322	7.8	13.54	38355	2.6	24565	9.6	7917	10.7	36.2	39.3	12.89

*表中数据根据相应年份国家统计局国民经济和社会发展统计公报整理。

2.5.2 横向比较

从表 2-3 看,虽然我国 GDP 总量已跃居世界第二,但仅占世界排名第一的美国的 52.45%;人均 GDP 在金砖五国中仅高于印度,与美国等发达国家相比差距较大。人类发展指数(human development index,HDI)在 2011 年联合国 187 个成员国排名位列 101 位,HDI 为 0.687,属于中等人类发展水平,略高于世界平均水平(0.682),与极高等人类发展水平(0.889)和高等人类发展水平(0.741)尚存在一定差距。

表 2-3　中国与部分国家经济指标比较

国家	中国	俄罗斯	印度	巴西	南非	美国	日本	德国	法国	英国	意大利	加拿大
GDP（亿美元）	82271	20147	18417	22526	3843	156848	59597	33995	26128	24351	20132	18214
人均GDP（美元）	6091	14037	1489	11340	7508	49965	46720	41514	39772	38514	33049	52219
HDI位次	101	66	134	84	123	4	12	9	20	28	24	6

备注:1.根据 WBG2012 年相关数据整理(http://www.worldbank.org.cn/);2. HDI 排名为 2011 年 187 个国家排名结果。

2.5.3　居民收入

据国家统计局相应年份国民经济和社会发展统计公报显示,2003 年至 2012 年 10 年间,我国国内生产总值由 116694 亿元增长至 519322 亿元,增长了 3.45 倍;同期:全国城镇居民人均可支配收入由 8472 元增长至 24565 元,增长了 1.9 倍;全国农村居民人均纯收入由 2622 元增长至 7917 元,增长了 2.02 倍。

据国家统计局陕西调查总队的一项调查显示,2003 至 2012 年 10 年间,陕西省生产总值由 2587.7 亿元增长至 14453.7 亿元,增长了 4.6 倍;同期:全省城镇居民人均可支配收入由 6806 元增长至 20734 元,增长了 2 倍;农民人均纯收入由 1676 元增长至 5763 元,增长了 2.4倍。

10 年来,无论全国还是陕西省,居民收入增长慢于经济增长。主要原因包括以下五点:

(1)低收入人口规模大,制约居民收入快速提升。以陕西为例,陕西省有 56 个国家重点贫困县,占全省县(区)的 52.3%。2012 年全省有 483 万农民年纯收入在国家贫困线 2300 元以下。

(2)工资性收入水平低,影响居民收入快速增长。2012 年陕西城镇居民人均工资性收入与全国平均水平相差 1789 元;农村居民人均工资性收入与全国平均水平相差 718 元。

(3)家庭经营性收入效益差,致使居民增收难度大。10 年来,陕西城镇居民家庭人均经营性收入与全国平均水平差距由 264 元扩大至 1666 元。农村居民人均经营性收入与全国平均水平差距由 621 元扩大至 1239 元。

(4)财产性收入渠道狭窄,造成居民收入来源少。2012 年,陕西城镇居民财产性收入占总收入的比重为 1.2%,人均财产性收入 270 元,比全国平均水平少 437 元。

(5)收入分配制度不完善,导致高低收入差距大。2012 年,陕西城镇居民最高收入户和最低收入户人均可支配收入差距达到 4.2:1,农村居民高、低收入户人均纯收入差距达到 6.6:1,城乡居民收入差距达到 3.6:1。

居民收入慢于经济增长,一方面由于居民消费能力小于社会产品的供给规模,容易导致社会消费需求不足,造成部分行业产能过量、供求失衡,使得经济增长动力匮乏,制约国民经济可持续发展;另一方面由于居民支付能力的增长水平低于医疗卫生保健价格上涨等,产生了预防保健需求不足,一定程度上影响居民获得医疗卫生保健服务的公平性和可及性。

2.6　文化背景

2.6.1　文化概念

"文化"的定义往往是仁者见仁,智者见智。据美国文化学家克罗伯和克拉克洪1952年出版的《文化:概念和定义的批评考察》中统计,世界各地学者对文化的定义有160多种。从词源上说,在西方,"文化"一词源于拉丁文 culture,原意为耕作、培养、教育、发展、尊重。1871年英国人类学家爱德华·泰勒在其所著的《原始文化》一书中对文化的表述:"知识、信仰、艺术、道德、法律、习惯等凡是作为社会的成员而获得的一切能力、习性的复合整体,总称为文化。"在中国,"文化"一词,古已有之。"文"的本义,系指各色交错的纹理,有文饰、章之义。《说文解字》称:"文,错画也,象交文。"其引申为包括语言文字在内的各种象征符号,以及文物典章、礼仪制度等。"化"本义为变易、生成、造化,所谓"万物化生",其引申义则为改造、教化、培育等。中国古代的这些"文化"概念,基本上属于精神文明范畴,往往与"武力"、"武功"、"野蛮"相对应,它本身包含着一种正面的理想主义色彩,体现了治国方略中"阴"和"柔"的一面,既有政治内容,又有伦理意义。其次,古代很大程度上是将此词作为一个动词在使用,是一种治理社会的方法和主张,它既与武力征服相对立,但又与之相联系,相辅相成,所谓"先礼后兵",文治武功即为此意。

2.6.2　中国传统文化对现代生活的影响

中国传统文化是中华文明演化而汇集成的一种反映民族特质和风貌的民族文化,是民族历史上各种思想文化、观念形态的总体表现,是指居住在中国地域内的中华民族及其祖先所创造的、为中华民族世世代代所继承发展的、具有鲜明民族特色的、历史悠久的、内涵博大精深的传统优良文化。它是中华民族几千年文明的结晶,除了儒家文化这个核心内容外,还包含有其他文化形态,如道家文化、佛教文化等。中国传统文化对现代生活具有深远的影响。

(1)中国传统文化对我国社会思想文化具有整合价值　中国传统文化有着巨大的思想统摄性,传统文化可以超越地域、阶级、党派、种族、时间的界限,以文化为纽带,以思想为桥梁,产生巨大的而又无形的文化整合力量。

(2)传统文化是我国经济增长的潜在动力　以儒家文化为核心的中国传统文化作为现代经济之树成长的土壤,蕴含着促进中国经济增长的潜在因素与动力。古有"洪范五福先言富,大学十章半理财"之说,甚至有人把传统文化作为调节社会资源的第三种手段。比如:由"忠"引申出来的爱国精神,以"孝"为核心的家庭和谐关系,在忠孝的基础上,集体主义成为伦理道德的基本准则,强调刚健自强(《象传》曰:"天行健,君子以自强不息。"),强调"厚德载物"(《周易大传》云:"地势坤,君子以厚德载物"),这种宽厚为怀、虚怀若谷及宽容大量的气度体现在今天,就是一方面善于竞争,另一方面善于联合,广纳博采、放眼世界、关心大局、以大局为重。

(3)传统文化养生保健之道　在儒家的养生理论中,孔子首先提出了"仁者寿"(《论语·雍也》)的观点,后来又十分肯定地提出:"大德必其得寿"(《礼记·中庸》),认为只有道德高尚的人才可能长寿。在中国传统文化中,养生总是与道德品性修养以及治国安邦之道有机地结合在一起。这种观点实际上是融合了儒家"修身、齐家、治国、平天下"的思想和道家修身养性的理论在内,因而具有极为丰厚的文化内涵。事实上,良好的道德情操,确实是心理健康的重要标志,而心理健康则是祛病延年的必要前提。汉代哲学家兼养生家董仲舒在分析孔子关于"仁者寿"的原因时曾精辟地指出:"仁人之所以多寿者,外无贪而内清净,心和平而不失中正,则天地之美以养其身。"(《春秋繁露》)。在修身养性问题上,《中庸》提出了一个"诚"的方法:"唯天下至诚,为能尽其性;能尽其性,则可以赞天地之化育;可以赞天地之化育,则可以与天地参矣。"所谓"诚",在这里实际上是指人的自我修养,即指"养生",又指"养性"。其基本含义是精神专一和恭敬无欺,前者偏重养生,后者偏重养性。倘若精神驰乱,意识不能专一,势必造成气散身亡。倘若说,儒家学说只是通过"养性"为中介,间接地把"养生"与"治国"统一在一起的话,那么道家学说则直截了当把养生视为治国的基础。老子就说过:"贵以身为天下,若可寄天下;爱以身为天下,若可托天下。"(《老子》十三章)。庄子对此更进一层,明确提出了"身之不能治,而何暇治天下乎"(《庄子·天地》)。其次,道家养生的方法,往往可以直接用作治国之道。"清静"的养生之道,在道家看来就非常适宜于治国。老子就曾经反复强调说:"我好静而民自正"、"清、静为天下正",主张只有"清静"才是治国的最好方法;认为政治上的纷扰躁动乃是治国的大忌。尽管儒、道两家在养生问题上都有趋向与养性、治国相统一的特点,但作为性质迥异的两种学说,它们各自在这一问题上的出发点则是完全不同的:在儒家那里,治国是居首位的,养生只是治国的派生物;养生在道家学说中占有至关重要的位置,治国反而是微不足道的、次要的。如果说,在儒家学说中"养生"与治国是通过"养性"这样一种中介物间接联系在一起的话,那么在以"人的生命价值"为首务的道家学说中,"养生"又是如何与"治国"发生联系的呢? 我们觉得应该是作为道家思想核心的"道"在这中间起了纽带作用。因为"道"是自然、社会、人类的本原,所以无论是人或社会都要"依道而行",都应该回归到"道"所显示出的那种虚无空廓、默默无言、清静恬和的最高境界,如此才能保持永恒。

中国传统文化是在华夏土壤上生长且经历几千年积淀形成的人类文化瑰宝,虽历经时事变迁,但依然具有广泛的群众基础。特别在养生保健方面形成了较为丰硕的成果,很值得我们继承与发展。在学习借鉴西方发达国家卫生保健或慢性病综合防控方面的先进经验的同时,我们不能遗忘老祖先留给我们的宝贵财富,挖掘和传承传统经典,包括传统文化养生之道和中医药"治未病"等具有中国特色的防控策略,需要引起相关方面的注意。

3 慢性病相关研究结果

3.1 宝鸡市慢性病流行病学调查结果

3.1.1 调查对象基本情况

按照《宝鸡市慢性非传染性疾病调查工作手册》(见本书第 9 章),全市共抽样调查 5020 人,有效样本 4968 人。其中:男性 2521 人(50.74%),女性 2447 人(49.26%);年龄最小为 15 岁,最大为 93 岁,平均年龄 41.59±16.30 岁;汉族 4958 人(99.80%),回族 10 人(0.20%);文化程度:文盲、小学、初中、高中/技校/中专、大专及以上分别占 9.10%、19.87%、43.86%、19.57%、7.61%;婚姻状态:未婚 20.85%、已婚 75.64%、其他 3.50%;职业分布:农民 73.09%、学生 7.61%、工人 6.22%、商业服务人员 2.78%、离退休人员 2.42%、家庭妇女 2.09%、其他 5.80%。经与 2010 年宝鸡市人口普查人口结构进行一致性检验无显著性差异,样本能代表宝鸡市相关情况。

3.1.2 慢性病患病基本情况

(1)总体患病率　按患各种慢性病的病例数计算,调查人群慢性病总体患病率为40.43%,其中:男性 39.83%,女性 41.02%;按患慢性病人数计算,总体患病率为 36.13%,其中:男性 35.42%、女性 36.86%。其中高血压、冠心病、脑卒中、慢性阻塞性肺部疾病、骨关节疾病、颈腰部疾病、恶性肿瘤的患病率依次为 20.8%、3.95%、2.48%、1.65%、3.28%、6.52%、0.20%;

(2)高血压患病率　调查人群高血压患病率 20.8%,其中男性 21.4%、女性 20.2%,男性和女性各年龄组均有差异(男性 χ^2=217.86,$P<0.05$;女性 χ^2=337.34,$P<0.05$);初筛血糖异常比例 25.36%,其中男性 25.4%、女性 25.3%,男性和女性各年龄组均有差异(男性 χ^2=38.86,$P<0.05$;女性 χ^2=51.84,$P<0.05$);

(3)血脂异常率　调查人群血脂异常检出率 69.7%,标化后 68.3%,标化后女性(70.0%)略高于男性(66.6%),血脂异常有年轻化趋势,血脂异常检出率按地区分布,城镇(76.0%)>山区(71.9%)>平原(63.0%);

(4)超重与肥胖　身体质量指数,简称体质指数或体重指数(body mass index,BMI),是用体重公斤数除以身高米数平方得出的数字,是目前国际上常用的衡量人体胖瘦程度以及是否健康的一个标准。调查人群 BMI 显示超重率为 26.95%,肥胖率 5.41%,男女均无显著性差异,男性超重和肥胖高峰出现在 40 岁~年龄段,女性超重和肥胖高峰出现在 50 岁~年龄段,人群的超重高峰出现在 40 岁~年龄段,肥胖高峰出现在 50 岁~年龄段;运用腰围(男性≥85cm,女性≥80cm)来判定是否肥胖,显示腹型肥胖 2056 人(其中男 939 人,女 1156 人),肥胖率为 42.17%,比 BMI 判定的超重和肥胖之和还高 9.8%,女性高于男性,有显著性差异($\chi^2=$ 50.86,$P<0.01$),男性肥胖高峰出现在 40 岁~年龄段,女性肥胖高峰出现在 60 岁~年龄段,人群的肥胖高峰出现在 40 岁~年龄段。

3.1.3 主要危险因素

1. 行为危险因素

(1)吸烟情况 调查人群中吸烟率为 28.04%,其中:男性(49.39%)高于女性(6.05%)($\chi^2=1324.227$,$P<0.001$);吸烟开始年龄中位数为 20 岁,最近一年平均每天吸烟量中位数为 10 支,四分位数 $Q_1=5$ 支,$Q_u=20$ 支;吸烟人员目前吸烟频度每天吸烟者占 76.81%,男性吸烟人员中每天吸烟比例高于女性($\chi^2=19.956$,$P<0.001$);经 Mann-Whitney 检验,男女吸烟人员开始吸烟年龄无差别(Mann-Whitney U$=90249.500$,$P=0.692$),男性吸烟人员(秩均数$=598.50$)最近一年平均每天吸烟量高于女性(秩均数$=476.94$)(Mann-Whitney U$=46724.000$,$P<0.001$);一周内被动吸烟累计超过 15min 的构成为 44.32%,一周内被动吸烟累计超过 15min 的天数中位数为 3 天,$Q_1=2$,$Q_u=5$,男性一周内被动吸烟累计超过 15min 的构成比高于女性($\chi^2=57.380$,$P<0.001$),男性一周内在被动吸烟累计超 15min 的天数(秩均数$=1147.07$)高于女性(秩均数$=1041.67$)(Mann-Whitney U$=538042.000$,$P<0.001$)。

(2)饮酒情况 调查人群饮酒率为 12.50%,其中:男性饮酒率(22.93%)高于女性(1.76%)($\chi^2=508.810$,$P<0.001$);总体上人群饮酒时间中位数为 15 年,四分位数 $Q_1=6$ 年,$Q_u=23$ 年,其中男性饮酒时间中位数为 15 年,女性饮酒时间中位数为 5 年,男性饮酒时间(秩均数$=320.68$)长于女性(秩均数$=180.83$)(Mann-Whitney U$=46724.000$,$P<0.001$);近半年饮酒频率以每周饮酒 1~2 次为主(83.49%),男女间近半年饮酒频率分布差别无统计学意义($\chi^2=1.527$,$P=0.217$)。

(3)身体活动情况 调查人群身体活动情况方面以一周内从不锻炼为主(64.27%),其次为 1~2 次/周(13.43%)、3~5 次/周(11.94%)、6 次以上/周(10.37%),近半年平均每周参加体育锻炼次数方面男女性别间差异无统计学意义($\chi^2=4.553$,$P=0.208$);近半年平均每周参加体育锻炼者以中度强度锻炼为主(81.00%),男女体育锻炼强度差别有统计学意义($\chi^2=49.730$,$P<0.001$),男性参加大强度体育锻炼构成比(25.66%)高于女性(12.53%);男女平均每次锻炼时间中位数均为 30min,男性锻炼时间(秩均数$=907.28$)与女性锻炼时间(秩均数$=869.34$)无统计学意义(Mann-Whitney U$=376891.000$,$P=0.102$);调查人群通常一天,除外睡觉时间,累计坐着、靠着或躺着等静态行为的时间中位数为 3h,四分位数 $Q_1=2h$,$Q_u=5h$,男性静态行为时间(秩均数$=2431.22$)小于女性(秩均数$=2539.39$)(Mann-Whitney U$=2950118.500$,$P=0.007$)。

2. 代谢危险因素

(1)血压 调查人群高血压患病率为 20.83%。对性别、年龄、职业等社会学因素,吸烟、饮酒和身体活动行为因素进行高血压单因素分析;为了分析宝鸡市居民食用不同食物对高血压患病率的影响,按照各类食物周食用量四分位数分为 3 组($\leqslant Q_1$、$Q_1\sim Q_u$、$\geqslant Q_u$)进行单因素分析,食物周食用量$\leqslant Q_1$ 表示宝鸡市居民食用该类食物量较少,食物周食用量 $Q_1\sim Q_u$ 表示宝鸡市大部分居民食用该类食品的普遍情况,食物周食用量$\geqslant Q_u$ 表示宝鸡地区居民食用该类食物较多,各类食物平均每周食用量(g)四分位数见表 3-1。

表 3-1 宝鸡市慢性病调查中居民各类食物平均每周食用量(g)统计结果

食物	中位数	四分位数		食物	中位数	四分位数	
		Q_l	Q_u			Q_l	Q_u
大米	199.99	100.03	450.03	干豆类	0.00	0.00	50.00
小麦面粉	1400.00	1050.00	2800.00	新鲜蔬菜	1050.00	700.00	2100.00
杂粮	150.00	46.67	350.00	海带紫菜等海草类	0.00	0.00	23.33
薯类	100.03	23.33	300.02	咸菜	0.00	0.00	0.00
油炸面食	23.33	0.00	100.00	泡菜	0.00	0.00	0.00
猪肉	100.03	35.00	350.00	酸菜	0.00	0.00	0.00
牛羊肉	0.00	0.00	23.33	糕点	0.00	0.00	49.98
禽肉	0.00	0.00	23.31	新鲜水果	300.00	100.00	700.00
内脏类	0.00	0.00	0.00	果汁饮料	0.00	0.00	500.00
水产品	0.00	0.00	23.33	其他饮料	0.00	0.00	58.31
鲜奶	0.00	0.00	150.00	植物油	49.00	35.00	70.00
奶粉	0.00	0.00	0.00	动物油	0.00	0.00	7.00
酸奶	0.00	0.00	100.00	盐每	84.00	56.00	126.00
蛋类	120.00	42.00	360.00	酱油	3.50	0.00	7.00
豆腐	100.03	46.67	300.00	醋每	14.00	7.00	28.00
豆腐丝千张豆腐干	0.00	0.00	46.67	酱	0.00	0.00	7.00
豆浆	0.00	0.00	200.00	味精	7.00	0.00	14.00

表 3-1 单因素卡方检验分析不同组别间高血压患病率差别有统计学意义的变量有:年龄、文化、婚姻、职业、吸烟或已戒烟、平均每周体育锻炼次数、家庭经济收入 7 类社会行为因素,BMI 和腹部脂肪蓄积,19 类食物(小麦面粉、杂粮、油炸面食、猪肉、牛羊肉、禽肉、内脏类、水产类、奶类、蛋类、豆类、糕点、新鲜水果、果汁饮料、其他饮料、植物油、动物油、酱油和味精),分析结果见表 3-2。以是否高血压为应变量,把单因素分析中不同组别间高血压患病率差别有统计学意义的各因素作为自变量,进行多因素二分类 logistic 回归分析。采用基于最大似然估计的多因素二分类 logistic 逐步回归分析(引入和剔除的概率标准分别为 0.05、0.10)。年龄、BMI、已婚、每周锻炼 6 次以上、小麦面粉周食用量较大、水产类周食用量较大是宝鸡市居民高血压的危险因素,而文化程度小学以上、较高的家庭经济收入、适量食用蛋类、植物油和食用酱油是保护因素,结果见表 3-3。

表 3-2,表 3-3 相比于年龄<35 岁,年龄≥35 岁时,随年龄增加高血压患病风险逐渐增大;相比于文盲人群,拥有小学及以上文化程度者患高血压风险较低;相比未婚状态,已婚增加高血压患病风险;相比家庭经济收入低者,家庭经济收入较高者患高血压风险较低;相比与低体重或正常者,超重和肥胖者高血压患病风险增加;相比从不锻炼者,平均每周锻炼≤5 次以下者高血压患病风险并未增加,但平均每周锻炼次数≥6 次时,高血压患病风险增加;腹部脂肪蓄积增加高血压患病风险;每周食用小麦面粉≥1050g、水产类≥23.33g 时高血压患病风险增,每周食用猪肉≥35g、蛋类 42.00g~360g(约 1~6 个鸡蛋)、植物油 35.00g~70.00g、食用酱油可能是高血压患病的保护因素。

表 3-2 宝鸡市高血压单因素分析结果

变量		例数(n)	血压正常(n)	高血压(n)	χ^2	P
性别	男	2521	78.58(1981)	21.42(540)	1.068	0.301
	女	2447	79.77(1952)	20.33(495)		
年龄	15～34	1806	91.86(1659)	8.14(147)		
	35～44	1089	84.94(925)	15.06(164)		
	45～54	912	71.38(651)	28.62(261)	513.426	<0.001
	55～64	662	65.41(433)	34.59(229)		
	65～	499	53.11(265)	46.89(234)		
文化	文盲	452	54.42(246)	45.58(206)		
	小学	987	71.63(707)	28.37(280)		
	初中	2179	82.74(1803)	17.26(376)	271.945	<0.001
	高中技校中专	972	86.63(842)	13.37(130)		
	在专及以上	378	88.62(335)	11.38(43)		
婚姻	未婚	1036	93.05(964)	6.95(72)		
	已婚	3758	75.97(2855)	24.03(903)	163.996	<0.001
	其他	174	65.52(114)	34.48(60)		
职业	工人	309	86.08(266)	13.92(43)		
	农民	3631	76.34(2772)	23.66(859)	65.379	<0.001
	其他	1028	87.06(895)	42.94(133)		
吸烟或已戒烟	是	1566	75.73(1186)	24.27(380)	16.335	<0.001
	否	3402	80.75(2747)	19.25(655)		
一周内被动吸烟累计超过 15min	有	2202	79.61(1753)	20.39(449)	0.470	0.493
	无	2766	78.81(2180)	21.19(586)		
饮酒	是	621	78.58(488)	21.42(133)	0.147	0.702
	否	4347	79.25(3445)	2075(902)		
劳动强度	轻度	1758	80.15(1409)	21.09(571)		
	中度	2708	78.91(2137)	77.09(387)	2.441	0.295
	重度	502	19.85(349)	22.91(115)		
平均每周体育锻炼次数	从不锻炼	3193	79.05(2524)	20.95(669)		
	1～2 次	667	80.36(536)	19.64(131)	15.308	0.002
	3～5 次	593	83.14(493)	16.86(100)		
	6 次及以上	515	73.79(380)	26.21(135)		
一天内除睡觉外静态行为时间	<2h	1996	77.66(1550)	22.34(446)		
	2～4h	1910	79.63(1521)	20.37(389)	5.595	0.061
	>4h	1062	81.17(862)	18.83(200)		

变量		例数(n)	血压正常(n)	高血压(n)	χ^2	P
家庭经济收入	低	994	69.92(695)	30.08(299)		
	中等偏下	994	78.37(779)	21.63(215)		
	中等	994	81.69(812)	18.31(182)	74.116	<0.001
	中等偏上	994	81.89(812)	18.11(180)		
	高	992	83.97(833)	16.03(159)		
BMI	低体重或正常	3361	83.31(2800)	57.84(155)		
	超重	1339	16.69(561)	26.96(361)	139.372	<0.001
	肥胖	268	73.04(978)	42.16(113)		
腹部脂肪蓄积	是	2741	75.96(2082)	24.04(659)	38.177	<0.001
	否	2227	83.12(1851)	16.88(376)		
大米	≤100.03	1078	76.90(829)	23.10(249)		
	100.03~450.03	1566	79.31(1242)	20.69(324)	4.655	0.098
	≥450.03	2324	80.12(1862)	19.88(462)		
小麦面粉	≤1050.00	1032	83.43(861)	16.57(171)		
	1050~2800	2490	78.76(1961)	21.24(529)	16.406	<0.001
	≥2800.00	1446	76.83(1111)	23.71(335)		
杂粮	≤46.67	1244	80.23(998)	19.77(246)		
	46.67~350.00	2506	80.09(2007)	19.91(499)	8.675	0.013
	≥350.00	1218	76.19(928)	23.81(290)		
薯类	≤23.33	996	77.81(775)	22.19(221)		
	23.33~300.02	2748	79.95(2197)	20.05(551)	2.446	0.294
	≥300.02	1224	78.51(961)	21.49(263)		
油炸面食	不吃	2046	77.03(1576)	22.97(470)		
	少吃<100.00	1513	78.85(1193)	21.15(320)	15.904	<0.001
	较多≥100.00	1409	82.61(1164)	17.39(245)		
猪肉	≤35.00	1349	73.54(992)	26.46(357)		
	35.00~350.00	2631	80.88(2128)	19.12(503)	36.459	<0.001
	≥350.00	988	82.29(813)	17.71(175)		
牛羊肉	不吃	3161	77.76(2458)	22.24(703)		
	少吃<23.33	364	82.69(301)	17.31(63)	10.737	0.005
	≥23.33	1443	81.36(1174)	18.64(269)		
禽肉	不吃	3439	77.99(2682)	22.01(757)		
	少吃<23.31	212	79.23(168)	20.75(44)	10.403	0.006
	≥23.31	1317	82.23(1083)	17.77(234)		

续表

变量		例数(n)	血压正常(n)	高血压(n)	χ^2	P
内脏类	不吃	4327	78.67(3404)	21.33(923)	5.040	0.025
	吃	641	82.53(529)	17.47(112)		
水产类	不吃	3463	78.34(2713)	21.66(750)	8.753	0.013
	少吃<23.33	235	85.96(202)	14.04(33)		
	≥23.33	1270	80.16(1018)	19.84(252)		
奶类	不吃	2472	77.47(1915)	22.53(557)	12.447	0.002
	较少<500.00	1301	79.32(1032)	20.68(269)		
	较多≥500.00	1195	82.51(986)	17.49(209)		
蛋类	≤42.00	1289	74.17(956)	25.83(333)	26.400	<0.001
	42.00~360.00	2537	80.96(2054)	19.04(483)		
	≥360.00	1142	80.82(923)	19.18(219)		
豆类	≤100.00	1437	76.48(1099)	23.52(338)	9.896	0.007
	100.00~700.00	2327	79.76(1856)	20.24(471)		
	≥700.00	1204	81.23(978)	18.77(226)		
新鲜蔬菜	≤700.00	2009	78.89(1585)	21.11(424)	3.145	0.208
	700.00~2100.00	2230	80.09(1786)	19.91(444)		
	≥2100.00	729	77.09(562)	22.91(167)		
海草类	不吃	3356	78.55(2636)	21.45(720)	2.564	0.278
	较少<23.33	325	81.23(264)	18.77(61)		
	较多≥23.22	1287	80.25(1033)	19.74(254)		
盐腌制蔬菜类	不吃	3477	79.49(2764)	20.51(713)	1.528	0.530
	较少<35.00	246	80.49(198)	19.51(48)		
	较多≥35.00	1245	77.99(971)	22.01(274)		
糕点	不吃	3016	78.45(2366)	21.55(650)	8.344	0.015
	较少<49.98	690	77.25(533)	22.75(157)		
	较多≥49.98	1262	81.93(1034)	18.07(228)		
新鲜水果	≤100.00	1474	74.76(1102)	25.24(372)	24.647	<0.001
	100.00~700.00	2556	81.03(2071)	18.97(485)		
	≥700.00	938	81.02(760)	18.98(178)		
果汁饮料	不喝	2670	75.58(2018)	24.42(652)	46.002	<0.001
	较少<500	1052	82.41(867)	17.59(185)		
	较多≥500	1246	84.11(1048)	15.89(198)		
其他饮料	不喝	3723	77.36(2880)	22.64(843)	29.500	<0.001
	喝	1245	84.58(1053)	15.42(192)		

变量		例数(n)	血压正常(n)	高血压(n)	χ^2	P
植物油	≤35.00	1945	75.06(1460)	24.94(485)	42.307	<0.001
	35.00~70.00	2576	82.76(2132)	17.24(444)		
	≥70.00	447	76.29(341)	23.71(106)		
动物油	不吃	2981	77.29(2304)	22.71(677)	18.907	<0.001
	较少<7.00	178	76.97(137)	23.03(677)		
	较多≥7.00	1809	82.48(1492)	17.52(317)		
盐	每天食盐≤6.00	987	78.12(771)	21.88(216)	0.825	0.364
	每天食盐>6.00	3981	79.43(3162)	20.57(819)		
酱油	不吃	1492	76.54(1142)	23.46(350)	11.557	0.003
	较少<7.00	1400	78.93(1105)	21.07(295)		
	较多≥7.00	2076	81.21(1686)	18.79(390)		
醋	≤7.00	1811	80.51(1458)	19.49(353)	3.755	0.153
	7.00~28.00	2253	78.03(1758)	21.97(495)		
	≥28.00	904	79.31(717)	20.63(187)		
酱类	不吃	3381	78.44(2652)	21.56(729)	3.404	0.065
	吃	1587	80.72(1281)	19.28(306)		
味精	不吃	1782	77.05(1373)	22.95(409)	8.586	0.014
	较少<14.00	1922	79.76(1533)	20.24(389)		
	较多≥14.00	1264	81.25(1027)	18.75(237)		

表 3-3 宝鸡市高血压 logsitic 回归分析方程中的变量

变量		B	S. E.	Walsχ^2	P	OR	OR95%CI
年龄	15~34			155.119	0.000		
	35~44	0.394	0.140	7.927	0.005	1.483	1.127~1.951
	45~54	1.103	0.136	65.605	0.000	3.012	2.307~3.934
	55~64	1.263	0.146	74.295	0.000	3.535	2.653~4.711
	65~	1.703	0.160	113.779	0.000	5.488	4.014~7.503
文化	文盲			28.607	0.000		
	小学	−0.480	0.128	14.025	0.000	0.619	0.481~0.795
	初中	−0.627	0.130	23.267	0.000	0.534	0.414~0.689
	高中技校中专	−0.789	0.160	24.349	0.000	0.454	0.332~0.622
	大专及以上	−0.659	0.224	8.673	0.003	0.517	0.334~0.802
婚姻	未婚			8.710	0.013		
	已婚	0.452	0.160	8.004	0.005	1.572	1.149~2.150
	其他	0.284	0.241	1.387	0.239	1.328	0.828~2.130

续表

变量		B	S.E.	Walsχ²	P	OR	OR95%CI
家庭经济收入	低			15.817	0.003		
	中等偏下	−0.291	0.114	6.564	0.010	0.747	0.598~0.934
	中等	−0.336	0.119	8.027	0.005	0.714	0.566~0.902
	中等偏上	−0.383	0.121	9.975	0.002	0.682	0.537~0.865
	高	−0.426	0.129	10.837	0.001	0.653	0.507~0.842
BMI	低体重或正常			68.954	0.000		
	超重	0.476	0.088	28.993	0.000	1.610	1.354~1.914
	肥胖	1.117	0.147	57.413	0.000	3.057	2.290~4.081
平均每周锻炼次数	从不锻炼			16.592	0.001		
	1~2次	0.199	0.120	2.774	0.096	1.221	0.965~1.544
	3~5次	0.087	0.133	0.427	0.513	1.091	0.841~1.416
	6次及以上	0.510	0.128	15.813	0.000	1.666	1.295~2.143
腹部脂肪蓄积		0.230	0.085	7.248	0.007	1.259	1.065~1.488
小麦面粉	≤1050			18.612	0.000		
	1050~2800	0.306	0.107	8.163	0.004	1.358	1.101~1.676
	≥2800	0.509	0.118	18.577	0.000	1.664	1.320~2.097
猪肉	≤35			13.281	0.001		
	35.00~350	−0.277	0.091	9.303	0.002	0.758	0.635~0.906
	≥350	−0.381	0.117	10.500	0.001	0.683	0.543~0.860
水产类	不吃			7.577	0.023		
	少吃<23.33	−0.299	0.211	2.012	0.156	0.742	0.491~1.121
	≥23.33	0.212	0.099	4.569	0.033	1.236	1.018~1.501
蛋类	≤42			7.020	0.030		
	42.00~360	−0.230	0.092	6.197	0.013	0.794	0.663~0.952
	≥360	−0.064	0.112	0.329	0.566	0.938	0.753~1.168
植物油	≤35			21.074	0.000		
	35.00~70	−0.295	0.083	12.627	0.000	0.745	0.633~0.876
	≥70	0.210	0.137	2.358	0.125	1.234	0.944~1.614
酱油	不吃			12.648	0.002		
	较少<7	−0.312	0.100	9.685	0.002	0.732	0.601~0.891
	较多≥7	−0.294	0.095	9.638	0.002	0.746	0.619~0.897
常量		−1.793	0.223	64.429	0.000	0.167	

（2）血糖 调查人群空腹初筛血糖异常患病率为25.36%。对性别、年龄和职业等社会学

因素,吸烟、饮酒和身体活动行为因素进行空腹初筛血糖异常单因素分析;参照宝鸡市居民食用各类食物与高血压患病率的单因素分析方法,按照各类食物周食用量四分位数分为 3 组($\leqslant Q_l$、$Q_l \sim Q_u$、$\geqslant Q_u$)进行食物与空腹初筛血糖异常单因素分析,分析结果见表 3-4。单因素分析不同组别间空腹初筛血糖异常差别有统计学意义的变量社会行为因素一般包括年龄、文化、婚姻、BMI 和腹部脂肪蓄积,食物包括小麦面粉、薯类、油炸面食、猪肉、内脏类、水产类、盐腌制蔬菜类、果汁饮料、其他饮料和动物油。以空腹初筛血糖异常为应变量,将单因素分析不同组别间空腹初筛血糖异常差别有统计学意义的因素作为自变量,做多因素二分类 logistic 回归分析,采用基于最大似然估计的多因素 logistic 逐步回归分析(引入和剔除的概率标准分别为 0.05、0.10)。年龄、超重或肥胖、腹部脂肪蓄积是宝鸡市居民空腹初筛血糖异常的危险因素,而文化程度、食用适量的小麦面粉、食用适量薯类和猪肉、水产品和果汁饮料是空腹血糖初筛异常的保护因素,结果见表 3-5。相比于年龄<35 岁,年龄≥35 岁时,随年龄增加空腹初筛血糖异常风险逐渐增大;相比于文盲人群,拥有小学及以上文化程度者空腹初筛血糖异常风险较低;相比与低体重或正常者,超重和肥胖者空腹初筛血糖异常风险增加;腹部脂肪蓄积增加空腹初筛血糖异常风险;每周食用小麦面粉 1050g~2800g、猪肉≥35g、少量食用水产类(≤23.33g)、饮用较多(≥500g)果汁饮料可降低空腹初筛血糖异常风险。调查人群空腹初筛血糖异常合并高血压者构成比为 6.62%,空腹初筛血糖正常者和异常者之间高血压患病率差别有统计学意义($\chi^2 = 28.511, P < 0.001$),空腹初筛血糖异常者中高血压患病率高于空腹初筛血糖正常者,具体见表 3-6。

表 3-4 宝鸡市空腹初筛血糖异常单因素分析结果

变量		例数(n)	正常(n)	异常(n)	χ^2	P
性别	男	2521	74.53(1879)	25.47(642)	0.029	0.865
	女	2447	74.74(1829)	25.26(618)		
年龄	15~34	1806	80.68(1457)	19.32(349)	81.541	<0.001
	35~44	1089	76.40(832)	23.60(257)		
	45~54	912	69.52(634)	30.48(278)		
	55~64	662	66.01(437)	33.99(225)		
	65~	499	69.74(348)	30.26(151)		
文化	文盲	452	62.83(284)	37.17(168)	48.559	<0.001
	小学	987	73.56(726)	26.44(261)		
	初中	2179	75.13(1637)	24.87(542)		
	高中技校中专	972	77.26(751)	22.74(221)		
	大专及以上	378	82.01(310)	17.99(68)		
婚姻	未婚	1036	81.76(847)	18.24(189)	35.107	<0.001
	已婚	3758	72.72(2733)	27.28(1025)		
	其他	174	73.56(128)	26.44(46)		

续表

变量		例数(n)	正常(n)	异常(n)	χ^2	P
职业	工人	309	70.55(218)	29.45(91)	4.379	0.112
	农民	3631	74.50(2705)	25.50(926)		
	其他	1028	76.36(785)	23.64(243)		
吸烟或已戒烟	是	1566	74.20(1162)	25.80(404)	0.230	0.632
	否	3402	74.84(2546)	25.16(856)		
一周内被动吸烟累计超过15min	有	2202	75.75(1668)	24.25(534)	2.582	0.108
	无	2766	73.75(2040)	26.25(726)		
饮酒	是	621	75.68(470)	24.32(151)	0.411	0.552
	否	4347	74.49(3238)	25.51(1109)		
劳动强度	轻度	1758	75.26(1323)	24.74(435)	4.162	0.125
	中度	2708	73.67(1995)	26.33(713)		
	重度	502	77.69(390)	22.31(112)		
平均每周体育锻炼次数	从不锻炼	3193	75.73(2418)	24.27(775)	7.481	0.058
	1~2次	667	73.76(492)	26.24(175)		
	3~5次	593	73.36(435)	26.64(158)		
	6次及以上	515	70.49(363)	29.51(152)		
一天内除睡觉外静态行为时间	<2h	1996	73.15(1460)	26.85(536)	4.027	0.134
	2~4h	1910	75.45(1441)	24.55(469)		
	>4h	1062	75.99(807)	24.01(255)		
家庭经济收入	低	994	74.65(742)	25.35(252)	3.718	0.446
	中等偏下	994	73.54(731)	26.46(263)		
	中等	994	74.45(740)	25.55(254)		
	中等偏上	994	76.86(764)	23.14(230)		
	高	992	73.69(731)	26.31(261)		
BMI	低体重或正常	3361	76.32(2565)	23.68(796)	27.574	<0.001
	超重	1339	72.82(975)	27.18(364)		
	肥胖	268	62.69(168)	37.31(100)		
腹部脂肪蓄积	是	2227	77.37(1723)	22.63(504)	15.903	<0.001
	否	2741	72.42(1985)	27.58(756)		
大米周食用量	≤100.03	1078	72.73(784)	27.27(294)	4.264	0.119
	100.03~450.03	1566	76.25(1194)	23.75(372)		
	≥450.03	2324	74.44(1730)	25.56(594)		

续表

变量		例数(n)	正常(n)	异常(n)	χ^2	P
小麦面粉	≤1050.00	1032	71.12(734)	28.88(298)		
	1050~2800	2490	76.47(1904)	23.53(586)	11.440	0.003
	≥2800.00	1446	74.00(1070)	26.00(376)		
杂粮	≤46.67	1244	74.36(925)	25.64(319)		
	46.67~350.00	2506	75.38(1889)	24.62(617)	1.767	0.413
	≥350.00	1218	73.40(894)	26.60(324)		
薯类	≤23.33	996	73.49(732)	26.51(264)		
	23.33~300.02	2748	76.20(2094)	23.80(654)	8.536	0.014
	≥300.02	1224	72.06(882)	27.94(342)		
油炸面食	不吃	2046	72.87(1491)	27.13(555)		
	少吃<100.00	1513	75.21(1138)	24.79(375)	6.434	0.040
	较多≥100.00	1409	76.58(1079)	23.42(330)		
猪肉	≤35.00	1349	70.27(948)	29.73(401)		
	35.00~350.00	2631	76.74(2019)	23.26(612)	19.773	<0.001
	≥350.00	988	75.00(741)	25.00(247)		
牛羊肉	不吃	3161	73.71(2330)	26.29(831)		
	少吃<23.33	364	76.37(278)	23.63(86)	3.947	0.139
	≥23.33	1443	76.23(110)	343(23.77)		
禽肉	不吃	3439	74.15(2550)	25.85(889)		
	少吃<23.31	212	73.56(156)	26.42(56)	2.008	0.366
	≥23.31	1317	76.08(1002)	23.92(315)		
内脏类	不吃	4327	74.14(3208)	25.86(1119)	4.403	0.036
	吃	641	78.00(500)	22.00(141)		
水产类	不吃	3463	73.90(2559)	26.10(904)		
	少吃<23.33	235	82.55(194)	17.45(41)	8.996	0.011
	≥23.33	1270	75.20(955)	24.80(315)		
奶类	不吃	2472	74.15(1833)	25.85(639)		
	较少<500.00	1301	73.71(959)	26.29(342)	3.461	0.177
	较多≥500.00	1195	76.65(916)	23.35(279)		
蛋类	≤42.00	1289	73.24(944)	26.76(345)		
	42.00~360.00	2537	74.81(1898)	25.19(639)	2.241	0.326
	≥360.00	1142	75.83(866)	24.17(276)		

变量		例数(n)	正常(n)	异常(n)	χ^2	P
豆类	≤100.00	1437	73.97(1063)	26.03(374)		
	100.00~700.00	2327	74.65(1737)	25.35(590)	0.719	0.698
	≥700.00	1204	75.42(908)	24.58(296)		
新鲜蔬菜	≤700.00	2009	74.96(1506)	25.04(503)		
	700.00~2100.00	2230	74.30(1657)	25.70(573)	0.248	0.883
	≥2100.00	729	74.76(545)	25.24(184)		
海草类	不吃	3356	74.28(2493)	25.72(863)		
	较少<23.33	325	77.85(253)	22.15(72)	1.996	0.369
	较多≥23.22	1287	74.75(962)	25.25(325)		
盐腌制蔬菜类	不吃	3477	75.24(2616)	24.76(861)		
	较少<35.00	246	78.46(193)	21.54(53)	6.434	0.040
	较多≥35.00	1245	72.21(899)	27.79(346)		
糕点	不吃	3016	74.50(2247)	25.50(769)		
	较少<49.98	690	74.49(514)	25.51(176)	0.144	0.930
	较多≥49.98	1262	75.04(947)	24.96(315)		
新鲜水果	≤100.00	1474	72.73(1072)	27.27(402)		
	100.00~700.00	2556	75.35(1926)	24.65(630)	4.083	0.130
	≥700.00	938	75.69(710)	24.31(228)		
果汁饮料	不喝	2670	72.81(1944)	27.19(726)		
	较少<500	1052	73.00(768)	27.00(284)	24.677	<0.001
	较多≥500	1246	79.94(996)	20.06(250)		
其他饮料	不喝	3723	73.81(2748)	26.19(975)	5.358	0.021
	喝	1245	77.11(960)	22.89(285)		
植物油	≤35.00	1945	74.45(1448)	25.55(497)		
	35.00~70.00	2576	75.04(1933)	24.96(643)	0.776	0.678
	≥70.00	447	73.15(327)	26.85(120)		
动物油	不吃	2981	73.16(2181)	26.84(800)		
	较少<7.00	178	73.60(131)	26.40(47)	9.652	0.008
	较多≥7.00	1809	77.17(1396)	22.83(413)		
盐	每天食盐≤6.00	987	73.96(730)	26.04(257)	0.297	0.585
	每天食盐>6.00	3981	74.81(2978)	25.19(1003)		

续表

变量		例数(n)	正常(n)	异常(n)	χ^2	P
酱油	不吃	1492	73.53(1097)	26.47(395)	4.344	0.114
	较少<7.00	1400	7357(1030)	26.43(370)		
	较多≥7.00	2076	76.16(1581)	23.84(495)		
醋	≤7.00	1811	75.81(1373)	24.19(438)	2.260	0.323
	7.00~28.00	2253	74.17(1671)	25.83(582)		
	≥28.00	904	73.45(664)	26.55(240)		
酱类	不吃	3381	74.06(2504)	25.94(877)	1.860	0.173
	吃	1587	75.87(1204)	24.13(383)		
味精	不吃	1782	73.12(1303)	26.88(479)	4.196	0.123
	较少<14.00	1922	74.92(1440)	25.08(482)		
	较多≥14.00	1264	76.34(965)	23.66(299)		

表3-5 宝鸡市空腹初筛血糖异常 logsitic 回归分析方程中的变量

变量		B	S.E.	Walsχ^2	Sig.	Exp(B)	EXP(B)95%CI
年龄	15~34			35.408	0.000		
	35~44	0.158	0.097	2.660	0.103	1.171	0.969~1.415
	45~54	0.470	0.099	22.421	0.000	1.600	1.317~1.944
	55~64	0.570	0.113	25.428	0.000	1.769	1.417~2.207
	65~	0.353	0.132	7.177	0.007	1.423	1.099~1.843
文化	文盲			14.465	0.006		
	小学	−0.420	0.127	11.004	0.001	0.657	0.512~0.842
	初中	−0.335	0.124	7.240	0.007	0.716	0.561~0.913
	高中技校中专	−0.389	0.142	7.481	0.006	0.678	0.513~0.896
	大专及以上	−0.598	0.186	10.303	0.001	0.550	0.382~0.792
BMI	低体重或正常			11.904	0.003		
	超重	0.078	0.079	0.956	0.328	1.081	0.925~1.262
	肥胖	0.482	0.140	11.873	0.001	1.619	1.231~2.129
腹部脂肪蓄积		0.172	0.073	5.616	0.018	1.188	1.030~1.370
小麦面粉	≤1050			12.459	0.002		
	1050~2800	−0.303	0.086	12.347	0.000	0.739	0.624~0.875
	≥2800	−0.188	0.096	3.822	0.051	0.829	0.686~1.000
薯类	≤23.33			10.569	0.005		
	23.33~300.02	−0.150	0.088	2.914	0.048	0.861	0.725~0.922
	≥300.02	0.104	0.099	1.117	0.291	1.110	0.915~1.346

续表

变量		B	S. E.	Walsχ^2	Sig.	Exp(B)	EXP(B)95%CI
猪肉	≤35			13.652	0.001		
	35~350	−0.288	0.079	13.423	0.000	0.750	0.643~0.875
	≥350	−0.226	0.099	5.230	0.022	0.798	0.657~0.968
水产类	不吃			7.229	0.027		
	少吃<23.33	−0.414	0.182	5.168	0.023	0.661	0.463~0.945
	≥23.33	0.092	0.084	1.190	0.275	1.096	0.929~1.293
果汁饮料	不喝			12.681	0.002		
	较少<500	0.101	0.087	1.371	0.242	1.107	0.934~1.312
	较多≥500	−0.250	0.089	7.807	0.005	0.779	0.654~0.928
常量		−0.649	0.169	14.687	0.000	0.523	

表 3-6　宝鸡市不同空腹初筛血糖结果高血压分布

空腹初筛血糖结果	血压正常	高血压	合计
正常	80.96(3002)	19.04(706)	3708
异常	73.89(931)	26.11(329)	1260
合计	79.17(3933)	20.83(1035)	4968

(3)血脂

1)一般情况　血脂检测是在全市慢性病及危险因素调查被抽中的样本村(居委会)中,每个县随机整群抽取一个,共采集血样 810 份,合格血样 790 份,合格率 97.5%。调查人群年龄为 15~90 岁,平均年龄(47.83±14.81)岁。其中:男性 331 人(41.9%),平均年龄(46.92±15.08)岁;女性 459 人(58.1%),平均年龄(48.49±14.59)岁,男女间年龄分布无差异($P>$0.05)。

2)血脂水平分布　①性别和年龄因素。表 3-7 显示:TC 和 LDL−C 水平在男女中均随年龄增长而升高($P<$0.05);男性:55~64 岁组 TC 和 LDL-C 水平最高,年龄段间 TG 水平无统计学差异、HDL-C 水平有统计学差异($P<$0.05);女性:45~54 岁组 TC 最高,65~岁组 LDL-C 水平最高,年龄段间 TG 水平有统计学差异、HDL-C 水平无统计学差异。②不同地区因素。按行政区划将宝鸡市 12 县区划分为市区、平原县、山区县三类地区,从表 3-8 看,各项血脂水平在各地区分布均有统计学差异,其中在平原县 TC 和 HDL-C 水平最高,在市区 TG 水平最高,在山区县 LDL-C 水平最高;从性别看,除男性 TC 外,其他男性血脂水平和女性各项血脂水平地区间分布均有统计学差异。

表 3－7　宝鸡市调查人群分不同年龄和性别血脂水平情况 mmol/L

年龄段(岁)		TC	TG	HDL-C	LDL-C
15~	男	4.39(3.42~5.13)	1.79(1.04~3.13)	1.19(1.00~1.39)	2.75(2.10~3.53)
	女	3.95(3.08~4.64)	2.42(1.11~3.99)	1.06(0.82~1.21)	2.74(1.95~3.32)
	小计	4.09(3.33~4.99)	1.93(1.05~3.63)	1.13(0.87~1.32)	2.92(2.48~3.52)
25~	男	4.02(3.35~4.66)	1.50(1.05~2.33)	1.02(0.39~1.25)	2.75(2.24~3.43)
	女	3.80(3.20~4.64)	1.12(0.89~2.60)	1.12(0.94~1.29)	2.51(2.04~3.09)
	小计	3.93(3.35~4.65)	1.28(0.93~2.48)	1.08(0.83~1.27)	2.65(2.19~3.15)
35~	男	4.08(3.47~4.57)	1.49(0.91~2.11)	1.03(0.38~1.28)	2.80(2.31~3.28)
	女	4.12(3.51~4.62)	1.25(0.89~1.75)	1.03(0.41~1.25)	2.78(2.34~3.55)
	小计	4.09(3.49~4.60)	1.30(0.90~1.90)	1.03(0.40~1.25)	2.79(2.33~3.40)
45~	男	4.38(3.82~4.83)	1.46(0.96~2.15)	1.08(0.38~1.30)	3.03(2.65~3.65)
	女	4.54(4.03~5.22)	1.48(1.06~2.16)	1.22(0.55~1.50)	3.06(2.62~3.68)
	小计	4.48(3.96~5.09)	1.47(1.01~2.15)	1.13(0.42~1.39)	3.05(2.63~3.66)
55~	男	4.44(3.89~5.29)	1.38(0.84~2.14)	1.07(0.41~1.30)	3.26(2.58~3.74)
	女	4.50(3.91~5.12)	1.49(1.07~2.21)	1.08(0.40~1.49)	3.17(2.62~3.86)
	小计	4.49(3.91~5.20)	1.41(1.01~2.17)	1.08(0.41~1.40)	3.18(2.62~3.82)
65~	男	4.20(3.91~4.96)	1.21(0.88~1.81)	1.21(1.03~1.54)	2.74(2.54~3.44)
	女	4.40(3.77~5.18)	1.39(1.09~2.02)	1.16(0.42~1.43)	3.20(2.31~3.75)
	小计	4.29(3.85~5.00)	1.29(0.98~1.94)	1.21(0.78~1.48)	2.88(2.47~3.63)
合计	男	4.27(3.71~4.87)	1.41(0.93~2.15)	1.08(0.62~1.31)	2.92(2.48~3.52)
	女	4.35(3.68~4.99)	1.38(0.99~2.15)	1.10(0.44~1.36)	2.93(2.39~3.66)
	总计	4.29(3.70~4.95)	1.39(0.96~2.15)	1.09(0.46~1.32)	2.93(2.43~3.58)
χ^{2*}	男	16.863	6.869	12.825	15.510
	女	37.270	16.113	7.102	28.420
	小计	48.447	13.594	11.103	40.435
P^{*}	男	0.005	0.231	0.025	0.008
	女	0.000	0.007	0.213	0.000
	小计	0.000	0.018	0.049	0.000

注：* 采用 kruskal-wallis 秩和检验。

表 3 - 8　宝鸡市调查人群分性别和地区血脂水平比较 mmol/L

	地区	TC	TG	HDL-C	LDL-C
男	市区	4.13(3.54~4.84)	2.28(0.95~4.04)	1.08(0.99~1.28)	2.71(2.28~3.41)
	平原县	4.38(3.82~5.07)	1.46(1.05~2.05)	1.14(1.00~1.36)	2.87(2.43~3.47)
	山区县	4.23(3.69~4.66)	1.21(0.80~1.79)	0.42(0.30~1.28)	3.14(2.70~3.70)
	小计	4.27(3.71~4.87)	1.41(0.93~2.15)	1.08(0.62~1.31)	2.92(2.48~3.52)
	χ^2 *	5.242	24.249	25.668	11.689
	P *	0.073	0.000	0.000	0.003
女	市区	4.02(3.51~4.65)	1.55(0.98~3.50)	1.14(0.93~1.32)	2.62(2.12~3.10)
	平原县	4.49(3.73~5.11)	1.36(1.06~1.82)	1.16(0.44~1.44)	3.06(2.51~3.66)
	山区县	4.47(3.93~5.15)	1.28(0.90~1.94)	0.95(0.32~1.29)	3.33(2.65~3.91)
	小计	4.35(3.68~4.99)	1.38(0.99~2.15)	1.10(0.44~1.36)	2.93(2.39~3.66)
	χ^2 *	18.082	13.161	9.746	33.776
	P *	0.000	0.001	0.008	0.000
合计	市区	4.06(3.51~4.71)	1.68(0.97~3.65)	1.12(0.94~1.31)	2.67(2.20~3.18)
	平原县	4.41(3.80~5.10)	1.39(1.05~1.96)	1.14(0.88~1.39)	2.98(2.45~3.58)
	山区县	4.33(3.73~4.94)	1.22(0.86~1.91)	0.80(0.31~1.29)	3.26(2.68~3.86)
	合计	4.29(3.70~4.95)	1.39(0.96~2.15)	1.09(0.46~1.32)	2.93(2.43~3.58)
	χ^2 *	18.233	33.866	32.062	42.822
	P *	0.000	0.000	0.000	0.000

注：* 采用 kruskal-wallis 秩和检验。

3)血脂异常率分析　①总体情况。表 3 - 9 显示,在接受血脂检测 790 人中,检出血脂异常者 551 人,血脂异常检出率 69.7%,标化后为 68.3%;标化后男性 66.6%、女性 70.0%;血脂异常检出率各年龄组间无统计学差异($P>0.05$),有年轻化趋势;不同县区血脂异常检出率分别为市区 76.0%、山区县 71.9%、平原县 63.0%,有统计学差异($P<0.05$);各年龄段性别间均无统计学差异($P>0.05$)。②各型血脂症检出率比较。宝鸡市 15 岁以上人群高 TC 血症、高 TG 血症、低 HDL-C 血症、高 LDL-C 血症标化后检出率分别为:13.1%、37.8%、43.0%、25.7%。在各年龄段中除 25~34 岁组在低 HDL-C 血症中性别间存在差异外($\chi^2=5.701,P=0.022$)外,余各脂血症检出率在性别间差异无统计学意义。男性中除高 TG 血症($\chi^2=2.599,P=0.762$)外,余各脂血症检出率在年龄段间分布有统计学意义,女性中除高 TG 血症($\chi^2=9.892,P=0.078$)和低 HDL-C 血症($\chi^2=7.458,P=0.189$)外,余各脂血症检出率在年龄段间分布有统计学差异,具体见表 3 - 10。

表 3-9 宝鸡市调查人群分年龄和性别血脂异常检出率比较

年龄组(岁)	男		女		合计	
	例数(个)	血脂异常率(%)	例数(个)	血脂异常率(%)	例数(个)	血脂异常率(%)
15~	15	51.7	22	75.9	37	63.8
25~	32	74.4	31	60.8	63	67.0
35~	52	71.2	74	69.8	126	70.4
45~	52	70.3	63	67.7	115	68.9
55~	50	74.6	91	79.1	141	77.5
65~	26	57.8	43	66.2	69	62.7
合计	227	68.6	324	70.6	551	69.7
χ^2		8.414		7.801		9.119
P		0.135		0.168		0.104
标化率		66.6		70.0		68.3

表 3-10 调查人群不同年龄、性别各型脂血症检出率(%)比较

血脂症类型		15~24岁	25~34岁	35~44岁	45~54岁	55~64岁	65及以上	合计	χ^2	P	标化率
高TC血症	男	0(0)	4(9.3)	7(9.6)	11(14.9)	20(29.9)	8(17.8)	50(15.1)	19.635	0.001	11.9
	女	0(0)	3(5.9)	15(14.2)	25(26.9)	26(22.6)	16(24.6)	85(18.5)	20.515	0.001	14.1
	计	0(0)	7(7.4)	22(12.2)	36(21.6)	46(25.3)	24(21.8)	135(17.1)	33.728	0.000	13.1
高TG血症	男	9(31.0)	18(41.9)	28(38.4)	30(40.5)	25(37.3)	13(28.9)	123(37.2)	2.599	0.762	36.7
	女	16(55.2)	19(37.3)	28(26.4)	38(40.9)	44(38.3)	24(36.9)	169(36.8)	9.892	0.078	39.2
	计	25(43.1)	37(39.4)	56(31.3)	68(40.7)	69(37.9)	37(33.6)	292(37.0)	5.251	0.386	37.8
低HDL-C血症	男	9(31.0)	24(55.8)*	37(50.7)	31(41.9)	32(47.8)	11(24.4)	144(43.5)	13.241	0.021	43.0
	女	14(48.3)	16(31.4)	54(50.9)	36(38.7)	54(50.9)	26(40.0)	200(43.6)	7.458	0.189	43.2
	计	23(39.7)	40(42.6)	91(50.8)	67(40.1)	86(47.3)	37(33.6)	344(43.5)	10.475	0.063	43.0
高LDL-C血症	男	2(6.9)	12(27.9)	15(20.5)	23(31.1)	33(49.3)	14(31.1)	99(29.9)	22.499	0.000	25.6
	女	2(6.9)	7(13.7)	30(28.8)	34(36.6)	50(43.5)	25(38.5)	148(32.2)	25.874	0.000	25.7
	计	4(6.9)	19(20.2)	45(25.1)	57(34.1)	83(45.6)	39(35.5)	247(31.3)	43.445	0.000	25.7

4)血脂异常危险因素分析 以血脂是否异常为因变量,选择与血脂异常可能有关的 BMI 指数、收缩压、舒张压、吸烟、饮酒、血糖高危、锻炼、地区和腰围为自变量,进行多因素 logistics 回归分析,最终进入方程的因素为 BMI 指数、血糖、腰围和吸烟,具体见表 3-11。

表 3 - 11　宝鸡市居民血脂异常多因素 logistics 回归分析

因素	回归系数	SE	Waldχ^2	P	OR	95%CI 下限	95%CI 上限
吸烟	1.335	0.547	5.952	0.015	3.799	1.300	11.099
血糖高危	1.189	0.227	27.446	0.000	3.285	2.105	5.125
腰围	0.450	0.178	6.419	0.011	1.568	1.107	2.222
BMI 指数	0.319	0.146	4.749	0.029	1.376	1.033	1.833
常量	−0.070	0.212	0.109	0.741	0.932		

3. 膳食与营养

(1)食物摄入情况　调查对象谷类、蛋类、畜禽肉类、豆类达到中国居民平衡膳食宝塔要求,平均每人每日摄入 433g、31.2g、50.1g、77.6g;蔬菜类、水果类、鱼虾类、奶类摄入不足,每日摄入 213.5g、126.8g、5.2g、50.7g;油和盐均超量,为 52.6g、9.5g。各类食物摄入男、女比较谷类、蔬菜类、豆类、奶类、油差异有统计学意义,其中男性摄入谷类、蔬菜类、油较女性多,女性摄入豆类、奶类较男性多;城市和农村比较,除油差异无意义外其余有意义。农村居民摄入谷类、蔬菜类、盐较城市居民多,城市居民摄入水果类、蛋类、鱼虾类、畜禽肉类、豆类、奶类较农村居民多,具体表 3 - 12。

(2)营养素摄入情况　18～59 岁居民摄入的营养素结构不科学,每日营养素摄入量中,能量、脂肪、碳水化合物、烟酸、钾、镁、锌、硒、铜、锰未达到推荐量,维生素 A、B_2、B_6 和叶酸、钙存在明显不足,蛋白质、维生素 B_1、C、E 和磷、铁达到推荐量,钠显著超过推荐量;分年龄段、性别比较结果显示,50～59 岁男性蛋白质、铁和女性碳水化合物、铁,18～49 岁男性铁,与推荐量相比差异无统计学意义,其余均有意义,具体见表 3 - 13。

(3)营养状况　宝鸡市 15 岁以上居民 BMI 超重率 26.95%,高于 2002 年中国居民营养与健康状况调查结果(22.8%),其中男性 28.5%、女性 25.4%,男性 30～49 岁最高,女性 40～49 岁最高;肥胖率 5.4%,其中男性 5.3%、女性 5.5%,男性 40～49 岁最高,女性 50～59 岁最高;体重过低率 5.1%,以 15～19 岁和 70 岁以上最明显;62.5% 为正常。随年龄增长,男女超重率、肥胖率均增加,超重率 50 岁以后逐渐减小,肥胖率 60 岁以后逐渐减小,体重过低率集中在 15～19 岁和 70 岁以上人群,说明中年人肥胖问题严重,而青少年和老年人可能存在营养不良,具体见表 3 - 14。

(4)膳食结构类型　因子分析时 Kaiser-Meyer-Olkin 测量为 0.803,Bartlett 球形检验 P＜0.001,提示数据适合做因子分析。因子分析提取 5 种膳食模式,其特征值均＞1,因子 1 为 3.532,且这 5 个因子的方差累积贡献率达到了 41.124%,因子 1 为 16.056%。选取因子负荷绝对值超过 0.2 的食物进行整理分析,因子的命名依据其膳食模式中所含食物的特点,以最能代表各因子性质的食物来命名,分别为:动植物蛋白、均衡、素食、节俭、传统模式,具体见表 3 - 15。

(5)膳食模式人口学分布情况　将每个因子按得分分为 Q1(低分位组)、Q2(中分位组)、Q3(高分位组),因子得分越高表示越倾向于该膳食模式。研究表明,每一种膳食模式均与不同的社会人口学特征、生活方式和运动有关。动植物蛋白、均衡、素食模式 Q3 的平均年龄均低于 Q1,节俭模式 Q3 的平均年龄高于 Q1,传统模式年龄无差别;各模式 BMI 无差别;动植物蛋白、均衡、素食模式 Q3 的腰围均高于 Q1,节俭、传统模式腰围无差别;动植物蛋白、素食模式 Q3 女性比例高于男性,节俭、传统模式 Q3 男性比例高于女性,均衡模式性别无差异,具体见表 3 - 16。

(6)膳食模式与慢性病关系　动植物蛋白模式、均衡模式、素食模式 Q3 的高血压患病率和血糖异常比例均低于 Q1,而节俭模式、传统模式 Q3 的高血压患病率均高于 Q1,节俭模式 Q3 血糖异常比例高于 Q1,传统模式的血糖异常比例无差异,具体见表 3 - 17。

3.1.4　医疗服务与费用情况

(1)基本情况　本次调查的有效样本 4968(户)人中,平均每户 4.12 人,近半年内平均 3.01 人常住在家;住房类型以砖瓦平房和楼房为主,分别占 51.1%、39.7%,土坯房 8.3%,平均每户生活住房建筑面积为 123.9 平方米;户均电视机 1.27 台,移动电话拥有率 89%;调查人群中饮水类型中,饮用自来水占 80.1%,受保护井水占 14.6%;家庭使用厕所中,无盖板坑式占 31.4%,完整下水道水冲式占 25.6%,有盖板坑式占 23.6%;户均年收入 27698.1 元,户均年生活消费总支出 16998.7 元,其中:食品支出 4415.6 元(26.0%),教育与文化娱乐支出 3673.0元(21.6%),衣着及日用品支出 2457.3 元(14.6%),医药及用品支出 2337.0 元(13.7%),具体见表 3 - 18。调查人群中医疗救助对象占 4.2%,贫困户占 1.5%,低保户占 5.6%;贫困户或低保户中:认为导致经济困难的最主要原因:劳动力少 38.8%,因疾病损伤影响劳动力23.2%,因治疗疾病 9.6%,失业或无业 8.9%,自然条件或灾害 7.8%。

(2)医疗服务情况　距离调查对象家最近医疗卫生机构,不足 1km 占 66.5%,1km 以上 2km 以内占 17.9%,从调查对象家到最近医疗单位花费时间均值为 12min;过去 12 个月内被医生诊断为慢性病的比例为 18.4%,因慢性病住院治疗占 4.2%,其中:选择基层医疗卫生机构住院占 22.3%,选择县级医院住院 61.7%,选择市级医院住院 13.6%,省级及以上 2.4%,县域内慢性病住院比例为 84%;在出院原因中:病愈占 42.1%,自己认为病未愈而医生要求出院占 28.4%,自己要求 24.9%;自己要求出院原因中:久病不愈占 13.2%,自认为病愈占 45.3%,经济困难 37.7%;过去 12 个月,被医生诊断为慢性病需要住院而未住院的比例为 20.1%,这些患者未住院原因中:个人认为没必要占 68.13%,经济困难占 14.8%,没时间占6.19%。

(3)医疗费用情况　调查对象住院次均费用为 5204.83 元,医保报销均值为 2580.75 元,实际报销比例 49.58%;调查对象参加医保比例为 96.9%,其中出院时在医疗机构直接报销占 82.1%;住院患者或家属在住院期间所花费的车旅费、营养伙食费、陪护费、陪护人员住宿费均值为 722.85 元,平均每位患者医疗总成本 5927.68 元,个人支付占总医疗成本的 56.46%。

(4)慢性病医疗卫生服务情况　调查对象测量过血压者占 63.5%,未测量过占36.5%;过去 12 个月调查对象去医院就诊时,首诊测血压率为 73.4%;医生诊断为高血压者占16.9%;近三个月内专业人员进行过高血压防治知识健康指导占 76.6%;调查对象测过血糖比例为

21.7%,被医生诊断为糖尿病者占 7.6%,近三个月专业人员进行过糖尿病防治知识健康指导占 67.6%;医生诊断为血脂异常比例为 3.7%,过去 12 个月做过健康体检(不含因病检查)者比例为 23.6%;调查对象在 100 分健康刻度尺上自评健康状况分值均值为 79.47 分;近两周被医生诊断为慢性病 6.7%,患慢性病病后治疗率 98.3%,其中:自我治疗(吃药、中医治疗) 22.8%,找医生治疗 77.2%;自我治疗者中,按医生处方治疗占 47.4%,自感病情轻或没必要占 30.8%,经济困难占 5.1%;患慢性病后选择基层医疗卫生机构为首诊医疗卫生机构占 72%,县级医院 17.4%;选择首诊医疗卫生机构的原因中,距离近方便占 63.1%,技术水平占 13.1%,收费合理占 10.6%;在就诊患者中,采用口服药物治疗的占 93.3%;近两周为治疗慢性病花医药费均值为 393.88 元,其中可以部分报销者占 62.46%,全部自付 37.24%;花费交通费等均值 113.94 元,占总医疗成本 22.4%。

3.1.5 主要结论

(1)根据本次调查结果,宝鸡市慢性非传染性疾病总体患病率远高于 2008 年国家第四次卫生服务调查结果(按疾病例数计算,宝鸡市慢性病总体患病率为 40.43%,国家第四次卫生服务调查结果为 20%;按患病人数计算,宝鸡市总体患病率为 36.13%,国家第四次卫生服务调查结果为 15.7%),这可能与近年来我国慢性病患病率呈逐年快速的上升趋势有关。假如按照宝鸡市总人口 370 万、全人群慢性病总体患病率 36%、每位慢性病患者年均医疗总支出 1000 元匡算,全市每年因慢性病医疗总支出 13.3 亿元,如果宝鸡市能够采取有效措施,每年每降低 1 个百分点慢性病患病率,每年可以减少医疗总支出 3690 多万元。《中国慢性病防治工作规划(2012—2015 年)》(卫疾控发〔2012〕34 号)指出,慢性病造成的疾病负担占我国总疾病负担的 70%,是群众因病致贫返贫的重要原因,若不及时有效控制,将带来严重的社会经济问题,需要引起各级政府和全社会高度重视。

(2)吸烟、缺乏体力活动、膳食结构不合理、油脂和食盐摄入超标、饮酒等行为因素是宝鸡市慢性病的高危因素,需采取综合措施予以干预。

(3)居民自我防治慢性病意识不强,医疗费用较高。调查结果显示居民在距离上就医可及性较好,66.5% 的家庭离最近医疗点在 1km 以内,高于 2008 年全国卫生服务调查结果 (65.6%);居民家庭年人均医药卫生支出费用为 2337.0 元,占家庭生活消费性支出的 13.7%,高于 2008 年全国调查水平(10.8%);调查地区居民自我评价健康得分平均为 79.47 分,低于 2008 年全国调查相应结果(80.1 分);与 2008 年全国调查结果相比,经济困难不再是居民未就诊、未住院或自己要求出院的主要原因;次均住院医疗费用为 5204.8 元,高于 2008 年全国调查结果(5058 元);间接医疗费用 722.85 元,高于全国 2008 年调查水平(571 元)。

表3-12 宝鸡市居民膳食每日平均摄入量

食物种类	推荐摄入量（g）	实际摄入量（g）						
		合计	男	女	P	城市	农村	P
n		4968	2519	2449		1823	3145	
谷类	250~400	433.0	456.5±243.1	408.7±226.1	<0.05	398.5±209.2	453.0±248.1	<0.05
蔬菜类	300~500	213.5	223.6±193.4	203.1±175.8	<0.05	182.1±167.1	231.6±192.6	<0.05
水果类	200~400	126.8	128.6±193.6	124.9±172.5	>0.05	135.2±160.8	121.9±195.3	<0.05
蛋类	25~50	31.2	30.6±36.1	31.9±42.2	>0.05	32.9±43.6	30.3±36.4	<0.05
鱼虾类	75~100	5.2	4.8±16.1	5.7±19.9	>0.05	8.4±22.4	3.4±14.8	<0.05
畜禽肉类	50~75	50.1	50.8±73.9	49.3±72.2	>0.05	63.9±76.3	42.1±69.8	<0.05
豆类	30~50	77.6	73.8±100.3	81.5±108.1	<0.05	63.9±76.3	42.1±69.8	<0.05
奶类	300	50.7	42.3±81.5	59.3±98.4	<0.05	66.3±101.7	41.6±82.3	<0.05
油	25~30	52.6	53.7±39.2	51.5±36.6	<0.05	53.5±38.1	52.1±37.9	>0.05
盐	<6	9.5	9.6±7.1	9.3±7.1	>0.05	8.1±5.5	10.3±7.8	<0.05

表3-13 宝鸡市居民膳食中主要营养素每日平均摄入量

营养素	男						女					
	18~49岁			50~59岁			18~49岁			50~59岁		
	实际摄入量	RNI/AI	P	实际摄入量	RNI/AI	P	实际摄入量	RNI/AI	P	实际摄入量	RNI/AI	P
n	1561			414			1514			419		
能量(kcal)	2086.3±995.4	2700	<0.05	2020.0±1006.5	2600	<0.05	1942.8±945.8	2300	<0.05	1845.9±911.4	2000	<0.05
蛋白质(g)	83.9±42.0	80	<0.05	81.5±41.3	80	>0.05	78.8±40.5	70	>0.05	75.4±39.5	70	<0.05
脂肪(g)	46.4±33.1	75	<0.05	43.9±29.9	72	<0.05	45.2±30.2	63.9	<0.05	41.2±28.9	55.6	<0.05
碳水化合物(g)	349.8±174.4	405	<0.05	340.8±179.7	390	<0.05	320.1±162.4	345	<0.05	308.2±160.6	300	>0.05
V-A(μgRE)	275.0±786.5	800	<0.05	253.3±784.1	800	<0.05	315.0±868.1	700	<0.05	238.1±504.0	700	<0.05
V-B$_1$(mg)	2.3±1.3	1.4	<0.05	2.3±1.4	1.3	<0.05	2.1±1.3	1.3	<0.05	2.1±1.3	1.3	<0.05
V-B$_2$(mg)	0.7±0.5	1.4	<0.05	0.7±0.5	1.4	<0.05	0.7±0.5	1.2	<0.05	0.6±0.4	1.4	<0.05
V-B$_6$(mg)	0.4±0.3	1.2	<0.05	0.4±0.3	1.5	<0.05	0.4±0.3	1.2	<0.05	0.4±0.3	1.5	<0.05
叶酸(μg)	103.3±93.1	400	<0.05	99.8±84.6	400	<0.05	96.2±87.3	400	<0.05	94.3±97.6	400	<0.05
烟酸(mg)	11.8±6.2	14	<0.05	11.3±6.0	13	<0.05	10.9±5.8	13	<0.05	10.4±5.5	13	<0.05
V-C(mg)	183.9±265.2	100	<0.05	144.3±211.7	100	<0.05	178.8±244.1	100	<0.05	130.5±177.4	100	<0.05
V-E(mg)	16.4±9.9	14	<0.05	15.4±8.8	14	<0.05	16.5±9.3	14	<0.05	15.9±11.2	14	<0.05
钙(mg)	422.5±264.1	800	<0.05	400.6±259.3	1000	<0.05	436.8±287.8	800	<0.05	405.1±275.2	1000	<0.05
磷(mg)	1066.3±538.5	700	<0.05	1042.1±538.7	700	<0.05	1025.3±530.1	700	<0.05	984.7±520.5	700	<0.05
钾(mg)	1526.8±901.7	2000	<0.05	1479.1±876.2	2000	<0.05	1510.8±903.9	2000	<0.05	1432.9±996.5	2000	<0.05
钠(mg)	6417.0±3917.0	2200	<0.05	5905.5±3584.5	2200	<0.05	6294.9±3660.6	2200	<0.05	6015.4±3769.1	2200	<0.05
镁(mg)	317.9±175.1	350	<0.05	314.2±173.5	350	<0.05	302.6±163.1	350	<0.05	301.3±176.3	350	<0.05
铁(mg)	15.5±15.6	15	>0.05	14.9±13.8	15	>0.05	15.8±14.4	20	>0.05	15.6±18.8	15	>0.05
锌(mg)	6.8±4.3	15	<0.05	6.4±4.3	11.5	<0.05	6.9±4.5	11.5	<0.05	6.4±4.5	11.5	<0.05
硒(μg)	44.6±23.3	50	<0.05	43.3±23.1	50	<0.05	42.8±24.4	50	<0.05	39.5±21.7	50	<0.05
铜(mg)	1.4±0.9	2	<0.05	1.3±1.0	2	<0.05	1.4±1.0	2	<0.05	1.3±1.0	2	<0.05
锰(mg)	2.4±1.7	3.5	<0.05	2.3±1.7	3.5	<0.05	2.4±1.7	3.5	<0.05	2.3±1.7	3.5	<0.05

备注:因中国居民膳食营养素参考摄入量表中诸多营养素均未制定60岁以上人群的推荐摄入量,故本研究只对18~60岁人群进行比较,占研究对象的78.66%;脂肪和碳水化合物为参考下限的相对比例,其参考分别以20%~30%和55%~65%为适宜的供能范围进行估算。

表 3-14 宝鸡市居民营养状况评价的年龄、性别分面

过低(%)			正常(%)			超重(%)			肥胖(%)		
男	女	合计	男	女	合计	男	女	合计	男	女	合计
16.3	13.4	14.9	70.0	75.0	72.4	13.8	10.6	12.3	0.0	0.9	0.4
3.4	9.9	6.7	69.2	72.1	70.6	23.1	16.8	19.9	4.4	1.2	2.8
4.7	4.2	4.5	55.9	65.5	60.6	34.1	24.8	29.6	5.2	5.5	5.3
1.4	3.1	2.2	57.5	59.0	58.3	34.1	32.3	33.2	6.9	5.6	6.3
4.1	1.4	2.8	57.5	55.8	56.7	31.6	32.2	31.9	6.8	10.5	8.6
2.4	4.0	3.2	63.3	57.0	60.1	27.6	30.3	29.0	6.7	8.7	7.7
10.5	10.1	10.3	61.6	58.2	60.0	23.3	25.3	24.2	4.7	6.3	5.5
0.0	11.1	5.3	75.0	77.8	76.3	25.0	11.1	18.4	0.0	0.0	0.0
4.6	5.7	5.1	61.6	63.5	62.5	28.5	25.4	27.0	5.3	5.5	5.4

表 3-15 宝鸡市膳食模式的因子分析结果

因子 1:动植物蛋白模式		因子 2:均衡模式		因子 3:素食模式		因子 4:节俭模式		因子 5:传统模式	
食物	因子负荷	食物	因子负荷	食物	因子负荷	食物	因子负荷	食物	因子负荷
油炸面食	0.204	大米	0.490	豆腐干	0.684	杂粮	0.683	小麦面粉	0.718
牛羊肉	0.643	油炸面食	0.292	豆浆	0.480	薯类	0.784	杂粮	0.292
禽肉	0.692	猪肉	0.207	干豆类	0.710	油炸面食	0.429	油炸面食	0.296
内脏类	0.713	奶类	0.572	海草类	0.285	腌制蔬菜	0.217	猪肉	0.545
水产品	0.546	蛋类	0.483	新鲜水果	0.299			新鲜蔬菜	0.459
豆腐干	0.238	豆浆	0.424					腌制蔬菜	0.211
海草类	0.228	新鲜蔬菜	0.450						
腌制蔬菜	0.487	糕点	0.326						
糕点	0.294	新鲜水果	0.623						
饮料	0.242	饮料	0.334						

表3-16 宝鸡市不同膳食模式下居民年龄、BMI、腰围、性别比较

项目	分组	动植物蛋白模式	均衡模式	素食模式	节俭模式	传统模式
年龄(岁)	Q1	43.9±16.2	44.1±16.6	43.6±16.5	40.6±16.1	42.1±16.8
	Q2	41.7±16.7	40.6±16.3	40.7±16.4	41.2±16.9	40.8±16.2
	Q3	39.2±15.7	40.1±15.8	40.5±15.9	43.0±15.8	41.9±15.8
	F	34.8	30.2	18.2	10.0	2.9
	P	<0.05	<0.05	<0.05	<0.05	>0.05
BMI(kg/m²)	Q1	22.8±2.9	22.9±3.0	22.8±2.9	22.8±2.9	22.8±3.0
	Q2	22.8±2.9	22.8±2.9	22.9±3.0	22.8±2.9	22.8±2.9
	Q3	22.9±3.0	22.8±2.9	22.8±2.9	22.9±3.0	22.9±3.0
	F	0.5	0.7	0.6	0.9	0.9
	P	>0.05	>0.05	>0.05	>0.05	>0.05
腰围(cm)	Q1	80.0±10.3	80.0±9.8	80.0±9.8	80.8±9.8	80.7±9.7
	Q2	80.5±9.2	80.9±10.4	80.7±9.8	80.3±10.1	80.6±9.5
	Q3	81.1±10.0	80.8±9.4	80.9±10.0	80.5±9.7	80.3±10.3
	F	4.6	4.1	3.6	1.0	0.6
	P	<0.05	<0.05	<0.05	>0.05	>0.05
男/女(人数)	Q1	915/741	842/814	879/777	752/904	736/920
	Q2	791/865	867/789	842/814	911/745	814/842
	Q3	813/843	810/846	798/858	856/800	969/687
	χ^2	21.2	1.2	7.9	31.5	68.0
	P	<0.05	>0.05	<0.05	<0.05	<0.05

表 3-17 不同膳食模式下居民高血压患病率（%）、血糖异常比例（%）比较

模式	高血压					血糖异常				
	Q1	Q2	Q3	χ^2	P	Q1	Q2	Q3	χ^2	P
动植物蛋白模式	25.4	19.8	17.3	34.0	<0.05	27.2	26.9	21.9	15.6	<0.05
均衡模式	25.1	20.4	17.1	32.2	<0.05	27.4	24.9	23.7	6.2	<0.05
素食模式	24.2	19.1	19.2	17.2	<0.05	28.3	25.0	22.8	13.1	<0.05
节俭模式	17.1	22.6	22.8	21.1	<0.05	23.9	25.8	37.7	98.5	<0.05
传统模式	18.8	19.7	23.9	14.7	<0.05	26.1	23.5	26.5	0.1	>0.05

表 3‑18 宝鸡市慢性病调查居民生活消费支出构成

项目	均值(元)	比例(%)
年生活消费性总支出	16998.7	100.0
食物支出	4415.6	26.0
衣着及日用品支出	2487.3	14.6
交通及通讯支出	1118.7	6.6
住房水电及燃料支出	1124.3	6.6
教育与文化娱乐支出	3673.0	21.6
医药及用品支出	2337.0	13.7
其他支出	1842.8	10.8

3.2 宝鸡市医疗卫生资源相关研究结果

3.2.1 宝鸡市医疗卫生资源相关情况

(1)医疗资源变化情况 从表 3‑19 可以看出,2007 年至 2011 年宝鸡市卫生机构数和医院数总体有所减少,2007 年与 2011 年相比分别减少 14.7%、13.8%,调查发现,卫生机构减少主要缘于医疗市场整顿取缔了部分不合格卫生机构,医院减少主要是部分厂矿企业医院转型为社区卫生服务机构或被公立医院兼并。总床位数持续增加,2011 年与 2007 年相比增长 24.6%;医院床位数总体增加,5 年增长 14.5%。卫生人员、执业(助理)执业医师、注册护士总体增加,5 年分别增加 13.9%、3.9%、40.6%。相比而言执业(助理)医师增加缓慢。

表 3‑19 2007 年至 2011 年宝鸡市医疗资源相关情况与中、省比较

医疗资源	年 份				
	2007	2008	2009	2010	2011
宝鸡市卫生机构(不含村卫生室)总数(个)	1119	941	903	938	955
其中:医院数(个)	94	89	88	87	81
宝鸡市总床位数(张)	13811	14267	15880	15913	17211
其中:医院床位数(张)	10228	10429	11297	10739	11712
宝鸡市卫生人员总数(人)	18634	17956	18618	19328	21220
其中:执业(助理)医师(人)	6060	5432	5596	5766	6294
注册护士(人)	4321	4684	5007	5248	6074
宝鸡市千人执业医师或助理执业医师(人)	1.63	1.45	1.49	1.54	1.69
陕西省千人医师或助理执业医师(人)	1.57	1.52	1.59	1.62	1.68
全国千人医师或助理执业医师(人)	1.56	1.57	1.75	1.79	1.82
宝鸡市千人注册护士(人)	1.16	1.25	1.33	1.40	1.63
陕西省千人注册护士(人)	1.12	1.23	1.41	1.58	1.80
全国千人注册护士(人)	1.17	1.25	1.39	1.52	1.66

医疗资源	年　份				
	2007	2008	2009	2010	2011
宝鸡市千人床位数(张)	3.7	3.8	4.2	4.3	4.6
陕西省千人床位数(张)	3.1	3.3	3.5	3.7	3.9
全国千人床位数(张)	2.6	2.8	3.3	3.6	3.8

资料来源:根据卫生部、陕西省卫生厅、宝鸡市卫生局2007年至2011年相应卫生事业发展统计公报整理。

(2)与同期全国和陕西省相应数据比较　从彩图5可以看出,2008年至2011年,宝鸡市千人均执业(助理)医师水平低于陕西省和全国水平;彩图6显示,2009年至2011年宝鸡市千人均注册护士水平低于陕西省和全国水平。彩图7显示,2007年至2011年宝鸡市千人均床位数一直高于陕西省和全国水平。

(3)宝鸡市疾控机构人力资源状况　根据《陕西省卫生资源配置标准》(陕卫发〔2001〕24号),疾病预防控制人员"平均每千人口0.18人"的比例配备。据此,宝鸡市、县(区)两级疾控中心应配备人员676名,实际在编人员421名,缺口255人。且县区CDC人员中对口专业技术人员较少,年龄普遍较大。全市疾控系统实验室能力建设水平与国家相关要求存在一定差距,人员配置数量、学历水平、专业技术资格、实验室检测能力、人才配置和人力资源结构等方面都明显落后于东部发达地区[14],在疾病预防控制任务日益艰巨的今天,人员数量不足与质量不高、实验室检测能力不能满足各类防病工作需要等问题日渐突出,已成为制约疾控事业发展的瓶颈因素。

3.2.2 宝鸡市医疗服务相关情况

(1)诊疗人次变化比较分析　从表3-20可以看出,2007年至2011年宝鸡市年总诊疗人次呈波浪式上升,其中2008年和2011年较上年度下降,调查发现2008年诊疗人次下降主要缘于医疗市场整顿和诊所、门诊部等未纳入新农合定点,2011年诊疗人次下降主要由两方面原因造成,由于基本药物零差率实施和补偿不到位,当年宝鸡市乡镇卫生院诊疗人次比上年减少26万人次,下降8.58%;诊所、卫生所、医务室等或未纳入基本医保定点或诊疗水平较低,诊疗人次较上年下降18.59%。宝鸡市年度诊疗总人次增幅最快的是2010年(11.47%),而陕西省是2008年(31.51%),全国是2009年(55.44%)。全国和陕西省出现这种现象的原因主要可能与基本医疗保障制度覆盖面和保障水平提高有关。而宝鸡市在2007年就基本实现了基本医保全覆盖,2010年在基层医疗医疗卫生机构全面实行基本药物零差率销售,激发了居民潜在就医需求。但从区域居民年均诊疗人次看,2007年至2011年宝鸡市居民年均诊疗次数一直高于陕西省和全国水平,只有2011年与全国水平一致,最主要的原因可能与基本医疗保障制度全覆盖较早和后续医改相关制度实施有关。

表3-20　2007年至2011年宝鸡市医疗服务相关数据与中、省比较

医疗资源	年　份				
	2007	2008	2009	2010	2011
宝鸡市总人口(万人)	375.70	376.25	373.14	371.67	372.72
宝鸡市年诊疗总人次(万次)	1569	1513	1621	1807	1721

续表

医疗资源	年份				
	2007	2008	2009	2010	2011
宝鸡市年增幅(%)	6.30	−3.57	7.14	11.47	−4.76
陕西省年增幅(%)	8.70	31.51	16.51	4.82	3.12
全国年增幅(%)	16.19	24.28	55.44	6.38	7.36
宝鸡市居民年平均诊疗次数(次)	4.2	4.0	4.3	4.9	4.6
陕西省居民年平均诊疗次数(次)	1.6	2.1	2.4	2.6	2.7
全国居民年平均诊疗次数(次)	2.2	2.7	4.2	4.3	4.6
宝鸡市年入院总人次(万次)	33.1	37.88	43.93	44.39	47.50
宝鸡市年增幅(%)	49.1	14.44	15.97	1.05	7.01
全省年增幅(%)	25.2	14.7	17.1	8.3	10.1
全国年增幅(%)	24.31	16.84	15.39	6.97	7.93
宝鸡市居民年住院率(%)	8.8	10.1	11.8	11.9	12.7
陕西省居民年住院率(%)	6.5	7.8	9.1	9.9	10.9
全国居民年住院率(%)	7.5	8.7	9.9	10.5	11.3

资料来源:根据卫生部、陕西省卫生厅、宝鸡市卫生局2007年至2011年三级卫生事业发展统计公报及宝鸡市相应年份国民经济和社会发展统计公报整理。

(2)入院人次变化比较分析 从表3-20可以看出,2007年至2011年宝鸡市年入院总人次逐年持续增加,增幅最大的是2007年,增幅最小的是2010年,均与全国和陕西省一致。2007年至2011年宝鸡市年入院总人次年增幅总趋势与全国和陕西省基本一致,相比而言,宝鸡市年入院总人次增幅起伏较大。分析认为,住院医疗需求与门诊需求相比较"钢性",宝鸡市作为全国和陕西省一个区域,总趋势一致不难解释。宝鸡市作为西部欠发达地市,2007年入院增幅较高,与基本医疗保障制度全覆盖可能有密切关系,在逐年总体入院人次增加的趋势下,2010年入院总人次增幅最低,可能与基本医疗保障水平不高、医疗费用增长过快及居民就医负担较重有关。年住院率整体呈逐年上升趋势,与患病率上升、人口老龄化等因素有关。宝鸡市居民年住院率均高于同期全国和全省水平,提示既要加强疾病预防控制工作,控制患病率上升,又要严格控制住院指征,防止过度医疗。

(3)结论与建议 从上述分析结果可以看出,宝鸡市医疗卫生机构床位增长过快,千人均床位数一直明显高于同期全国和陕西省水平,而执业(助理)医师和注册护士增长较慢,提示宝鸡市在"十二五"期间应加强医疗机构内涵式发展,防止单纯规模扩张等粗放式发展。同时,居民年均诊疗人次和住院率均较全国和陕西省水平高,居民医疗服务实际利用水平较高。据统计,2011年宝鸡市基层医疗卫生机构床位数占全市总床位数30%,床位使用率仅43%,而当年医院床位使用率94%,三级医院更高。同时,与床位增速相比,由于医护人员增速缓慢,呈现医院级别越高医护人员工资负荷越重的情况。主要建议:①强基层是基础。基本医保制度设计上已采取分级报销政策,引导居民分级就诊,但实际情况并不理想,主要原因有两个方面:一是基层技术弱,服务能力不强;二是实施基本药物制度后补偿不到位,基层提供医疗服务的积极性下降。因此,政府应在政策和投入上向基层倾斜,重点抓好基层医护队伍建设,落实补偿政策,让基层医疗卫生机构有积极性和能力为居民提供基本医疗服务,这是化解目前居民看病难、看病贵问题的基础性工程。②建机制是关键。在基层有积极性和能力为居民提供基本医疗服务的前提下,健全医院运行、补偿、监管等机制,实施临床路径,缩短平均住院日,提高医院绩效,促使医院走集约化发展路子,逐步实现分级诊疗,双向转诊,看病难和贵问题就会得到逐步缓解。③保基本是核心。政府应立足保障居民基本医疗服务和公共卫生服务需求的目标,在新增卫生资源上,应重点向疾控机构、老年病、慢性病、传染病等薄弱领域倾斜。

3.3　宝鸡市慢性病综合防控实践

3.3.1　示范区创建

为落实《中共中央国务院关于深化医药卫生体制改革的意见》(中发〔2009〕6 号)的有关要求,加强我国慢性非传染性疾病预防控制工作,原卫生部决定,从 2011 年起,在全国开展"慢性非传染性疾病综合防控示范区"创建工作(卫办疾控发〔2010〕172 号)。陕西省从 2012 年起开始创建"慢性非传染性疾病综合防控示范区"(陕卫办疾发〔2012〕29 号)。经过两年来扎实工作,目前,宝鸡市眉县、千阳县已于 2012 年成功创建为国家级"慢性非传染性疾病综合防控示范区",陇县、麟游县、太白县、岐山县顺利通过了 2013 年省级"慢性非传染性疾病综合防控示范区"考评验收,其中陇县、麟游县被陕西省卫生厅推荐为国家级"慢性非传染性疾病综合防控示范区"待考评单位,凤翔县、凤县、陈仓区和金台区等其余县区正积极筹备创建工作,争取2014 年纳入"慢性非传染性疾病综合防控示范区"创建单位。在慢性病综合防控工作中,宝鸡市始终围绕居民健康目标这个中心,以"慢性非传染性疾病综合防控示范区"创建为抓手,以基本公共卫生服务项目为支撑,坚持政府主导、多部门合作、专业机构支持、全社会参与的慢性病综合防控工作基本原则,在加强慢性病防控体系建设中提高专业队伍服务能力,在规范慢性病综合监测、干预及评估中完善慢性病信息管理系统,在探索适合于本地区的慢性病防控策略、措施及长效管理模式中打造宝鸡市慢性病综合防控升级版,充分发挥示范区引领和带动作用,持续推动全市慢性病预防控制工作深入开展,让慢性病综合防控工作走在全省前列。

3.3.2　综合干预

1. 基本情况

围绕全人群、高危人群及慢性病患者这三类群体,我们在慢性病综合防控基础较好的眉县、千阳县开展了针对性干预工作。对全人群主要开展了健康教育与促进、全民健康生活方式行动等干预工作,对高危人群主要开展了高危人群标准宣传、建立高危人群健康档案、针对性干预其生活行为方式等工作,对慢性病患者主要落实基本公共卫生服务项目规范服务、为慢性病患者自我管理提供基本支持等。干预期限 1 年(2012 年 1~12 月)。为了评价综合干预的实际效果,选取在经济、文化、风俗习惯、人口规模相近,但地理位置分布不相邻的凤翔县、凤县为对照县,不施加干预措施。在干预县随机抽取 575 人进入干预组,在对照县随机抽取 782 人进入对照组,再在干预组和对照组分别随机抽取 130 人采血并进行血脂检测,通过问卷调查比较干预组和对照组在相关指标上的变化情况。主要分析指标有：干预组与对照组中高血压、血糖异常及血脂异常的患病率，两组慢性病主要危险因素、居民饮食结构和营养素比较。

2. 统计学方法

运用 Epidata3.1 对调查数据进行双录入，数据库核对后用 SPSS18.0 软件进行分析。计量资料用 $\bar{x}\pm s$ 描述，采用 t 检验、χ^2 检验和方差分析进行统计检验，以 $P<0.05$ 表示差异有统计学意义。

3. 主要结果

(1)慢性病患病率比较 干预组高血压患病率为 20.35%，对照组为 26.60%，干预组高血压患病率低于对照组(表 3-21)；干预组空腹血糖初筛异常率为 21.56%，对照组为 26.21%，干预组空腹血糖初筛异常率低于对照组(表 3-22)。

(2)危险因素比较 干预组吸烟率为 28.70%，对照组为 35.81%，干预组吸烟率低于对照组(表 3-23)；吸烟者中吸烟频度方面干预组每天吸烟比例低于对照组(表 3-24)；干预组饮酒率为 11.48%，对照组为 15.86%，干预组饮酒病率低于对照组(表 3-25)；饮酒者中饮酒频度方面干预组每周饮酒 3 次以上的比例低于对照组(表 3-26)；与对照组相比，干预地区居民吸烟率下降了 31.2%，测血糖率、腰围正常率、测血压率分别提高了 77.4%、52.7% 和 16.0%，差异有统计学意义，居民健康体检率两者没有显著性差异(表 3-27)；本次研究一共收集有效血样 260 份。干预组平均年龄为(48.11±14.11)岁，其中，男 67 人(51.5%)，女 63 人(48.5%)。对照组平均年龄为(50.97±11.65)岁，其中男 47 人(36.2%)，女 83 人(63.8%)。观察组与对照组在性别、年龄上均无显著性差异($P>0.05$)；检测分析结果显示，干预组 LDL-C 水平降低了 18.5%，HDL-C 水平升高了 67.2%，差异有统计意义；TC、TG 水平变化差异不大，没有统计学意义($P>0.05$)(表 3-28)；干预地区血脂总的异常检出率较对照组降低了 34.5%，有统计学意义($P<0.01$)，其中高 LDL-C、低 HDL-C 分别降低了 53.1%、50.5%，两者均有统计学差异。高 TC 降低了 28.6%，高 TG 升高了 4.7%，经统计学检验，两者无统计学差异($P>0.05$)(表 3-29)。

表 3-21 干预组与对照组高血压患病率比较

组别	人数	血压正常(%)	高血压(%)	χ^2	P
干预组	575	458(79.65)	117(20.35)		
对照组	782	574(73.40)	208(26.60)	7.108	0.008

表 3-22 干预组与对照组空腹血糖初筛异常率比较

组别	人数	血糖正常(%)	血糖升高(%)	χ^2	P
干预组	575	451(78.43)	124(21.56)		
对照组	782	577(73.79)	205(26.21)	3.900	0.048

表 3-23 干预组与对照组吸烟率比较

组别	人数	不吸烟或已戒烟(%)	吸烟(%)	χ^2	P
干预组	575	410(71.30)	165(28.70)		
对照组	782	502(64.19)	280(35.81)	7.600	0.006

表 3-24 干预组与对照组吸烟者吸烟频度比较

组别	人数	每天(%)	偶尔(%)	χ^2	P
干预组	195	146(74.87)	49(25.13)		
对照组	197	174(88.32)	23(11.68)	11.829	0.001

表 3-25 干预组与对照组饮酒率比较

组别	人数	不饮酒(%)	饮酒(%)	χ^2	P
干预组	575	509(88.52)	66(11.48)		
对照组	782	658(84.14)	124(15.86)	5.276	0.022

表 3-26 干预组与对照组饮酒者饮酒频率比较

组别	人数	3次以上(%)	1~2次(%)	χ^2	P
干预组	66	42(63.64)	14(36.36)		
对照组	124	86(69.36)	38(30.61)	4.819	0.028

表 3-27 行为生活方式改变情况(%)

分组	n	吸烟率	测血糖率	健康体检率	腰围正常率	测血压率
干预组	130	25.4*	36.9**	29.2	42.3*	89.2**
对照组	130	36.9	20.8	24.6	27.7	76.9

注:与对照组比较:*P<0.05,**P<0.01

表 3-28 血脂水平变化情况 ($\bar{x} \pm s$, mmol/L)

分组	TC	TG	LDL-C	HDL-C
干预组	4.39±0.86	1.57±0.86	2.96±0.77*	1.12±0.46*
对照组	4.61±0.95	1.55±0.82	3.63±0.99	0.67±0.48

注:与对照组比较 *P<0.05

表 3-29 血脂异常检出率(%)

分组	n	TC	TG	LDL-C	HDL-C	总异常率
观察组	130	19.2	35.4	28.5*	36.2*	56.9*
对照组	130	26.9	33.8	60.8	73.1	86.9

注:与对照组比较 *P<0.01

(3)膳食情况 调查对象平均每人每日摄入量显示,干预组谷类、蔬菜类、蛋类、鱼虾类、豆类摄入量均高于对照组,干预组油和盐摄入量低于对照组,且差异均有统计学意义;两组水果类、畜禽肉类、奶类摄入量差异无统计学意义。两组谷类、豆类,干预组蛋类、畜禽肉类达到中国居民平衡膳食宝塔要求,两组水果类、鱼虾类、奶类均未达到要求,两组油和盐摄入仍超标。具体见表 3-30。

表 3 - 30　两组居民膳食每日平均摄入量比较

食物种类	推荐摄入量(g)	实际摄入量(g)			t	P
		均值	干预组	对照组		
		n＝1357	575 人	782 人		
谷类	250～400	467.2	569.1±288.0	392.3±205.4	12.6	＜0.05
蔬菜类	300～500	240.8	270.3±206.1	219.2±199.2	4.6	＜0.05
水果类	200～400	113.7	109.2±152.1	117.1±206.3	0.8	＞0.05
蛋类	25～50	28.5	31.3±32.1	24.7±31.1	3.8	＜0.05
鱼虾类	75～100	3.8	5.1±21.1	2.1±7.5	3.7	＜0.05
畜禽肉类	50～75	49.3	51.3±66.7	46.6±55.9	1.4	＞0.05
豆类	30～50	69.3	85.0±90.0	48.0±68.7	8.6	＜0.05
奶类	300	41.5	44.5±81.8	37.4±98.6	1.4	＞0.05
油	25～30	49.4	44.1±40.4	53.4±36.8	4.4	＜0.05
盐	＜6	8.7	7.1±6.1	9.9±8.8	6.9	＜0.05

（4）营养素摄入情况　调查对象平均每人每日营养素摄入量显示,干预组能量、蛋白质、碳水化合物、维生素 B_1、B_2、B_6、叶酸、烟酸、钙、磷、钾、镁、硒摄入量均高于对照组,干预组维生素 A 和钠摄入量低于对照组,且差异均有统计学意义;两组脂肪、维生素 C、E、铁、锌、铜、锰摄入量差异无统计学意义。两组蛋白质、碳水化合物、维生素 B1、C、E、磷,干预组能量、烟酸、镁达到推荐摄入量要求,两组维生素 A、B_2、B_6、叶酸、钙、钾、铁、锌、硒、铜、锰均未达到要求,两组钠摄入仍超标。具体见表 3 - 31。

表 3 - 31　两组居民膳食中主要营养素每日平均摄入量比较

食物种类	推荐摄入量	实际摄入量			t	P
		均值	干预组	对照组		
		n＝1357	575 人	782 人		
能量(kcal)	2000～2700	2070.8	2380.3±1159.1	1843.2±828.5	9.5	＜0.05
蛋白质(g)	70～80	83.5	95.8±44.7	74.4±35.2	9.5	＜0.05
脂肪(g)	55.6～75	43.7	43.5±26.6	43.9±27.5	0.3	＞0.05
碳水化合物(g)	300～405	352.6	421.7±213.0	301.9±146.3	11.6	＜0.05
V-A(μgRE)	700～800	211.9	167.1±152.0	244.9±553.5	3.7	＜0.05
V-B1(mg)	1.3～1.4	2.4	2.8±1.4	2.0±1.1	12.0	＜0.05
V-B_2(mg)	1.2～1.4	0.7	0.7±0.4	0.6±0.4	2.4	＜0.05
V-B_6(mg)	1.2～1.5	0.4	0.5±0.3	0.4±0.3	6.4	＜0.05
叶酸(μg)	400	98.4	111.6±64.0	88.7±88.3	5.3	＜0.05
烟酸(mg)	13～14	11.7	13.5±6.7	10.4±5.1	9.5	＜0.05
V-C(mg)	100	160.6	151.7±217.5	167.2±278.4	1.2	＞0.05

续表

食物种类	推荐摄入量	实际摄入量			t	P
		均值	干预组	对照组		
V-E(mg)	14	15.5	15.2±7.9	15.7±9.4	1.0	>0.05
钙(mg)	800~1000	420.0	441.2±240.6	404.5±236.4	2.8	<0.05
磷(mg)	700	1070.1	1210.8±571.4	966.6±458.6	8.4	<0.05
钾(mg)	2000	1495.9	1608.3±814.9	1413.2±822.6	4.3	<0.05
钠(mg)	2200	6241.3	5327.5±4162.5	6913.2±4606.0	6.6	<0.05
镁(mg)	350	323.2	369.4±183.3	289.3±156.6	8.5	<0.05
铁(mg)	15~20	14.8	14.3±10.6	15.1±15.7	1.1	>0.05
锌(mg)	11.5~15	6.6	6.6±3.8	6.6±3.8	0.2	>0.05
硒(μg)	50	43.4	49.0±23.3	39.3±18.7	8.2	<0.05
铜(mg)	2.0	1.3	1.3±0.8	1.3±0.9	0.5	>0.05
锰(mg)	3.5	2.4	2.3±1.5	2.4±1.6	0.5	>0.05

(5)营养状况　两组居民 BMI 营养状况评价显示,体重过低率干预组(3.3%)低于对照组(4.7%),体重正常率干预组(63.9%)高于对照组(59.0%),超重率干预组(25.4%)低于对照组(29.7%),肥胖率干预组(6.0%)低于对照组(8.0%)。具体见表 3-32。

表 3-32　两组居民营养状况评价(BMI)分年龄比较

年龄段	过低(%)			正常(%)			超重(%)			肥胖(%)		
	干预组	对照组	合计	干预组	对照组	合计	干预组	对照组	合计	干预组	对照组	合计
15~19	9.4	14.9	12.7	78.7	71.9	75.9	6.4	18.8	11.4	0.0	0.0	0.0
20~29	6.5	5.0	5.4	77.5	61.3	73.0	13.8	30.6	18.5	12.8	1.6	3.2
30~39	1.1	6.4	4.0	60.6	60.4	60.5	25.7	28.6	27.0	7.3	9.9	8.5
40~49	3.1	0.6	1.8	57.5	56.5	57.0	32.6	33.5	33.0	15.6	6.8	8.2
50~59	1.7	2.2	1.9	56.1	59.7	57.8	33.8	26.9	30.6	7.9	11.8	9.7
60~69	1.2	4.8	3.2	63.5	54.3	59.5	28.8	32.1	30.3	2.2	12.3	7.0
70~79	16.7	12.5	14.0	53.1	50.0	52.0	28.1	27.8	28.0	6.3	5.6	6.0
80~	0.0	20.0	9.5	70.0	72.7	71.4	10.0	27.3	19.0	0.0	0.0	0.0
合计	3.3	4.7	4.1	63.8	59.0	61.8	25.4	29.7	27.3	6.0	8.0	6.9

经过综合干预评价分析,实效效果远比我们想象的要好,这更增加了我们进一步深入开展综合干预的决心和信心。希望在较大范围开展综合干预时,在组织、人员及资金上能得到相关方面的支持。

3.3.3　政策支持

以中、省有关政策为指导,结合宝鸡市实际,我们在慢性病综合防控政策支持方面进行了大胆探索。

(1)医保政策支持 有研究发现,高血压及其合并症对我国农村家庭具有很强的致贫作用,因高血压及其合并症导致家庭灾难性卫生支出发生率为 22.2%,经过新农合制度的费用补偿,灾难性卫生支出发生率下降到 19.2%,可见新农合对缓解这类疾病导致的家庭灾难性卫生支出作用有限,政府应该采取更加有效的措施降低该类疾病的经济负担[15]。也有研究发现,2008 年我国居民灾难性卫生支出发生率为 13.0%,且发生率随着家庭经济水平的提高而降低,总体致贫率为 7.5%,其中家庭中含有慢性病人及 60 岁以上老人其发生灾难性卫生支出的风险高[16]。一项基于新医改前后宝鸡市眉县的抽样调查研究结果发现,老年人口在灾难性卫生支出中影响作用更加明显[17]。为了缓解慢性病患者家庭就医负担,宝鸡市在医保政策支持方面主要做了以下探索:①将高血压、糖尿病及恶性肿瘤等门诊治疗的医药费用纳入基本医疗保障制度报销范围,提高患者规范治疗依从度,控制慢性病并发症发生,提高慢性病患者生活质量;②在基本医疗保障制度基础上,建立健全了全市大病统筹救助制度,将最高报销金额提高至 30 万元,降低心脑血管疾病、恶性肿瘤等重大疾病家庭灾难性卫生支出,缓解居民"因病致贫、因病返贫"问题;③在医保支付制度上,将慢性病单病种、临床路径及总额预付等有机结合,提高服务质量,遏制慢性病医药费用不合理增长。

(2)发挥中医药优势 宝鸡市麟游县位于关中西部渭北旱塬,是国家级贫困县,全县户籍人口 88388 人,其中农民占 83.4%。该县充分利用当地中药资源的优势,大力发展中医,出台一系列扶持中医药的政策措施,用有限的资金有效地解决了当地群众因穷生病、因病返贫的问题。该县在加强县域中医药服务体系建设的基础上,逐步将县域内参合农民住院费用中中医药费用报销比例提高至 100%,运行一年后经核算,患者个人支付费用人均下降 40%,人均住院报销费用由过去的 2000 元降到了 1870 元,不但没有增加合疗基金支出,反而有所减少。2010 年 9 月 28 日,国家中医药管理局副局长马建中在宝鸡调研时,对麟游县取得的成绩给予充分肯定和高度赞誉,并表示其经验值得总结推广[18]。2011 年宝鸡市卫生工作会议提出,要在所有县区推广麟游县的好经验,各类基本医疗保险对参保群众住院费用中中医药饮片和中医技术费用实行 100% 报销。宝鸡是中医药始祖炎帝神农氏故里,中医药资源十分丰富,中医药大家和人才辈出,中医药文化源远流长、底蕴深厚,发展中医药事业优势明显。近年来,宝鸡市经济社会取得了长足发展,但横向比较,仍属于全国西部欠发达地区。在投入和资源相对有限的情况,宝鸡市大力扶持和发展中医药事业,市政府于 2012 年 9 月出台了《宝鸡市人民政府关于扶持和促进中医药事业发展的实施意见》(宝政发〔2012〕34 号),充分发挥中医药"简、便、验、廉"优势,缓解城乡居民特别是慢性病患者及家庭就医负担。

(3)推进全民健身 宝鸡市自 2011 年 9 月开展国家级全民健身示范城市试点工作以来,以创建全国全民健身示范城市为抓手,以全民健身器材全覆盖为工程措施,以宣传引导为切入点,深入开展全民健身活动。共举办国际、国内大型群众体育赛事 30 多项,参与者达到 150 多万人次。目前,100%镇区建有全民健身广场,100%行政村建有健身带,100%社区建有健身点,100%公共体育设施向社会免费开放,全市有市级体育协会 31 个、县级体育协会 180 个、乡镇体育辅导站 98 个,培训等级社会体育指导员 1000 名以上,为全市每一个乡镇、社区和行政村均配备了 1 至 2 名社会体育指导员,分类指导群众参与各类健身项目,不断激发群众参与体育活动的浓厚兴趣,逐渐形成自觉参加健身活动的良好习惯。同时,积极开展国民体质巡回监测活动,警示居民加强体育锻炼。

3.4 国内研究结果

3.4.1 国内慢性病研究结果

(1)总体患病率变化情况 从表3-33可以看出,2008年与1998年相比,中国农村人口及占总人口比例均呈减少态势,相应的城镇人口及占总人口比例均呈增加态势。从总体情况看,中国城镇慢性病患病率明显高于同期农村。按人口类别看,农村人口慢性病患病率呈持续增加趋势,2008年与1998年相比,按例数计算,10年中国农村新增慢性病例数2085万例;按人数计算,10年中国农村新增慢性病患者1065万人。城镇慢性病患病率呈U型趋势,2008年与1998年相比,按例数计算,10年中国城镇新增慢性病例数6787万例;按人数计算,10年中国城镇新增慢性病患者4832万人。10年中国总共新增慢性病患者5897万人,新增慢性病例数8872万例。

(2)分性别患病率变化情况 表3-33显示,总体看,城镇男性和女性患病率均明显高于同期农村相应性别。同时,无论城镇还是农村,女性慢性病患病率均高于同期男性。2008年与1998年相比,农村男性慢性病患病率上升了4.1个百分点,女性上升了6.3个百分点,女性患病率上升快于男性;城镇男性慢性病患病率上升了1.5个百分点,女性上升了0.4个百分点,男性患病率上升快于女性。

表3-33 中国慢性病患病率变化情况

慢性病患病率变化情况	1998年		2003年		2008年	
	农村	城镇	农村	城镇	农村	城镇
人口数(万)和占总人口比例(%)	86868/69.6	37942/30.4	76851/59.5	52376/40.5	72135/54.3	60667/45.7
慢性病患病率(%)						
按人数计算	10.4	20.09	10.5	17.73	14.0	20.53
按例数计算	11.8	27.33	12.1	23.96	17.1	28.28
分性别慢性病患病率(%)						
男性	10.6	25.11	10.6	21.54	14.7	26.62
女性	13.1	29.49	13.5	26.27	19.4	29.86

资料来源:根据《2011年中国卫生统计年鉴》及相应年份中国国民经济和社会发展统计公报整理。

(3)各年龄组患病率变化情况 从彩图8可以看出,总体而言,同一年份中随年龄增大慢性病患病率在持续上升,特别是45岁以上慢性病患病率上升明显加快。农村人口中0~14岁和25~34岁年龄组慢性病患病率呈逐年下降趋势,15~24岁和35~44岁年龄组慢性病患病率呈类"U"形分布,45岁以上年龄组慢性病患病率呈逐年增加态势,且年龄组越大增速越快;城镇人口中5~14岁、25~34岁及34~44岁年龄组慢性病患病率呈逐年下降趋势,其余年龄组慢性病患病率均呈类"U"形分布,65岁及以上年龄组患病率最高,见表3-34。

表 3-34 中国慢性病年龄别患病率变化情况(%)

年份	地区	0~4岁	5~14岁	15~24岁	25~34岁	35~44岁	45~54岁	55~64岁	65岁及以上
1998	总体	1.3	1.9	2.6	7.3	14.2	23.2	38.7	51.8
	农村	1.4	1.8	2.6	7.4	12.8	19.5	29.6	35.5
	城镇	0.80	2.21	2.56	6.90	17.49	32.73	57.34	79.31
2003	总体	0.6	1.0	1.8	5.8	11.7	22.0	36.2	53.9
	农村	0.7	1.0	1.9	6.2	11.7	20.3	30.3	39.2
	城镇	0.53	0.87	1.45	4.89	11.86	26.17	49.71	77.71
2008	总体	0.6	0.9	2.0	5.1	12.2	26.0	42.0	64.5
	农村	0.6	0.9	2.2	5.8	12.7	25.4	38.0	52.4
	城镇	0.79	0.70	1.51	3.56	10.50	27.27	52.25	85.18

资料来源:根据《2011年中国卫生统计年鉴》整理。

(4)疾病别患病率变化情况 从表 3-35 可以看出,中国农村慢性病中循环系统疾病呈较快的增加态势,2008 年与 1998 年相比患病率上升 121.4%,其中高血压上升 387.5%。内分泌和营养代谢疾病、肌肉骨骼结缔组织疾病、泌尿生殖系统疾、恶性肿瘤等患病率均呈上升趋势,其中 2008 年与 1998 年相比糖尿病患病率上升了 400%。表 3-37 显示,中国城镇慢性病中循环系统疾病患病率一直居于首位,且患病率处于持续上升趋势,2008 年与 1998 年相比患病率上升 62.8%,其中高血压上升 159.0%;内分泌和营养代谢疾病患病率也呈持续较快上升趋势,2008 年与 1998 年相比患病率上升 138.5%,其中糖尿病上升 170.0%;恶性肿瘤上升 50%。

表 3-35 中国农村慢性病疾病类别变化情况

	1998 年	2003 年	2008 年
按疾病别慢性病患病率(%)由高到低排序	消化系统疾病(2.8)	循环系统疾病(3.1)	循环系统疾病(6.2)
	循环系统疾病(2.0)	其中高血压(1.6)	其中高血压(3.9)
	其中高血压(0.8)	消化系统疾病(2.5)	肌肉骨骼结缔组织疾病(3.2)
	肌肉骨骼结缔组织疾病(1.9)	肌肉骨骼结缔组织疾病(2.1)	消化系统疾病(2.6)
	呼吸系统疾病(1.6)	呼吸系统疾病(1.4)	呼吸系统疾病(1.4)
	泌尿生殖系统疾病(0.7)	泌尿生殖系统疾病(0.8)	泌尿生殖系统疾病(0.9)
	神经系统疾病(0.5)	神经系统疾病(0.4)	内分泌和营养代谢疾病(0.6)
	传染病(0.5)	内分泌和营养代谢疾病(0.3)	其中糖尿病(0.5)
	损伤和中毒(0.3)	其中糖尿病(0.2)	神经系统疾病(0.4)
	血液和造血器官疾病(0.3)	传染病(0.3)	传染病(0.3)
	眼及附器疾病(0.3)	眼及附器疾病(0.2)	血液和造血器官疾病(0.2)
	内分泌和营养代谢疾病(0.2)	损伤和中毒(0.2)	眼及附器疾病(0.2)
	其中:糖尿病(0.1)		
	恶性肿瘤(0.1)	恶性肿瘤(0.1)	恶性肿瘤(0.2)

资料来源:根据《2011年中国卫生统计年鉴》整理。

表 3-36　中国城镇慢性病疾病类别变化情况

1998 年	2003 年	2008 年
循环系统疾病(9.4)	循环系统疾病(10.6)	循环系统疾病(15.3)
其中高血压(3.9)	其中高血压(5.5)	其中高血压(10.1)
消化系统疾病(4.6)	肌肉骨骼结缔组织疾病(3.0)	内分泌和营养代谢疾病(3.1)
肌肉骨骼结缔组织疾病(3.5)	消化系统疾病(2.8)	其中糖尿病(2.8)
呼吸系统疾病(3.1)	内分泌和营养代谢疾病(2.0)	肌肉骨骼结缔组织疾病(2.7)
内分泌和营养代谢疾病(1.3)	其中糖尿病(1.6)	消化系统疾病(2.2)
其中糖尿病(1.0)	呼吸系统疾病(1.9)	呼吸系统疾病(1.6)
泌尿生殖系统疾病(1.2)	泌尿生殖系统疾病(1.0)	泌尿生殖系统疾病(0.9)
眼及附器疾病(0.9)	神经系统疾病(0.5)	神经系统疾病(0.4)
神经系统疾病(0.6)	眼及附器疾病(0.5)	眼及附器疾病(0.4)
传染病(0.6)	恶性肿瘤(0.3)	恶性肿瘤(0.3)
皮肤及皮下组织(0.4)	传染病(0.2)	良性肿瘤(0.2)
恶性肿瘤(0.2)	损伤和中毒(0.2)	传染病(0.2)

(按疾病别慢性病患病率(%)由高到低排序)

资料来源:根据《2011 年中国卫生统计年鉴》整理。

(5)讨论分析　有研究认为慢性病已成为中国居民健康的头号威胁[19],更有学者认为防控慢性病是发展问题和政治问题[20],研究发现慢性病经济负担巨大且以高于 GDP 增长的速度增长,成为我国主要的疾病经济负担,要从宏观经济和社会发展上警惕"疾病堆积"和"人口红利"减少对将来社会带来的双重影响[21]。2011 年 WB 的报告指出,在每年约 1030 万各种因素导致的死亡中,慢性病所占比例超过 80.0%[22],慢性病在疾病负担中所占比重高达 68.0%。到 2010 年中国至少有 5.8 亿人具有一种或以上的与慢性病相关的危险因素,其中 70.0%~80.0%发生在 65 岁以下人群。如果还不能加以控制,预计 2030 年,40 岁以上人群慢性患者数将增加 2 倍甚至 3 倍,生活方式和营养危险因素将使中国疾病负担增加 50.0%,而人口迅速老龄化可能使中国慢性病负担增加 40.0%。不仅如此,就世界范围内,中国慢性病的死亡率也明显高于二十国集团的主要成员,尤其中风死亡率是日本、美国、法国的 4~6 倍;慢阻肺死亡率为十万分之 130.5,是日本的 30 倍左右;中国癌症死亡率也略高于其他国家。此外,糖尿病的死亡率也高于日本和美国。面对如此严峻的数据,卫生服务系统能否为慢性病患者提供有效的医疗保健服务直接关系到慢性病在我国能否得到有效的控制。好在慢性病是可防可控的,只要我们采取科学的方法就能有效地控制慢性病。根据 WB 估计,2010 年至 2040 年间,如果每年能将心血管死亡率降低 1.0%,其产生的经济价值相当于国内经济生产总值的 68.0%,或多达 10.7 亿美元(按购买力平价计)[23]。有研究认为,要减轻慢性病对个人和社会带来的影响,需要采取一种综合性工作方式,重点应放在减少与这些疾病有关的危险因素方面,同时应加强慢性病及其危险因素流行情况调查,研究也很重要[24]。卫生部卫生发展研究中心等对天津的调查研究发现,2009 年天津市慢病防治费用为 194.22 亿元,占天津市机构法卫生总费用(不含固定资产)比重为 70.85%,高于同期甘肃省慢病防治费用占卫生总费用比重(64.17%);慢病防治费用战 GDP 的比重为 2.58%;2009 年天津市慢病防治费用主要用天面向个体的服务,为 188.52 亿元,占 97.07%,用于面向群体的服务为 5.7 亿元,占 2.93%;从不同服务内容来看,慢病治疗费用主要发生在门诊治疗(45.83%)、住院治疗(36.85%)和患者自购药进行自我医疗(12.97%)活动中;预防服务费用仅为 3.60 亿元,仅占 1.85%,低于 2009 年天津市机卫生总用(不含固定资产)中预防费用所占比重(4.98%)[25]。有学者认为,慢性病管理作为一种公共产品,应该由政府提供,是政府必须执行的公共职能之一[26]。同时,慢性病流行有低龄化趋势。有研究发现,儿童慢性病中的突出问题是超重和肥胖,1986 年和 1996 年 2 次学龄前儿童单纯性肥胖流行病学研究表明,城市学前儿童肥胖率以 9.1% 的年增长率逐年递增;而肥胖儿童患高血压、血脂紊乱症和高胰岛素血症的风险分别是非肥胖儿童的 4.5 倍、7.1 倍和 12.6 倍;北京健康教育所研究发现,近 20% 的肥胖儿童血压偏高,近 50% 的肥胖儿童血脂偏高;哈尔滨医科大学研究表明,中重度肥胖儿童的高血压发病率为 30%,脂肪肝的发病率则高达 80%;另有研究显示,1987 年北京 6~18 岁儿童血压偏高检出率为 9.4%,在新诊断的儿童糖尿病中,2 型糖尿病的比例已上升至 8%~45%[27]。党勇等研究发现,年龄、性别、家庭人均年收入、教育水平等是影响西部地区农村居民慢性病患病率的主要因素[28]。姜黎黎等研究认为,家庭人口数、经济状况、性别、婚姻状况、年龄、文化程度是楚雄州农村居民慢性病患病率的主要影响因素[29]。李小芳等研究显示,不同经济水平、性别、年龄和文化程度等是影响河南农村居民慢性病患病率的主要因素[30]。近年来,我国农村生态环境面临严峻挑战,杨曙辉等指出,从土地生态安全危机、水环境问题凸显、大气环境质量下降、植被覆盖率低、农村人居环境恶化、农产品质量安全问题凸显等六个方面指出我国农村生态环境安全危机愈益严峻[31]。2009 年 12 月,卫生部公布的《首次中国居民健康素养调查报告》显示,我国居民具备健康素养的总体比例为 6.48%,在科学的健康观、传染病预防、慢性非传染性疾病预防、安全与急救、基本医疗素养 5 类健康素养比例中慢性病预防素养最低(4.66%),农村居民具备健康素养比例(3.43%)明显低于城市(9.94%)。有些研究发现,慢性病具有一定的家族倾向性或遗传因素是慢性病发病的危险因素[32-34]。慢性病的病因复杂,多与行为、生活方式有关[35],研究发现农村慢性病增长幅度大于城市[36],有研究认为慢性非传染性疾病经济负担巨大且以高于 GDP 增长的速度增长,成为农村居民主要的疾病经济负担[37]。这些研究结果提醒我们,在研究全人群慢性病防控策略时,需要对农村慢性病防控工作予以高度关注。2009 年全球经济风险形势分析中,对 30 多种因素从严重性和可能性分析对经济衰退的影响,慢性病作为一个社会因素,对经济影响的严重性和可能性方面均高达 80% 以上[38,39]。

3.4.2 我国居民身体活动与体质现况

身体活动、体质与慢性病密切相关。根据 2013 年 7 月 30 日国家国民体质监测中心公布的《2013 年 20 至 69 岁人群体育健身活动和体质状况抽测工作调查结果》,我国城乡居民身体活动和体质现况如下:

(1)总体情况 在过去的一年里,有 49.2% 的人参加过体育健身活动。其中,城镇居民为 59.8%,乡村居民为 35.6%;男性为 50.2%,女性为 48.2%。城乡居民经常参加体育健身的人数比例达到 32.7%,较以往调查结果高 4.5 个百分点。不同年龄段经常参加体育健身活动人数比例随年龄增长呈现"马鞍形",即在 20~39 岁期间,随年龄增大,经常参加体育健身活动的人数比例呈现降低趋势;40 岁以后,随年龄增大经常参加体育健身活动的人数比例增加。

(2)对体育健身的意识增强　调查结果显示,居民参加体育健身的前五位原因依次为:增加体力活动(36.6%),消遣娱乐(23.7%),防病治病(14.5%),减肥(9.4%)、减轻压力及调节情绪(8.6%),而认为没必要进行体育健身的人数比例排在 15 个因素中的最后一位,仅为0.1%～0.2%。这些结果表明,绝大多数人有明确的体育健身目的,对体育健身提高健康水平的作用具有明确的认识。

(3)体育健身生活化的趋势更加明显　调查显示,在参加体育健身的人群中,每周参加体育健身活动 1 次及以上的人数达到了 78.1%,其中 76.7%的人已经坚持了 1 年以上,32.1%的人坚持了 5 年以上。随年龄增长,常年坚持体育健身活动的人数比例增加。城乡 60 岁以上人群,基本上半数以上的人坚持体育健身活动在 5 年以上。可以看出,体育健身已基本成为城乡居民日常生活中的一项内容,体育健身活动生活化趋势在我国局部地区已崭露头角,在老年人群中尤为突出。

(4)体育健身的方法既丰富多彩又相对集中　调查结果显示,城乡居民参加体育健身的方法在调查的 18 类大项中均有分布。其中,健步走(39.8%)、跑步(13.9%)、乒羽球等小球类项目(11%)和足篮球等大球类项目(8.2%)排在前四位。与以往的调查结果相比,选择健步走和跑步的人数比例有所下降,而选择骑自行车、游泳、街舞,以及各种球类项目的健身人数比例上升。由此可见,城乡居民参加体育健身的方法由原来过多集中在健身走和跑步上,已逐步转向骑自行车、游泳、街舞,以及各类球类活动等。体现了我国城乡居民参加体育健身项目丰富多彩,同时集中趋势依然明显。

(5)公共体育场所在体育健身活动中发挥着重要作用　调查结果显示,在"单位或小区的体育场所"健身的人数比例为 23.1%,在"公共体育场馆"健身的人数比例为 15.2%,在公路、街道边和在广场、场院的健身的人数比例均为 14%,在公园健身的为 12%,住宅小区空地健身的为 8.7%。这表明,城乡居民在参加体育健身时,公共体育场所(包含"单位或小区的体育场所"、"公共体育场馆")是首选场所。在选择其他健身场所时,城乡居民表现出不同的特点。乡村居民有 22.5%的选择在场院、20.6%的在路边进行健身,但在自家庭院体育健身的人数比例低于以往的调查结果,而更多地集中到了公共健身场所;城镇居民则比较均匀地分布在城市广场(10%)、住宅小区空地(9.2%)、路边(10.9%)和公园(16%)中。由此可见,农民健身工程和新农村建设为乡村居民的健身活动提供了极大的帮助,各种公共体育场所发挥着重要作用。此外,城镇居民在公园锻炼的人数比例明显高于以往的调查结果。本次调查结果还显示,大部分人(58.8%)选择距离 1000 米以内的体育健身场所进行健身活动,只有少数人,选择距离2000 米以上的健身场所,如,选择距离在 2km～3km 的健身场所占 8.3%、选择距离在 3km 以上的为 9.0%。城乡居民在选择体育健身场所时有差异,选择距离 3km 以上的健身场所的人中,城镇比例明显大于乡村,比例分别为 10.5%和 5.7%。

(6)社会体育指导员在大众科学健身中的作用有所提升　调查发现,在参加体育健身时,接受社会体育指导员指导的人数比例为 8.2%,明显高于以往调查结果,且乡村高于城镇(10%),特别是农村女性,在接受的各类体育健身指导中,接受社会体育指导员指导的比例最高,达 13.5%。说明各级社会体育指导员在基层全民健身活动中发挥的作用有所增强。

(7)城乡差异依然存在,但城乡差异明显缩小　调查结果显示,10 省市城乡居民在体育健身的意识、参与度、方法和健身场所等方面依然存在差距。但与以往的同类调查结果相比,城乡的差异明显缩小,城乡居民体育健身行为的趋同性明显。如,越来越多的乡村居民参加篮球、乒乓球等健身项目;越来越多的人从自家庭院走出,到公共健身场所进行健身,既提高了体育健身效果也增加了娱乐性,使人们更愿意经常参加体育健身活动。

(8)大众参加体育健身的制约因素依然存在 ①"无时间"依然是制约人们参加体育健身的首要因素。调查结果显示,无论是"经常锻炼"、"偶尔锻炼",还是"不锻炼"的人群,都认为"工作忙、家务忙无时间"是影响其参加体育健身活动的主要障碍,三类人群的比例分别是39.2%、44.1%和51%。由此可见,无时间锻炼而影响参加体育健身活动的趋势并未改变。不同体育健身参与度的人群,在参加体育健身时面临的障碍因素也不尽相同。在"不锻炼"人群中,除了因工作和家务"没时间"外,"无兴趣"和"惰性"分别位列第二和第三。而"经常锻炼"的人认为,因"工作和家务"没时间健身不是主要因素,是处于第二位的因素。由此可见,提高大众的体育健身意识、激发其兴趣,是提高体育健身活动参与度的重要内容。②调查表明,群众对于体育健身场地设施的需求依然较大。有6.7%的人提出"缺乏场地设施"是影响其健身活动的障碍,其中,"经常锻炼"的人对场地设施的需求较高,在"经常锻炼"的人中,提出场地设施影响健身的有9.6%,而"偶尔锻炼"和"不锻炼"人群这一比例分别为7.4%和5.2%。③在经常参加体育健身活动的人群中,有半数以上(52.7%)的人目前参加的体育健身项目与自己想参加的体育项目一致。而在与目前参与的体育健身项目不一致者中,提出的想参加的项目表现出对场地设施要求高、运动技术专业化程度高的特点,如,排在前三位的分别为游泳(19.3%)、乒乓球、羽毛球等小球类项目(17.5%)和健身走(12.1%)。

(9)城乡居民体质特征 ①身体形态继续保持增长趋势,城镇人群体重增长明显。城乡男女均以20~24岁年龄人群最高,身高平均数分别为城镇男性172.2cm、乡村男性170.6cm、城镇女性159.9cm和乡村女性158.5cm。城乡男女性的身高均表现出随年龄增大,身高平均数呈现降低趋势。如,城镇男性65~69岁年龄组的身高平均数是165.9cm,较20~24岁年龄组低6.3cm。与以往数据比较显示,城镇男、女20~34岁年龄阶段的身高有所增长,乡村人群基本没有变化。与2010年的数据比较,总体体重平均增长1.12kg,其中,20~39岁年龄段城镇人群体重增长1.92kg,乡村人群体重增长1.21kg;其他年龄段人群变化不明显。与此同时,城镇和乡村各年龄组人群腰围、臀围有所增加,增加范围分别为0.22cm~3.30cm和0.34cm~3.06cm,城镇青年男性与中青年女性增加尤为明显。体重超重、肥胖人数比例分别为34.4%和12.7%;城镇人群的肥胖率大于乡村,但超重率相同。各年龄段人群的肥胖率分别是20~39岁人群为11.1%,40~59岁的人群为14.4%,60岁以上的为13.5%。②身体机能、素质水平基本持平,但有下降趋势。从反映人体机能水平的台阶指数和肺活量来看,本次调查与2010年的数据相比,台阶指数无明显变化。肺活量指标,除40~59岁城镇男性的平均数下降幅度较大外(155ml),其他均在正常范围内。反映人体运动素质的坐位体前屈、握力、背力、纵跳、选择反应时等指标与2010年相比基本保持一致。但闭眼单脚站立指标平均数有所下降,其中城镇20~39岁年龄段人群下降明显。③经常参加体育健身人群的体质水平高。调查结果显示,与不参加体育健身的人群相比,参加体育健身人群的体质水平较高。在经常参加体育健身人群中,有16.5%的人达到体质综合评价优秀级水平,偶尔参加体育健身的人群中有13.4%的人达到优秀等级,而不参加体育健身的人群中仅有7.1%的人达到优秀等级。不参加体育健身人群的不合格率明显高于经常参加体育健身的人群。④城镇人群体质状况好于乡村。数据显示,城镇居民体质综合评价达到合格以上的人数比例为87.6%,其中,优秀等级为13%,良好等级25.4%,合格等级49.2%;乡村居民达到合格以上的人数比例为83.6%、优秀等级 8.0%、良好等级 21.3%、合格等级 54.9%。城镇居民的各等级水平都好于乡村居民。

3.4.3　国内医疗卫生资源相关研究结果

医疗卫生资源是慢性病有效防治的技术载体和基本保障,医疗卫生资源布局是否合理、结构是否科学直接关系慢性病防控策略的实际成效。我们对 2002 年至 2011 年 10 年间我国医疗资源、医疗服务等情况进行了分析研究,结合现阶段相关政策,提出了建议与对策,以及对未来医改和慢性病防控工作提供有益借鉴。

(1)2002 年至 2011 年全国医疗资源变化情况　从表 3-37 可以看出,2002 年全国登记注册的医疗机构(不含村卫生室)29.7 万,到 2006 年最多时为 30 万,到 2011 年为 29.1 万,总体数量变化不大,10 年累计减少 2%,年均减幅 0.2%。10 年来,医院总数由 2002 年的 17844 所增加到 2011 年的 21979 所,增加 4135 所,增幅 23.2%。其中:二级医院由 2005 年 5156 所增加到 2011 年的 6468 所,增加 1312 所,增幅 25.4%;三级医院由 2005 年的 946 所增加到 2011 年的 1399 所,增加 453 所,增幅 47.9%;三甲医院由 2005 年的 594 所增加到 2011 年的 881 所,增加 287 所,增幅 48.3%(彩图 9)。2005 年至 2011 年医院累计增加 3276 所,其中二级及以上医院占 62.6%。医疗机构总体床位由 2002 年的 311.3 万张增加到 2011 年的 516 万张,增加 204.7 张,增幅 65.8%。其中:医院床位由 2002 年 222.2 万张增加到 2011 年的 370.5 万张,增加 148.3 万张,增幅 66.7%;全国执业或助理执业医师由 2002 年的 184.4 万增加到 2011 年的 246.6 万,10 年增加执业或助理执业医师 62.2 万,增幅 33.7%;注册护士由 2002 年 124.7 万增加到 2011 年的 224.4 万,10 年增加注册护士 99.7 万,增幅 80%。

表 3-37　2002 年至 2011 年全国医疗资源相关情况

医疗数据	年　份									
	2002	2003	2004	2005	2006	2007	2008	2009	2010	2011
注册医疗机构(不含村卫生室)总数(万个)	29.7	28.3	28.8	29.0	30	29.0	26.9	27.4	28.9	29.1
其中:医院数(个)	17844	17764	18396	18703	19246	19847	19712	20291	20918	21979
医院中:三级(个)	—	—	—	946	1045	1182	1192	1233	1284	1399
三甲(个)	—	—	—	594	647	704	722	765	813	881
二级(个)	—	—	—	5156	5151	6608	6780	6523	6472	6468
总床位数(万张)	311.3	314.4	325.1	335.1	349.6	370.1	403.6	441.6	478.7	516
其中:医院床位数(万张)	222.2	227	236.4	244.6	256	267.5	288.3	312.1	338.7	370.5
医院床位所占比例(%)	71.4	72.2	72.7	73	73.2	72.3	71.4	70.7	70.8	71.8
卫生人员总数(万人)	523.8	527.5	535.4	542.7	562	590.4	616.9	784.4	820.8	861.6
其中:执业或助理医师(万人)	184.4	186.8	190.5	193.8	199.5	201.3	208.2	220.5	241.3	246.6
注册护士(万人)	124.7	126.6	130.8	135	142.6	142.6	165.3	184.1	204.8	224.4
千人执业医(人)	1.47	1.48	1.5	1.51	1.55	1.56	1.57	1.75	1.79	1.82
千人注册护士(人)	1	1	1.03	1.05	1.11	1.17	1.25	1.39	1.52	1.66
千人床位数(张)	2.32	2.34	2.4	2.45	2.53	2.63	2.83	3.31	3.56	3.81

备注:1. 以上数据来源卫生部统计信息中心 2002 年至 2011 年我国卫生事业发展统计公报。

(2)2002 年至 2011 年全国医疗服务变化情况　表 3－38 显示,全国医疗机构总诊疗人次数由 2002 年 21.5 亿次增加到 2011 年的 62.7 亿次,10 年增加了 41.2 亿次,累计增幅 191.6%,年均增幅 19.2%;其中:2009 年全国总诊疗人次增幅最高(55.44%);全国居民年平均诊疗次数与总诊疗人次增幅趋势基本吻合(彩图 10);从表 3－38 可以看出,2002 年至 2011 年,我国年住院人次逐年增加,由 2002 年的年 5591 万人次增加到 2011 年的年 15298 万人次,10 年增加 9707 万人次,增幅 173.6%,年均增幅 17.4%;其中 2007 年增幅最高(24.31%)(彩图 11)。同时,全国年每百位居民住院指标也呈较快增加态势,由 2002 年的 4.78 人增加到 2011 年的 11.3 人,增幅与年住院总人次增幅基本吻合。

表 3－38　2002 年至 2011 年全国医疗服务相关数据统计表

全国医疗服务相关数据	年　份									
	2002	2003	2004	2005	2006	2007	2008	2009	2010	2011
医疗机构年总诊疗人次(亿次)	21.5	20.96	22.03	23.05	24.46	28.42	35.32	54.9	58.4	62.7
年增幅(%)	3	−2.51	5.10	4.63	6.12	16.19	24.28	55.44	6.38	7.36
全国居民年平均诊疗次数(次)	1.7	1.7	1.7	1.8	1.9	2.2	2.7	4.2	4.34	4.63
年增幅(%)	0	0.00	0.00	5.88	5.56	15.79	22.73	55.56	3.33	6.68
年住院总人次(万次)	5991	6092	6669	7184	7906	9828	11483	13250	14174	15298
年增幅(%)	9.6	1.69	9.47	7.72	10.05	24.31	16.84	15.39	6.97	7.93
全国居民年住院率(%)	4.78	4.83	5.26	5.61	6.14	7.54	8.7	9.9	10.5	11.3
年增幅(%)	8.9	1.05	8.90	6.65	9.45	22.80	15.38	13.79	6.06	7.62

备注:以上数据来源卫生部统计信息中心历年我国卫生事业发展统计公报。

(3)结论　①由于影响居民医疗服务需要增加的因素依然存在,未来居民医疗服务需要仍然会持续增加;建议加强慢性非传染性疾病等重大疾病预防控制工作,减少或控制居民客观上医疗服务需求;②医疗资源需要继续扩大,重点应放在"调结构、保质量、提效率"上来。新增医疗资源在层级上应该放在县及以下,在结构上应将重点放在老年人养老医疗一体机构、慢性病专门防治机构等;③加强对医院考核与监管,保证医疗质量,提高医疗资源使用效率;④要充分挖掘基层医疗卫生资源潜力,通过保障投入、完善激励机制等措施,使基层真正强起来,有较强能力履行城乡居民健康"守门人"职责。

3.4.4　我国乡镇卫生院相关研究结果

1. 卫生院医疗资源相关情况

从表 3－39 可以看出,2002 年至 2011 年,全国卫生院机构总数持续减少(主要是撤乡并镇或城镇化中卫生院转型为社区卫生服务机构),但床位数总体呈增加趋势,2011 年与 2002

年相比床位增加 34.1 万张(49.78%)。卫生院床位数占医疗机构总床位数比例变化不明显,说明 10 年来中国医疗机构床位数总体增长较快。10 年来中国卫生院卫生人员总数总体有所增长,2011 年与 2002 年相比增长 9.5%,但医师总数在减少,2011 年与 2002 年相比医师减少 0.7 万(-1.68%)。10 年来全国卫生院医师总数基本保持在 40 万左右,但床位数增长较快,平均每张床位医师数逐年递减,2011 年与 2002 年相比减少比例为 34.4%,具体见彩图 12。

表 3-39　2002 年至 2011 年中国乡镇卫生院医疗资源相关数据统计表

乡镇卫生医疗资源	年份									
	2002	2003	2004	2005	2006	2007	2008	2009	2010	2011
机构总数(万个)	4.6	4.5	4.2	4.1	4.0	4.0	3.9	3.8	3.8	3.7
床位数(万张)	68.5	68.6	68.2	67.8	71.0	76.3	84.7	93.3	99.4	102.6
床位增长比例(%)	-8.24	0.15	-0.58	-0.59	4.72	7.46	11.01	10.15	6.54	3.22
占医疗机构总床位数比例(%)	22.0	21.8	21.0	20.5	20.3	20.6	21.4	21.7	21.8	20.8
卫生人员总数(万人)	106.5	105.7	102.7	101.2	100.0	103.3	107.5	113.1	115.1	116.6
其中:执业和助理医师(万人)	41.6	41.3	40.3	39.9	39.3	39.6	40.5	41.9	42.3	40.9
医师增长比例(%)	-24.83	-0.73	-2.48	-1.00	-1.53	0.76	2.22	3.34	0.95	-3.42
平均每张床位医师数	0.61	0.60	0.59	0.59	0.55	0.52	0.48	0.45	0.43	0.40

备注:以上数据来源卫生部统计信息中心 2002 年至 2011 年中国卫生事业发展统计公报及统计年鉴。

2. 卫生院医疗服务利用相关情况

表 3-40 显示,2002 年至 2011 年全国卫生院总诊疗人次总体呈增加趋势,2011 年比 2002 年增加 1.3 亿次(17.8%),但 2010 年、2011 年与上年度相比呈下降趋势,具体见彩图 13;10 年来全国卫生院入院人数总体也呈增加态势,2011 年比 2002 年增加 1795 万人次(108.52%),但 2010 年、2011 年与上年度相比也呈下降趋势,具体见彩图 14;2002 年至 2011 年全国卫生院总诊疗人次占医疗机构诊疗人次的比例逐年下降,入院人次占医疗机构入院总人次的比例 2002 年至 2005 年呈下降趋势,2006 年至 2009 年呈增加趋势,2010 年、2011 年与上年度相比又开始下降。

表 3-40　2002 年至 2011 年我国乡镇卫生院医疗服务相关数据统计表

乡镇卫生医疗服务	年份									
	2002	2003	2004	2005	2006	2007	2008	2009	2010	2011
诊疗总人次(亿次)	7.3	6.9	6.8	6.9	7.0	7.87	8.3	8.8	8.7	8.6
增长比例(%)	-12.78	-5.48	-1.45	1.47	1.45	12.43	5.46	6.02	-1.14	-1.15
占医疗机构诊疗人次比例(%)	34.0	32.9	31.9	30.3	29.6	27.7	24.4	16.8	14.9	13.7
入院总人次(万次)	1654	1626	1599	1622	1858	2699	3313	3808	3630	3449

续表

乡镇卫生医疗服务	年　份									
	2002	2003	2004	2005	2006	2007	2008	2009	2010	2011
增长比例(%)	−2.99	−1.69	−1.66	1.44	14.55	45.26	22.75	14.94	−4.67	−4.99
占医疗机构入院人次比例(%)	27.6	26.7	24.3	22.8	23.5	27.5	29.2	29.2	25.6	22.5
病床使用率(%)	34.8	36.2	37.1	37.7	39.4	48.5	55.8	60.7	59.0	58.1
出院者平均住院日(天)	4.0	4.2	4.5	4.7	4.6	4.8	4.4	4.8	5.2	5.6

备注:以上数据来源卫生部统计信息中心历年我国卫生事业发展统计公报。

3. 分析与建议

(1)讨论分析　乡镇卫生院床位数增加的主要原因可能与居民基本医疗服务需求增加和新农合制度实施有关。孙晓筠等研究认为,新农合制度的推广促使病源从大医院流向基层医院[40]。刘国琴等研究表明,新农合的实施推动了乡镇卫生院的发展[41]。黄宵等研究发现,新农合报销比例向基层倾斜也是影响乡镇卫生院医疗服务利用提高的主要因素之一[42]。但乡镇卫生院的床位使用率并不高(表3-40总体低于61%),且出院患者平均住院日总体呈延长态势。马桂峰等研究显示,新农合实施后,乡镇卫生院业务量等大幅增加,但总体效率变化不明显[43]。同时,乡镇卫生院专业技术人员特别是医师不足成为了卫生院进一步发展的瓶颈因素,许多研究也表明,我国农村卫生人力资源存在着数量不足、素质不高、结构不合理及配置不平衡等问题[44,45]。从理论上分析,在新农合保障水平不断提高、农村居民经济条件不断改善、居民患病率上升、人口总量增加及人口老龄化等综合因素的影响下,乡镇卫生院医疗服务总量应该持续较快增加。但从实际统计数据来看(表3-40),情况并非如此。特别值得引起注意的是:2010年、2011年全国乡镇卫生院诊疗总人次和入院总人次连续两年均呈下降趋势。袁敏等研究认为,乡镇卫生院承担基本医疗服务的能力依然不足[46]。应亚珍指出,在其余各类医疗机构出院人数均有所增加的情况下,乡镇卫生院服务量下降值得重视[47]。刘庭芳针对基层医改衍生出的医疗服务量下降也呼吁各界引起重视[48]。

(2)对策建议　《国务院关于印发"十二五"期间深化医药卫生体制改革规划暨实施方案的通知》(国发〔2012〕11号)指出,"十二五"期间医改要坚持"保基本、强基层、建机制"的基本原则。乡镇卫生院作为农村三级网的"枢纽",在为群众提供安全、有效、方便、价廉的基本医疗和基本公共卫生服务方面具有十分重要的作用。结合以上分析,主要建议如下:①卫生院专业技术人员匮乏已成为影响基层提高基本公共卫生和基本医疗服务水平的重要因素,政府应加大对农业人口较多的贫困地区乡镇卫生院投入,特别是要制定有效政策,尽管改变农村卫生人才缺乏问题;②要区别地区差异、人口社会经济特征差异等,制定差异化补偿政策,中央应对西部地区给予适当倾斜,最大限度提高卫生院运行绩效;③要正视基本药物制度实施对卫生院运行情况的影响,要采取有效措施落实对卫生院各项投入与补偿。贾金忠等研究发现基本药物制度的实施对乡镇卫生院的平稳运行有影响[49]。李凯等研究指出,基本药物制度实施并没有吸引更多的农村患者选择到乡镇卫生院就诊,反而造成了卫生院服务量的下降[50]。孙强等研究也发现,实施基本药物制度后安徽省三县乡镇卫生院的门诊/住院人次数有较大幅度下降[51]。尹爱田等研究认为,财政补助到位是基层卫生机构推行基本药物制度的保证[52]。钟要红等研究指出,应加大对卫生院公共卫生服务经费投入,建立科学长效补偿机制[53]。刘海英等研究认为,农村地区公共卫生资源投入产出规模无效主要由要素投入不足所导致[54];④在落实政府投入的前提下,在卫生院内部运行和管理上应引入激励机制。徐杰指出,如何在政府行为与市场机制这两端之间寻找一个适宜的融合点,是构建乡镇卫生院稳定的财政补偿机制的艰难探索[55]。卫生院补偿机制绝非等同于政府直接投入,政府需要落实经常性投入,卫生院也应该通过提供优质服务获得市场收入,究竟政府投入与市场收入比例多大,需要进行成本核算与严格监管。

3.5 国外研究结果

3.5.1 国外慢性病研究结果

1. 金砖国家情况

2001年美国高盛公司首次提出"金砖四国"概念,2010年南非正式加入金砖国家合作机制,"金砖四国"变成"金砖五国"并更名为金砖国家(BRICS)[56]。由于金砖国家在经济社会发展等方面具有许多相似之处,比较分析金砖五国慢性非传染性疾病相关情况,希望能为我国慢性病防控工作提供有益借鉴。

(1)基本情况 表3-41显示,金砖国家中,我国人口最多,人均GDP较低(位列第四),出生期望寿命较高,15岁至60岁男/女死亡我国最低,说明我国居民健康水平在金砖五国中较高。但人均卫生总支出和卫生总支出占GDP比例较低,说明未来我国需要继续加大卫生投入。

表3-41 金砖五国卫生基本情况

卫生基本情况	中国	俄罗斯	巴西	印度	南非
人口总数(亿)	13.90	1.43	1.99	12.40	0.52
人均国民总收入(PPP国际美元)	8390	20560	11420	3590	10710
男/女出生期望寿命(岁)	74/77	63/75	71/78	64/67	57/60
5岁以下儿童死亡率(每1000活产儿)	15	12	16	61	47
15岁至60岁男/女死亡率(每1000人)	112/81	351/131	202/100	247/159	474/407
人均卫生总支出(PPP国际美元,2011年)	432	1316	1043	141	942
卫生总支出占国内生产总值的百分比(2011年)	5.2	6.2	8.9	3.9	8.5

资料来源:世界卫生组织国家概况,除非另外指出,否则数字为2009年数字。

(2)慢性病死亡率 表3-42显示,慢性病总体死亡我国最高,印度其次,南非最低;60岁以下劳动力死亡中,因慢性病死亡所占比例男性南非最高、中国最低,女性印度最高、俄罗斯最低。年龄标化后,所有慢性病死亡中男性死亡率最高为俄罗斯,女性最高是印度;恶性肿瘤死亡率男性、女性均为南非最高;慢性呼吸系统疾病死亡率最高为印度,心血管和糖尿病死亡率最高为俄罗斯。

表 3-42　金砖五国慢性病死亡率

慢性病死亡率	中国		俄罗斯		巴西		印度		南非	
	男性	女性	男性	女性	男性	女性	男性	女性	男性	女性
慢性病总死亡数(万)	432.33	367.55	82.79	89.04	47.40	41.99	296.76	227.38	9.24	9.81
60岁以下慢性病死亡比例(%)	22.8	17.4	33.5	13.1	32.2	25.4	38.0	32.1	39.7	28.7
年龄标准化死亡率(1/10万)										
所有慢性病	665.2	495.2	1108.6	561.8	614.0	428.1	781.7	571.0	733.7	555.2
恶性肿瘤	182.3	105.0	193.7	89.5	136.3	94.7	78.8	71.8	207.2	123.9
慢性呼吸系统疾病	118.4	88.7	40.9	8.8	53.6	32.4	178.4	125.5	86.6	44.5
心血管疾病和糖尿病	311.5	259.6	771.7	414.3	304.2	226.4	386.3	283.0	327.9	315.2

资料来源:世界卫生组织的慢性病国家概况,2008年数据。

(3)死因构成　从表3-43看,分国别,我国死因构成前三位依次为心血管疾病、恶性肿瘤及呼吸系统疾病;俄罗斯依次为心血管疾病、恶性肿瘤及损伤;巴西依次为心血管疾病、恶性肿瘤、传染性疾病和孕产妇、围产儿条件和营养性疾病、其他慢性病;印度依次为传染性疾病和孕产妇、围产儿条件和营养性疾病、心血管疾病及呼吸系统疾病;南非依次为传染性疾病和孕产妇、围产儿条件和营养性疾病、心血管疾病及恶性肿瘤。分死因看,心血管疾病死因比例最高为俄罗斯,我国此次;恶性肿瘤我国最高,巴西其次;呼吸系统疾病我国最高,印度其次;损伤俄罗斯和巴西最高,我国和印度其次;传染病、孕产妇、围产儿条件和营养性疾病南非最高,印度其次;其他慢性病巴西最高,印度其次;糖尿病巴西最高,南非其次,我国和印度位列第三。

表 3-43　金砖五国死因构成比例(%)

死因构成比例(%)	中国	俄罗斯	巴西	印度	南非
心血管疾病	38	62	33	24	11
恶性肿瘤	21	13	16	6	7
呼吸系统疾病	15	2	6	11	3
损伤	10	12	12	10	5
传染病、孕产妇、围产儿的条件和营养性疾病	7	5	14	37	67
其他慢性病	7	6	14	10	4
糖尿病	2	0	5	2	3
合计	100	100	100	100	100

资料来源:世界卫生组织的慢性病国家概况,2008年数据。

(4)危险因素　表3-44显示,吸烟率男性中俄罗斯和我国较高,女性中俄罗斯和巴西较高;南非、巴西缺乏体力活动较严重。俄罗斯男、女血压升高率均最高,南非其次;血糖升高率由高到低依次为南非、印度、巴西、中国;超重率和肥胖率由高到低依次均为南非、俄罗斯、巴西、中国、印度;高胆固醇率由高到低依次为俄罗斯、巴西、中国、南非、印度。

表 3 - 44　金砖五国慢性病危险因素

国家	性别	吸烟(%)	缺乏体力活动(%)	血压升高	血糖升高	超重	肥胖	高胆固醇
中国	男性	49.3	29.3	40.1	9.5	25.5	4.7	31.8
	女性	2.1	32.0	36.2	9.3	25.4	6.7	35.3
	总体	26.3	30.6	38.2	9.4	25.4	5.7	33.5
俄罗斯	男性	65.5	22.9	46.6	—	56.2	18.6	47.8
	女性	19.7	22.4	48.4	—	62.8	32.9	56.4
	总体	40.5	22.6	47.6	—	59.8	26.5	52.6
巴西	男性	17.3	46.0	45.0	9.7	52.4	16.0	43.0
	女性	11.0	51.1	35.5	9.6	51.0	21.4	42.6
	总体	14.1	48.6	40.0	9.7	51.7	18.8	42.8
印度	男性	25.1	10.8	33.2	10.0	9.9	1.3	25.8
	女性	2.0	17.3	31.7	10.0	12.2	2.4	28.3
	总体	13.9	14.0	32.5	10.0	11.0	1.9	27.1
南非	男性	21.2	46.4	43.1	10.3	58.5	21.0	31.3
	女性	7.0	55.7	41.4	11.0	71.8	41.0	36.5
	总体	14.0	51.1	42.2	10.6	65.4	31.3	34.0

资料来源:世界卫生组织的慢性病国家概况,2008 年数据。

(5)启示与建议　应将慢性病综合防控工作纳入各级政府国民经济社会发展总体规划,加强领导,加大投入,尽快遏制或降低慢性病对居民健康的危害;应将慢性病综合防控与新医改有关工作紧密结合,优化医疗卫生资源布局,为综合防控措施的落实提供坚实资源保障;积极学习和借鉴国外先进经验,立足国情,探索适合我国实际有效防控策略。

2. 发达五国情况

(1)基本情况　表 3 - 45 显示,发达五国中,美国人口、人均 GDP、人均卫生总支出及卫生总支出占国内生产总值的百分比均最多或最高,但其 5 岁以下儿童死亡率(每 1000 活产儿)和 15 岁至 60 岁男性死亡(每 1000 人)相比较高,说明美国卫生投入的绩效有待提升。与发达五国相比,中国人口多,人均 GDP、人均卫生总支出及卫生总支出占国内生产总值的百分比均明显低于发达国家,居民健康水平指标也相对较低。正如陈先奎认为那样,除资源国以外的绝大多数工业化国家,人均 GDP 比较客观地反映了一定国家社会发展水平和发展程度[57]。

表 3 - 45　中国与发达五国卫生基本情况

卫生基本情况	中国	美国	日本	德国	法国	英国
人口总数(亿)	13.90	3.18	1.27	0.83	0.64	0.63
人均国民总收入(PPP 国际美元)	8390	48820	35330	40230	35910	36010
男/女出生期望寿命(岁)	74/77	76/81	79/86	78/83	78/85	79/82
5 岁以下儿童死亡率(每 1000 活产儿)	15	8	3	4	4	5
15 岁至 60 岁男/女死亡率(每 1000 人)	112/81	131/77	84/46	96/51	113/53	91/57
人均卫生总支出(PPP 国际美元,2011 年)	432	8608	3174	4371	4086	3322
卫生总支出占国内生产总值的百分比(2011 年)	5.2	17.9	9.3	11.1	11.6	9.3

资料来源:世界卫生组织国家概况,除非另外指出,否则数字为 2009 年数字。

(2)慢性病死亡率　从表3－46看,发达五国中,美国慢性病总死亡数最高,年龄标化后,美国男性慢性病死亡率最高,德国女性慢性病死亡率最高;恶性肿瘤男性死亡率最高为法国,女性为英国;慢性呼吸系统疾病死亡率男性最高为英国,女性为美国;心血管疾病和糖尿病死亡率男性、女性最高均为德国。与发达五国相比,中国慢性病死亡率较高,特别是慢性呼吸系统疾病、心血管疾病和糖尿病死亡率。

表3－46　中国与发达五国慢性病死亡率比较

	中国		美国		日本		德国		法国		英国	
	男性	女性	男性	女性	男性	女性	男性	女性	男性	女性	男性	女性
慢性病总死亡数(万)	432.33	367.55	105.50	115.05	47.32	43.55	35.16	40.90	23.34	22.10	24.43	27.41
60岁以下慢性病死亡比(%)	22.8	17.4	19.2	12.1	11.6	7.0	14.5	7.0	17.0	9.3	13.1	8.2
年龄标准化死亡率(1/10万)												
所有慢性病	665.2	495.2	458.2	325.7	336.7	178.1	351.6	409.0	419.0	224.8	440.6	309.3
恶性肿瘤	182.3	105.0	141.4	103.7	150.5	76.6	155.7	99.1	183.4	93.7	154.8	114.5
慢性呼吸系统疾病	118.4	88.7	38.0	27.8	22.5	8.0	24.2	10.9	18.8	7.4	38.7	26.5
心血管疾病和糖尿病	311.5	259.6	190.5	122.0	118.1	65.0	206.6	133.7	128.3	69.2	165.7	101.7

资料来源:世界卫生组织的慢性病国家概况,2008年数据。

(3)死因构成　从表3－47看,发达国家死因构成中:心血管疾病(CVD)、恶性肿瘤和其他慢性病占死因构成比例较大,平均在80%以上;与发达五国相比,中国呼吸系统疾病、损伤死因构成比例较高,恶性肿瘤、其他慢性病较低,但慢性病占死因构成比例较高(81%)。

表3－47　中国与发达五国死因构成比例(%)

死因构成	中国	美国	日本	德国	法国	英国
心血管疾病	38	35	32	45	30	34
恶性肿瘤	21	23	31	26	31	27
呼吸系统疾病	15	7	5	4	4	8
损伤	10	7	6	4	7	4
传染病、孕产妇、围产儿的条件和营养性疾病	7	6	14	5	6	8
其他慢性病	7	19	11	13	20	18
糖尿病	2	3	1	3	2	1
合计	100	100	100	100	100	100

资料来源:世界卫生组织的慢性病国家概况,2008年数据。

(4)危险因素　表3－48显示,发达五国中法国吸烟率最高,英国人相对最缺乏体力活动,德国血压升高率、高胆固醇率最高,美国血糖升高率、超重及肥胖率均最高。与发达五国相比,中国吸烟率较高。

表 3－48　中国与发达五国慢性病危险因素(%)

国家	性别	吸烟	缺乏体力活动	血压升高	血糖升高	超重	肥胖	高胆固醇
中国	男性	49.3	29.3	40.1	9.5	25.5	4.7	31.8
	女性	2.1	32.0	36.2	9.3	25.4	6.7	35.3
	总体	26.3	30.6	38.2	9.4	25.4	5.7	33.5
美国	男性	18.6	35.5	34.8	13.8	73.5	31.1	53.3
	女性	12.7	50.6	32.8	10.9	68.2	34.8	56.9
	总体	15.6	43.2	33.8	12.3	70.8	33.0	55.2
日本	男性	36.6	64.4	47.1	8.9	30.1	5.8	57.0
	女性	8.7	66.1	41.0	6.7	19.2	4.4	58.5
	总体	22.2	65.3	43.9	7.7	24.4	5.0	57.8
德国	男性	28.3	29.7	49.8	11.9	66.8	25.9	72.2
	女性	18.6	31.1	44.8	9.5	54.5	24.4	67.4
	总体	23.3	30.4	47.2	10.6	60.5	25.1	69.7
法国	男性	27.4	29.1	47.5	8.2	56.4	19.1	64.9
	女性	20.1	36.5	38.4	5.5	45.4	17.4	65.5
	总体	23.6	33.0	42.7	6.8	50.7	18.2	65.2
英国	男性	18.5	61.1	46.4	9.2	67.7	26.0	65.6
	女性	16.2	71.6	40.8	7.6	60.8	27.7	65.7
	总体	17.3	66.5	43.5	8.3	64.2	26.9	65.6

资料来源:WHO 的慢性病国家概况,2008 年数据。

　　(5)启示与建议　与发达国家慢性病防控形势相比,我国慢性病防控形势不容乐观,需要政府高度重视,加大投入,优化医疗卫生资源结构,采取综合性防控措施,予以积极预防控制,以确保新医改目标的实现,有效提高城乡居民健康水平。

3.5.2　国外医疗卫生资源与费用研究结果

1. 金砖五国相关情况。

　　(1)医疗卫生资源情况　从表 3－49 可以看出,金砖五国中人均医师水平俄罗斯最高(43.1/万人),巴西其次(17.6/万人),中国位居第三(14.6/每万人),印度最低(6.5/每万人);金砖四国中人均护理和助产人员水平也是俄罗斯最高(85.2/每万人),巴西其次(64.2/每万人),中国位居金砖四国第三(15.1/每万人),印度最低(10.0/每万人);金砖四国中人均医院床位数俄罗斯最高(97.0/每万人),中国位居第二(39.0/每万人),巴西第三(23.0/每万人),印度最低(9.0/每万人);金砖五国中人均精神科床位数俄罗斯最高(11.1/每万人),南非第二,巴西第三,中国较低,印度最低。

表 3 - 49　金砖国家医疗资源相关情况

医疗资源	中国	俄罗斯	印度	巴西	南非
2012 年总人口(亿)	13.51	1.44	12.37	1.98	0.51
2012 年 65 岁及以上人口占总人口比重(%)	9	13	5	7	5
每万人医师密度(2005—2012 年)	14.6	43.1	6.5	17.6	7.6
每万人护理和助产人员密度(2005—2012 年)	15.1	85.2	10.0	64.2	—
每万人医院床位(2005—2012 年)	39.0	97.0	9.0	23.0	20
每万人精神科床位(2005—2010 年)	1.4	11.1	0.2	1.9	2.2

数据来源:根据 2013 年世界卫生统计(报告)和金砖国家联合统计手册(2013)整理。

　　(2)卫生费用情况　表 3 - 50 显示,按照现价计算,2010 年与 2000 年相比:中国 GDP 总量一直位居金砖五国之首,但俄罗斯增速最快;人均 GDP 巴西最高,俄罗斯其次,中国较低,位列第四,但中国增速位列第二;卫生总费用中国一直位居第一,且增速也是第一;人均卫生费用 2000 年时南非最高,2010 年俄罗斯最高,中国一直处于较低水平,列金砖五国第四,但人均卫生费用增速中国最快,俄罗斯其次,巴西第三;卫生总费用占 GDP 比重中国较低,位居第四,增速也位列第四;政府卫生总支出占卫生总费用比重 2000 年中国位居第四,2010 年跃居第二,累计增加了 16 个百分点,远高于金砖其他国家;政府卫生支出占政府总支出比重一直位居第二,增速位列第三,巴西增速最高(6.6 个百分点),南非第二(1.5 个百分点)。

表 3 - 50　金砖国家卫生费用相关情况

卫生费用	年份	中国	俄罗斯	印度	巴西	南非
GDP(现价亿美元)	2000	11984	2597	4678	6447	1329
	2010	59305	15249	17109	21430	3632
人均 GDP(现价美元)	2000	949	1775	455	3694	3020
	2010	4433	10710	1419	10978	7266
卫生总费用(亿美元)	2000	1364	539	677	880	238
	2010	4991	1742	1520	1968	458
(按平均汇率计算)人均卫生费用(美元)	2000	108	369	65	503	540
	2010	373	1227	126	1009	915
卫生总费用占 GDP 比重(%)	2000	4.6	5.4	4.3	7.2	8.1
	2010	5.0	6.5	3.7	9.0	8.7
政府卫生总支出占卫生总费用比重(%)	2000	38.3	59.9	26.0	40.3	42.3
	2010	54.3	58.7	28.2	47.0	46.6
私人卫生支出占卫生总费用比重(%)	2000	61.7	40.1	74.0	59.7	57.7
	2010	45.7	41.3	71.8	53.0	53.4
政府卫生支出占政府总支出比重(%)	2000	10.9	12.7	7.4	4.1	10.9
	2010	12.1	9.7	6.8	10.7	12..4

资料来源:1.DGP、人均 GDP 来源世界银行数据相应指标;2.其余数据根据 2013 年世界卫生统计(报告)整理。

2. 部分发达国家相关情况

（1）医疗资源情况　表 3-51 显示，在七个发达国家中，美国人口最多，占发达七国总人口的 42.28%，日本老龄化程度最高（31%），加拿大人均 GDP 最高（50436 美元），意大利医师密度最高（38 人/万人），德国护理和助产人员密度最高（113.8 人/万人），日本人均医院床位数密度最高（137 张/万人）。与发达七国相比，我国人口最多，老龄化程度、人均 GDP、每万人医师密度、每万人护理和助产人员均最低，这可能与我国经济社会发展总体水平有关。但是，我国每万人医院床位数密度并不低，甚至高于发达国家中美国、英国、意大利及加拿大的每万人医院床位数密度。

表 3-51　中国与部分发达国家医疗资源相关指标

国家	总人口（亿）	60 岁以上人口比例（%）	人均 GDP（美元）	医师密度（每万人）	护理和助产人员密度（每万人）	医院床位数密度（每万人）
中　国	13.54	13.0	5432	14.6	15.1	39.0
美　国	3.15	19.0	49922	24.2	98.2	30.0
日　本	1.28	31.0	46895	21.4	41.4	137.0
德　国	0.80	26.0	41168	36.9	113.8	82.0
法　国	0.64	23.0	40009	33.8	93.0	66.0
英　国	0.62	23.0	38891	27.7	94.7	30.0
意大利	0.61	27.0	36267	38.0	—	35.0
加拿大	0.35	20.0	50436	20.7	104.3	32.0

资料来源：根据 2013 年世界卫生统计报告整理。

（2）卫生费用情况　表 3-52 显示，发达国家中，美国 GDP 总量、卫生总费用、人均卫生费用远高于其他国家；2011 年与 2000 年相比，发达七国中卫生总费用占 GDP 的比重按增幅前三位的国家依次为：英国 37.14%、美国 31.34%、加拿大 29.55%；政府卫生支出占卫生总费用的比重除美国外，其余 6 个发达国家均在 70% 以上；2011 年与 2000 年相比，政府卫生支出占政府总支出的比重增幅前三位国家低依次为：加拿大 21.19%、美国 16.37%。与发达七国相比，我国 GDP 总量位居世界第二，但仅占排名第一美国的 48.35%，人均 GDP 与发达七国差距较大；卫生总费用低于美国、日本、德国，高于法国、英国、意大利及加拿大；人均卫生费用远低于发达七国，卫生总费用占 GDP 比重低于发达七国；2011 年，政府卫生支出占总卫生费用比重仅高于美国远低于其他发达六国，私人卫生支出占卫生总费用比重低于美国远高于其他发达六国，政府卫生支出占政府总支出的比重低于发达七国。

表 3 - 52　世界部分国家卫生费用相关指标统计表

国家	GDP (亿美元)	人均 GDP (美元)	卫生总费用 (亿美元)	人均卫生费用 (美元)	卫生总费用占 GDP(%)		政府卫生支出占卫生总费用(%)		私人卫生支出占卫生总费用(%)		政府卫生支出占政府总支出(%)	
					2000年	2011年	2000年	2011年	2000年	2011年	2000年	2011年
中　国	72981	5414	3649	271	4.6	5.0	38.3	54.3	61.7	45.7	10.9	12.1
美　国	150940	48387	26565	8516	13.4	17.6	43.2	48.2	56.8	51.8	17.1	19.9
日　本	58695	45920	5400	4225	7.6	9.2	80.8	80.3	19.2	19.7	16.2	18.2
德　国	35770	43742	4114	5030	10.4	11.5	79.5	76.8	20.5	23.2	18.3	18.5
法　国	27763	44008	3248	5149	10.1	11.7	79.4	76.9	20.6	23.1	15.5	15.9
英　国	24176	38592	2321	3705	7.0	9.6	78.8	83.2	21.2	16.8	15.1	15.9
意大利	21987	36267	2089	3445	8.0	9.5	72.5	77.6	27.5	22.4	12.7	14.7
加拿大	17369	50436	1980	5750	8.8	11.4	70.4	71.1	29.6	28.9	15.1	18.3

备注:根据 2013 年世界卫生统计报告整理,其中 GDP、人均 GDP、卫生总费用、人均卫生费用均为 2011 年数据。

3. 我国与国外部分国家比较启示与建议

(1)启示　改革开放以来,我国经济社会快速发展,综合实力明显增强,2011 年我国 GDP 总量已跃居世界第二,但仅占世界排名第一的美国 48.35%,这种现状既说明了我国卫生投入逐步加大有一定的基础,又表明我国投入的有限性;有学者认为,除资源国以外的绝大多数工业化国家,人均 GDP 比较客观地反映了一定国家社会发展水平和发展程度[57],由于我国人口基数较大,人均 GDP 较低,居民医疗卫生服务需求总量大,特别是随着我国基本医疗保障制度的健全,居民潜在的医疗卫生服务需求得到极大激发,加之人口老龄化加剧、行为生活方式疾病患病率上升、环境污染等因素影响,我国居民医疗卫生服务需求快速增长。2002 年至 2011年我国医疗机构总诊疗人次数增加了 41.2 亿次,增幅 191.6%;住院人次增加了 9707 万人次,增幅 173.6%[58]。由于影响医疗卫生服务需求增加的各种因素依然存在,甚至有些因素还在加剧,未来我国居民医疗卫生服务需求仍将呈较快增长趋势。面对这种形势,在经济增速趋缓、投入有限、资源有限等情况下,如何用有限的资金和资源更好保障居民日益增加的医疗卫生服务需求是下一步深化医改应思考的重大问题。刘东亮认为,从政府来说,解决"看病难"与"看病贵"问题必须配置好有限的卫生资源[59]。徐州等认为,引导医疗资源向农村和社区倾斜,让更多优质医疗资源下沉到基层能提高医疗资源利用效率[60]。余宇新等认为,对于地区间医疗资源配置公平性下降问题,政府应加强地区间财政转移支付,加大对中西部地区医疗费的投入[61]。王淑等认为,在政府投入医疗资源有限的前提下,应出台政策法规鼓励或者吸引社会资源对医疗资源的投入[62]。孙经杰等认为,应加大财政补助力度,对不同类别医疗机构实施不同的补助政策,优化卫生资源,提高卫生服务利用效率[63]。王昕等认为,应加强农村疾病预防,提高卫生资源利用效率[64]。同时,比较分析金砖国家和部分发达国家有关经验或教训,主要启示如下:①必要的医疗卫生资源总量是保障居民基本医疗服务需求的基础,但并非越多越好,医疗卫生资源布局合理、结构科学、运行高效及建立居民分级诊疗机制比单纯追求资源数量增加要重要的多;②政府和社会逐步加大卫生投入是需要的,但也要看到医疗卫生费用弹性较大,人均卫生费用远高于我国的美国等发达国家已为我们总结了教训,发达国家医改历程中均涉及控费问题已说明了一切。我国政府卫生投入有限,但也存在效率不高的问题;③公平和效率一直是世界医改的一对矛盾,医改中应看到医疗卫生服务的特殊性,把握好引入市场机制的"领域"和"度";④控制费用和保证质量也是一对矛盾,政府卫生支出占卫生总费用比例高达80%以上的英国医疗丑闻事件已为我们敲响了警钟;⑤支付方式改革不宜过于复杂,医院或医生的对策往往比卫生经济学家来得更快,边际成本的增加最终需要全社会来分担;⑥信息化技术的应用可以提升卫生资源运行绩效和服务质量,但需要的是大区域信息化而非信息孤岛,医改中应注意挖掘相关产业的支撑和协同作用;⑦从"治病救人"为主向"预防优先"转型是我国医改最应借鉴的经验,"预防是最好的良药"是英国60多年来的经验总结。

(2)建议 ①调结构:一是纵向上,重点调整整个医疗资源结构。控制县级以上大医院扩张规模,结合城镇化建设,加强县域内医疗资源整体服务能力提升,逐步构建基层医疗卫生机构为"地基",县级医疗机构为"主体",市级及以上大医院为"塔顶"的"金字塔"状医疗服务网络结构,为更多的居民就近看病提供网络保障;二是横向上,调整重点在县域以上的城市大医院,主要调整医院功能定位,可将部分综合医院适度向儿童医院、专科疾病防治院及老年人护理院等转型,形成功能完整、优势互补、错位发展的良好格局;三是医院职能调整,可将普通门诊服务职能调整给基层医疗卫生服务机构,将诊断明确、治疗方案成熟慢性病诊疗职能调整给专科疾病防治院,将老年人常见病康复、护理等职能调整给老年人护理院等,综合医院只承担急诊和住院医疗服务业务,让各类医疗资源绩效得到优化提升。②转方式:一是卫生工作的重点应由"治病救人"为主向"预防优先"转型,遏制或降低重大疾病患病率,从源头控制或减少居民客观医疗服务需求;二是卫生资源间应由"医防脱节"向"医防协作"转型,充分发挥整个卫生资源整体作用;三是医院发展方式应由以床位扩张为主的粗放式、外延式发展向以提高服务质量和绩效为主的精细化、内涵式发展转型;③建机制:一是完善医学人才培养机制。提高医学人才培养的统筹层次,在《教育部卫生部关于实施卓越医生教育培养计划的意见》(教高〔2012〕7号)基础上,制定更具操作性的实施方案,尽快实现全科医生培养订单化、专科医师培养规范化、顶尖医学人才培养精英化,为居民日益增加的医疗卫生服务需求提供坚实的人才保障;二是健全医疗卫生补偿机制,彰显公益性,弱化逐利倾向,提高医疗卫生服务公平性;三是通过加强项目考核、服务监管、第三方评价等机制,健全激励约束机制,提高资源利用和服务绩效等;④重创新:一是研发标准统一、功能完善、操作便捷、成本较低的卫生信息化系统,通过信息化建设,提高医保统筹层次,提升医疗卫生服务、监管、运行绩效;二是加大医疗卫生领域重大问题科研攻关力度,通过科学技术创新,降低医疗服务成本,提高防病和医疗质量,提升卫生服务整体效率;三是探索重大体制创新,为新医改注入活力。

3.6 新的理论研究成果:协作性公共卫生管理

3.6.1 公共卫生概念的演进

关于公共卫生(Public Health)的定义很多,一般以WHO采用的耶鲁大学公共卫生学院Winslow教授1923年提出的定义为准,即公共卫生是一门通过有组织的社区活动来改善环境、预防疾病、延长生命和促进心理与躯体健康,并能发挥个人更大潜能的科学和艺术[65]。随着社会经济的发展,公共卫生的范围和职能也变得越来越广泛,新公共卫生(New Public Health)概念主要包括:公平地获得有效的医疗保健、以社区参与为基础的伙伴式健康公共政策以及部门间的合作[66]。新公共卫生的概念显然属于"大卫生"概念范畴,也是本研究分析所指。

3.6.2 协作性公共管理

1. 协作性公共管理兴起的主要背景

(1)社会变革 随着社会发展与变革,政府治理面临一种全新的环境,各种"跨界公共问题"不断涌现,有效应对和解决这些跨边界问题涉及多个辖区、多个部门、甚至整个社会,需要政府多个相关职能部门,甚至包括私人部门、非营利组织及公众的协同配合。跨部门协作通常被认为是有效解决这些复杂问题的一种新策略[67],这是协作性公共管理兴起和发展的重要因素[68]。而信息技术的在政务流程中的广泛运用,为跨部门协作与整合提供了技术支撑,跨部门协作成为可能与必要。

(2)部门失灵 当今政府所面临的许多问题不可能通过传统官僚制和以边界为基础的科层制解决[69]。凯特尔认为,基于边界的公共管理方法在 21 世纪已经过时,取而代之的是一种协作网络途径[70]。博宁等指出,协作被认为是解决我们所处时代有关组织碎片化和专业任务分配(部门职能分化)的普遍方法[71]。正如科层制出现于农业社会和官僚制被证明是与现代工业社会相适应的一种组织形式一样,正在出现的信息网络社会时代更加关注人们可以跨组织职能和边界联系的组织结构[72]。特别是成功地治理诸如医疗健康、环境污染、公共安全和灾难等复杂问题,跨部门协作越来越被认为是一种必须和必要的战略[73]。从某种重要意义上说,协作性公共管理代表了当前公共管理新的发展趋向和研究途径,或者说,未来的公共管理将是一种"协作性公共管理"模式[74](图 3-1)。

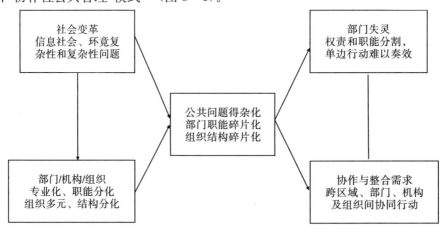

图 3-1 社会变革、部门失灵与协作需求之间的关系

2. 协作性公共管理的理论基础

作为公共管理的一种新途径,协作性公共管理主要建立在三个相关理论基础之上:资源依赖理论、交易成本理论和网络治理理论[75](表 3-53)。

　　(1)资源依赖理论　　资源依赖理论是解释组织间协作关系的一种非常成熟的理论。因为没有任何一个政府组织拥有充分的权威、资源和知识去影响政策意图和实现。相反,政策制定和执行需要所有拥有重要能量并且彼此相互依赖对方去影响政策出台和目标实现的多个行动者的协同工作。资源相互依赖和共同利益目标是协作性公共管理得以发生的前提条件。

　　(2)交易成本理论　　在现代公共管理过程中,以政府为核心的公共组织与其他社会组织组成了一个动态、复杂、整体的网络系统。这种网络中的主体间通过相互依赖性进行管理在公共管理世界中正变得越来越普遍、复杂和重要,并且已不容易通过市场机制和科层机制得到协调,而跨部门协作有助于发挥各自优势,降低相关交易成本。

　　(3)网络治理理论　　公共管理者通常运用协作作为改善组织间网络治理的战略。协作被认为是一种特殊的网络关系,而网络是多个组织间相互依存的结构。组织间网络的构造特性为协作能力的发展创造了机会。在公共管理领域,协作既是公共管理者个体的一种理性战略,又是公共部门集体改进网络治理的一种手段。当公共管理者或公共组织拥护协作过程做出联合决策和作为单一实体行动时,这其实是作为更整体化的新组织即"协作型组织"行动。

表 3-53　协作性公共管理研究的理论视角

研究视角	主要观点
政府间关系	政府间更多利益是共享而非对立,建构权力间的协作安排
政策执行	从多个权力中心出发,建立一种协作结构执行公共政策
资源依赖	资源依赖产生协作的动机和意愿,推动建立跨部门协作安排
交易成本	通过构建跨部门协作关系,追求降低相关的交易成本
网络治理	公共管理网络是一种协作网络,以协作改善网络治理能力
管理巧匠	机构间协作能力开发过程是一种集体工艺过程,好比盖房子
制度创新	协作推动制度变革与创新,协作安排服从"合法性"机制
协同政府	通过跨部门整合,构建协同工作团队与一体化公共服务界面
整体政府	追求整体化战略,通过跨部门协作克服机构碎片化问题

3. 协作性公共管理的研究情况

　　(1)国外研究情况　　目前,协作性公共管理已经成为国外公共管理研究领域中一个非常重要且热门的话题。正如奥利瑞所言,"在过去10余年,公共行政中的一个新进展就是协作性公共管理领域的开拓"。在欧美发达国家,协作性公共管理已经成为公共部门管理者的一项核心活动,建立跨部门协作伙伴提供公共服务和发展跨地区公共事务协作治理安排已经成为西方国家公共管理领域的基本现况。在当代欧美学界尤其在美国公共管理学界,协作性公共管理是最新发展起来的主流理论,它迎合了公共管理发展的时代诉求,对于解决部门间、地区间碎片化问题,开出了独具针对性的"药方"。与其他公共行政研究范式相比,协作性公共管理范式是在反思传统官僚制行政模式和新公共管理模式的基础上形成和发展起来的,是理论界和实务界对当今公共管理者跨组织边界工作的积极回应,提供了理解现时代公共管理的一种新的战略框架。协作性公共管理模式倡导协作与整体公共管理机构、整合政策制定与执行、提供回应性与整体化的公共服务、建立信息时代的协作性公共管理结构、促进跨部门资源整合与共享等方面提高政府管理的整体效率和效益。从某种意义上说,协作性公共管理代表了当前公共管理新的发展趋向和研究途径。或者说,未来的公共管理将是一种"协作性公共管理"模式。

(2)国内研究情况   协作性公共管理理论由于刚刚引入我国,尚处在理论研究的起步阶段。目前,国内关于协作性公共管理理论相关方面的学术专著和论文期刊等研究资料相对较少。该领域的研究学者主要有吕志奎,孟庆国,周望,秦长江等,研究的层面还处在探索阶段,还没有形成完整的理论体系。相关著作有吕志奎《协作性公共管理视角下的京津冀区域协作模式创新研究》,吕志奎、孟庆国《公共管理转型:协作性公共管理的兴起》,刘亚平《协作性公共管理:现状与前景》,秦长江《协作性公共管理:国外公共行政理论的新发展》,周望《协作性公共服务:中国地方政府间关系发展的新策略》等。

3.6.3 我国公共卫生管理现状分析

(1)政府和部门间现状分析   我国公共卫生管理系统中,政府和相关部门主要负责规划、准入、监管及投入等。就政府层面而言主要是分级负责,同级政府间基本没有什么协作可言。政府相关部门间,表面看是卫生行政部门在管理卫生事业,其实是"多龙治水",包括:发改管规划、财政管投入、编制管人员、组织管干部、人社管职称与医保、民政管救助、物价管价格等,这种分权治理的过程中,有关部门多站在部门行业角度考虑问题,完全背离了保障居民健康这一公共卫生管理的核心目标,出现了分权效率低、分权边际成本高、分权难以形成共识与合力等问题。同时,由于社会变革和卫生相关科学的发展,要管理好公共卫生需要相关领域系统的知识贮备和更多的聪明才智,传统的行政经验式决策常常失灵,按下葫芦起来瓢的现象屡见不鲜,需要在管理创新等方面积极探索。

(2)卫生机构间现状分析   在卫生系统内部,各级医疗机构各自为阵,相互间协作少,竞争多,少有的协作多以经济利益为纽带,而非居民健康目标;同类专业公共卫生机构上下间以项目为桥梁协作较好,不同类型专业公共卫生机构间协作少;基层医疗卫生机构间也基本各自为阵。各类卫生机构间协作比较缺乏,卫生管理和疾病预防控制专家王陇德院士指出,临床医学与公共卫生同属于医学这一整体学科,其共同使命是保护人类健康,但由于历史的和人类主观认识等多方面的原因,造成了临床医学与公共卫生的割裂;而且,随着医学科学的发展,学科分工越来越细,致使这种割裂愈加明显[76]。

(3)社会组织和个人现状分析   在我国社会组织参与公共卫生管理很少,少数的社会力量多参与改制或举办医疗机构,第一目标不是居民健康而是谋取经济利益。按说居民是卫生服务的享有者,理应积极参与公共卫生管理,但现实情况并非如此。我们实际走访发现,基层卫生工作者进村入户开展健康教育宣传或调查时,迎来的常常不是欢迎和配合。

3.6.4 卫生管理的新视角:协作性公共卫生管理

1. 协作性公共管理对卫生管理的借鉴意义

在 21 世纪,相互依赖和信息的突起形成了这样一个环境:组织和部门的界线更多是概念而非事实上的区别[77]。这在卫生领域更是如此,比如:按照国家有关规定,新医改基本公共卫生服务项目经费拨付,应由卫生和财政部门考核后按基层完成的质量和数量拨付,但面对复杂而专业的各类服务项目规范,单靠行政部门无法完成,实际的考核依据多来自专业公共卫生机构。协作性公共管理(Collaborative Public Management,CPM)已成为国外公共管理研究领域中的一个重要话题。正如奥利瑞所言,"在过去10余年间,公共行政中的一个新进展就是协作性公共管理领域的开拓"[78]。协作性公共管理的基本内涵就是在组织间环境背景下把不同部门的权力、职能和优势联结成一个共同的资源与整体化的公共治理结构,其初衷是使公共管理过程中的人们更有效地协调与合作,构建整合型政府,提高公共管理运作的整体绩效。在欧美发达国家,协作性公共管理已成为公共管理者的一项核心活动[79]。卫生管理既要解决居民病有所医的问题,又要预防和控制居民各种疾病的发生,更要应对各种突发公共卫生事件,核心或主题是提高居民健康水平。在解决居民病有所医问题的过程中,医疗机构只是依靠专业技术支撑提供医疗服务,居民能否高效、便捷、优质的获得这些服务,显然不是医疗机构甚至卫生行政部门能解决的问题,比如:基本医疗保障问题、居民个人支付能力问题等;同样,疾病预防控制工作更是一项复杂的社会系统工程,需要政府主导、部门协作、社会参与;各种突发公共卫生事件的有效应对更能体现协作性公共管理的优势。因此,围绕提高人民健康水平这一目标,应在现有的基础上加强卫生领域的协作性管理,通过管理理念的创新、管理模式的转变、管理机制的构建、管理体制的完善等,提高管理整体效能,提升有限资金和资源的综合利益效率,更加高效地保障居民健康,这或许是新医改深化阶段应该考虑的主要问题之一。

2. 卫生管理中协作性公共管理的可能模式分析

(1)围绕一个目标 提高居民健康水平应是各级政府、政府相关部门、各级各类卫生机构、相关社会组织及居民个人等共同的核心目标,认同这一核心目标是相关组织、机构及个人参与协作性卫生管理的重要基础。

(2)沿着两个方向 即横向和纵向。由于我国政治体制优势,上下级政府之间(纵向)协作比较顺畅,需要打通的是同级政府间(横向)协作,比如:现行的基本医疗保障政策区域之间衔接问题、跨地区重大疫情防控问题等,都需要各级政府围绕居民健康目标,开展横向协作;政府相关部门间需要解决的也是横向协作问题,需要有关部门围绕居民健康的共同目标,加强彼此间的协作;各级各类卫生机构之间包括:专业公共卫生机构、医疗机构、基层医疗卫生机构相互间也要积极主动开展协作;同时,企业、社会团体等相关单位也应积极参与到网络协作管理中来;而居民个人更应参与协作性卫生管理。政府层面协作、卫生部门协作见图3-2,卫生资源间协作模式见图3-3。

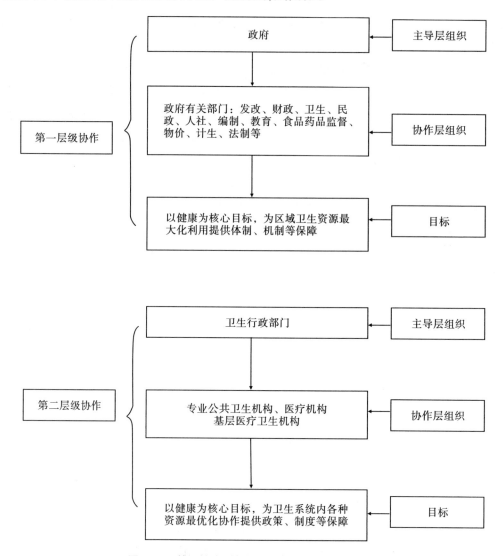

图 3-2 基于健康目标性公共和卫生管理层级图

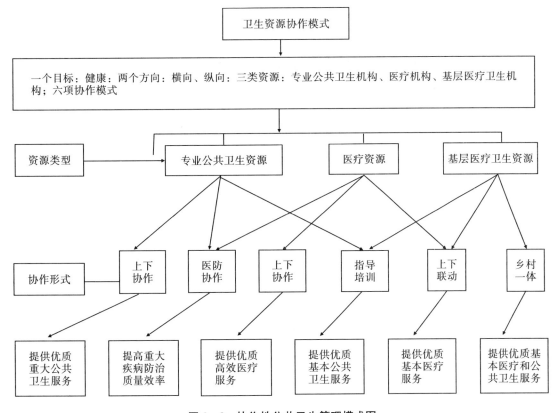

图 3-3　协作性公共卫生管理模式图

3.7　主要研究结论

3.7.1　宝鸡市

（1）与全国现有调查数据相比,宝鸡市居民慢性病患病率较高,且随年龄增大患病率快速增高,且高发病年龄组有年轻化趋势。

（2）吸烟、缺乏体力活动、饮食不合理等为宝鸡市慢性病主要危险因素。

（3）宝鸡市居民自我防治意识不强,慢性病医疗费用较高。

（4）实施综合干预效果较为明显。

3.7.2　国内外

（1）我国慢性病患病率总体呈快速上升趋势,已成为影响居民健康期望寿命的主要因素。

（2）我国慢性病死亡人数巨大,死亡率较高,且慢病死因构成有向发达国家靠近趋势。

（3）吸烟、体力活动不足、超重肥胖等为我国居民慢性病的主要危险因素。

（4）与居民医疗服务需求相比,我国医疗资源相对不足。

（5）我国基层医疗卫生机构比较薄弱。

（6）与国外相比,我国医疗卫生资源结构不合理,卫生投入明显不足。

4 我国现行慢性病防控策略分析

4.1 世界卫生组织慢性病防控战略框架

4.1.1 世界卫生组织工作重心的转移

世界卫生组织(WHO)作为国际最大的公共卫生组织,宗旨是实现"使全世界人民获得尽可能高水平的健康"。通过世界卫生大会、执行委员会和区域委员会等会议,在负责全球卫生事务方面履行指导职能和协调国际卫生工作,为各成员国提供技术支持,进行监测和评估卫生趋势。随着全球经济变化,WHO 的工作重心在围绕全人类健康方面也不断演变,全球卫生工作见诸于其主要出版物《世界卫生报告》。如最初 1995 年、1996 年的主题为"抵御疾病,促进发展"、"征服疾病,造福人类",分析世界经济、全球政局形势、教育、人口增长、死亡原因等全球形势,全世界因传染病死亡的人数达 1700 多万,其中 900 万是儿童。阐明人类健康仍面临着传染病的严重威胁,世界同各种传染病作斗争的任务更加艰巨。传染病不再仅仅是一个健康问题,而已成为一个社会问题,对世界所产生的后果难以估量,任何一个国家都不是绝对安全的,任何人都不能再对这一威胁熟视无睹。

到了 20 世纪后期,随着人类寿命的大大延长以及生活方式的巨大变化,全球持续老龄化导致全球癌症和其他慢性疾病流行,这将导致未来几十年人类痛苦和残疾的大大增加。慢性疾病已使每年有 2400 多万人死亡——相当于全世界所有死亡人数的一半,这些疾病有更多的机会在更多的人群中发展成为致死或致残的疾病。人类更多地关心其健康寿命,甚至超过关心其寿命。WHO 将重点放在主要的慢性非传染性疾病,如癌症和心脏病、糖尿病和风湿病、神经和精神疾病。指明了国际行动在每个区域预防、治疗和康复中所起的作用,为人们提供有关确保健康的最佳建议,向人们解释 WHO 在这一重要领域正在做什么,使每一个人在其生存期间都能期待生活在适宜的环境中。于是,近几年的报告主题为"初级卫生保健""实现全民健康覆盖的道路""全民健康覆盖研究"等,标志着公共卫生的历史的一个转折点和信号,讨论全球卫生安全要求和当前面临的挑战,目的是实现最大的安全性。通过开展研究并利用卫生研究,为制定卫生政策提供信息,更有可能实现全民公平获得卫生保健,实现与卫生相关的千年发展目标,实现"全民健康覆盖",实现 WHO"促进产生、转化和传播宝贵的知识"这一核心职能,是指所有人应获得自身所需的卫生服务,且无遭受经济损失或陷入贫困的风险。

WHO 工作的演变以及与全球卫生相关的数量越来越多的实体促使对 WHO 与外部利益攸关方的合作方式实施变革,为具备更强的能力,应对二十一世纪日益复杂的人群健康挑战,WHO 正在进行改革。在这方面,WHO 的治理改革目标是既要加强会员国对 WHO 的内部治理,又要加强 WHO 在全球卫生治理方面的作用。到目前为止,各成员国已经对 WHO 的一套清晰工作类别达成了一致(传染病、非传染性疾病、在生命全程促进健康、卫生系统以及防范、监测和应对)并用以指导确定本组织工作重点进程的标准。这些新的工作类别使卫生组织具备了更加广泛的组织框架,并将使这些类别之间工作重点的资源划拨更具灵活性。

非传染性疾病已是全球主要死因,每年致死人数比所有其他病因致死人数的总和还多。现有证据清楚表明,非传染性疾病增长迅速,且分布不均,可采取广为人知、具有成本效益且可行的干预措施,在很大程度上可以得到有效的治疗和控制,避免非传染性疾病死亡每年对人类和社会造成的大部分影响。若不采取紧急行动,这些疾病不断加剧的经济负担将会失控,即使全世界最富裕国家届时也会无力掌控。

4.1.2 世界卫生组织慢性病防控战略

2000年至2010年,WHO开展了多项调查来评估会员国在预防和控制非传染性疾病方面的能力。调查结果表明,在过去十年中,各成员国在慢性病防控方面取得了一些进步,但各国进展参差不齐,高收入国家进展最大。更多国家正在为对抗非传染性疾病及其风险因素制定策略、计划和指导方针,而有些国家已经建立了基本的医疗基础设施组件,并在资金、政策制定和监督方面有了显著进展。许多国家在其卫生系统内部设有专门解决非传染性疾病的部门,有些则专门为解决这些疾病提供资金。

在全球战略得到核准后,WHO在十年期间制定了诸多重大配套政策并采取了战略行动,进一步支持会员国处理非传染性疾病流行问题。主要成就有:2000年,第53届世界卫生大会上通过了《预防和控制慢性非传染性疾病全球战略》(WHA53.17决议);2003年世界卫生大会通过《世界卫生组织烟草控制框架公约》;2004年世界卫生大会核准《饮食、身体活动与健康全球战略》;2008年第61届世界卫生大会批准了其"行动计划"——《预防和控制慢病:全球战略的实施》,核准《2008—2013年预防和控制非传染性疾病全球战略行动计划》,为各会员国、世卫组织和国际合作伙伴如何解决本国的非传染性疾病问题提供了工作步骤;2010年第63届世界卫生大会上通过了《减少有害使用酒精全球战略》(WHA63.13决议);2011年通过了《关于预防和控制非传染性疾病问题高级别会议的决议》(WHA64.11号决议);2012年第65届世界卫生大会通过了《加强非传染性疾病政策,促进积极老年生活》(WHA65.3决议),制定非传染性疾病预防控制全面性全球监测框架和方案、指标和目标;2013年,WHO举行在"卫生2020"背景下解决营养和非传染性疾病问题欧洲部长级会议,会议的重点是决策行为如何才能与预防和控制非传染性疾病全球战略的行动计划所列明的承诺一道促进工作落实;第66届世界卫生大会通过了《2013—2020年预防控制非传染性疾病全球行动计划草案》,推动非传染性疾病不再成为人类福祉或社会经济发展的障碍。这些文件构成了目前预防和控制非传染性疾病的全球战略框架。其中,2008年通过的"行动计划"是对上述全球战略框架的全面落实。其总目标是:①绘制正在发生的非传染病流行图,并分析这些疾病的决定因素,在此基础上为所需的政策、规划、立法和措施提供指导;②减少个人和人群受非传染性疾病可变共同危险因素(烟草使用、不健康饮食、缺少体力活动和有害使用酒精)及其决定因素影响的程度;同时,加强个人和人群的能力,以使他们做出更健康的选择和采取促进健康的生活方式;③加强对非传染性疾病患者的卫生保健[80]。

4.2 我国慢性病防控策略实施历程简要回顾

4.2.1 中国与世界卫生组织

中国是 WHO 的创始国之一。1945 年 4 月,在联合国成立大会上,中国代表施思明会同巴西代表苏札,提交的"建立一个国际性卫生组织的宣言",为创建 WHO 奠定了基础。1972 年 5 月 10 日,第 25 世界卫生大会通过决议,恢复了中国在 WHO 的合法席位。此后,中国出席该组织历届大会和地区委员会会议,被选为执委会委员,并与该组织签订了关于卫生技术合作的备忘录和基本协议。1978 年 10 月,中国卫生部长江一真和该组织总干事在北京签署了"卫生技术合作谅解备忘录",这是双方友好合作史上的里程碑。1981 年 WHO 在北京设立驻华代表处,该组织在中国的合作中心已达 69 个,现有合作学科 30 余个专业,其数目之多位居 WHO 西太平洋地区国家之首。迄今,我国与该组织召开过 18 次技术合作协调规划会议,在促进国际、国内卫生技术交流、人员培训等方面发挥了积极的辐射和示范作用。

4.2.2 国家级慢性病防控中心

2002 年 1 月 23 日,国家慢性非传染性疾病预防控制中心成立,为中国疾病预防控制中心直属单位,是国家级慢性病与伤害预防控制专业机构,同时也是全国慢性病和伤害预防控制业务技术指导中心。慢病中心建立了综合监测体系,针对影响我国人群健康的慢性病与伤害及相关危险因素开展综合监测,动态掌握我国人群慢性病与伤害发病、患病、死亡及相关危险因素流行的现状和趋势;研究和发展以控制人群及个体行为危险因素为主的慢性病与伤害干预措施和适宜技术,组织推广成熟技术并进行效果评估;开展全国疾控系统慢性病与伤害预防控制工作业务指导以及相关专业人员的培训工作;开展慢性病与伤害预防控制领域的国际国内合作与技术交流,引进和推广先进技术;为了进一步解决慢病社区综合防治工作中出现的矛盾和实际的困难,探索科学实用的防治模式,进一步推进工作整体发展,国家慢病中心按当前亟待解决的问题优先级排序,确立了"慢病社区综合防治的工作模式和运行机制""慢病社区综合防治中服务的筹资与补偿机制""高血压社区综合防治""糖尿病社区综合防治"等四个研究领域,并着手开展以此为导向的探索。

4.2.3 我国慢性病防控历程

参照 WHO"行动计划"中的目标框架,我国慢性病预防控制策略包括:针对慢性病及其危险因素的调查与监测,针对一般人群的慢性病危险因素的干预以及针对高危和患病人群的慢性病及其危险因素的干预。具体如下:

1. 调查与监测现状

关于我国慢性病的发病、死亡数据,慢性病危险因素的流行数据,信息来源主要包括:

(1)监测数据:慢性病死因监测系统、卫生部死因登记系统、全国县及县以上医疗机构死亡病例报告系统、全国肿瘤登记系统、全国慢性病及行为危险因素监测(2004 年、2007 年、2010 年)、国民体质监测(2000 年、2005 年、2010 年)。

（2）连续的大型抽样调查：慢性病患病及死亡调查方面，包括 3 次全国高血压抽样调查（1959 年、1979 年至 1980 年、1991 年），2 次糖尿病抽样调查（1984 年、1995 年），3 次全国死因回顾调查（20 世纪 70 年代中期、20 世纪 90 年代初期、2006 年）；慢性病行为危险因素调查方面，包括 3 次全国居民营养调查（1959 年、1982 年、1992 年），3 次全国吸烟行为的流行病学调查（1984 年、1996 年、2002 年），3 次全国群众体育现状调查（1997 年、2001 年、2008 年）。此外，4 次全国卫生服务调查（1993 年、1998 年、2003 年、2008 年）中也涉及部分慢性病及其危险因素的数据。2002 年，卫生部将高血压、糖尿病和营养调查这 3 项调查进行整合，在全国开展了"中国居民营养与健康状况调查"，这是我国第一次将营养和慢性病流行病学调查作为一项综合卫生调查项目。

（3）存在的主要问题。监测数据中，目前全国代表性比较好的是慢性病死因监测系统和全国慢性病及行为危险因素监测的数据。但是，慢性病死因监测系统覆盖面过低；全国慢性病及行为危险因素监测中，慢性病患病数据是个人自报获得，可能存在低估；同时，我国目前在国家层面尚缺乏以医疗机构为基础的慢性病新发病例监测系统[81]。此外，肿瘤登记等患病监测覆盖人群也很少。大型调查数据一般是基于人群的调查，其样本代表性好于监测系统，但是，大型调查中只是涉及部分慢性病及其危险因素的信息。总之，监测数据和调查数据既存在覆盖面不足的问题，又存在相互交叉、彼此衔接不好的情况。

2. 针对一般人群的慢性病防控策略

目前，针对一般人群，我国主要是从控制慢性病主要共同行为危险因素，即吸烟、饮食和身体活动 3 个方面来开展慢性病防控工作。

（1）控制烟草使用方面。①基本情况。WHO 基于《公约》，提出了 MPOWER 系列政策，即监测烟草使用情况，保护人们免受烟草烟雾危害，提供戒烟帮助，警示烟草危害，全面广泛禁止烟草广告、促销和赞助，提高烟草税收和价格。为遏制烟草导致的危害，中国政府签署了 WHO《烟草控制框架公约》，并于 2006 年 1 月 9 日在中国生效，2011 年，"全面推行公共场所禁烟"被纳入了我国"十二五"规划纲要。②存在问题。对应 WHO 的 MPOWER 系列政策，我国控烟现状与"公约"的要求差距比较大，主要表现在：目前，我国还没有常规的烟草流行监测体系；没有专门针对公共场所禁止吸烟的全国性法律，仅有一些地方性的法规，而且这些地方法规也与《公约》中的要求差距很大；我国的基本医疗服务基本不提供戒烟服务，也没有纳入医疗保险的药物；烟盒包装警语标识没有按照《公约》要求设定；尚未广泛禁止所有的烟草广告、促销和赞助；与国际上烟草控制先进的国家相比，烟草税率和价格偏低，而烟草专卖局的价格补贴政策使烟草税率不升反降[82]。

（2）促进饮食和身体活动方面，2004 年 5 月，第 57 届世界卫生大会通过了《世界卫生组织饮食、身体活动与健康全球战略》。该战略推荐的国家饮食和身体活动战略包括国家战略性领导作用，支持性环境创建，支持性政策的制定，针对个人的健康教育、传播策略，开展监测、研究和评价[83,84]。对应 WHO 的饮食与身体活动战略，我国现状如下：

1）促进合理膳食方面　①基本情况。1997 年 12 月，国务院办公厅印发《中国营养改善行动计划》，但是，该计划已经不适应我国的居民膳食结构现状，需要制定新的计划。2010 年 8 月 3 日，卫生部印发《营养改善工作管理办法》（卫疾控发〔2010〕73 号）。该办法指出：各级卫生行政部门、疾病预防控制中心和医疗卫生机构应该以平衡膳食、合理营养、适量运动为中心，开展营养监测、营养教育、营养指导、营养干预工作。②存在问题。该办法仅仅是卫生系统的工作规章,其效力较低。饮食国家准则方面,2007 年卫生部对 1997 年版的《中国居民膳食指南》进行了修改,制定了《中国居民膳食指南》(2007),以指导居民实践平衡膳食,提高国民健康素质。在国家预算方面,没有相关政策文件。

2)促进身体活动方面　①基本情况。我国主要体现在群众体育和学校体育方面。群众体育的主要政策是《全民健身计划纲要》,其核心内容为建设全民健身体系,具体则围绕"健身活动""健身设施""健身场地""工作队伍""组织网络"等几个主要方面展开工作。2009 年,国务院颁布《全民健身条例》对"全民健身计划"、"全民健身活动"做出了具体的规定。学校体育的国家政策文件主要包括《学校体育工作条例》和《中共中央国务院关于进一步加强和改进新时期体育工作的意见》,其核心内容为:青少年体育以学校为重点,要按照相关规定确保学生体育课程和课余活动时间,保证学生每天有 1 h 体育活动的时间(含体育课),学校的上级主管部门和学校应当按照国家或者地方制定的标准配齐学校的体育场地、器材、设备。②存在问题。关于国家身体活动准则,我国目前尚未制定,关于国家预算,1995 年《中华人民共和国体育法》和2009 年《全民健身条例》中均有相应规定,但是,两个政策性文件中对预算的金额和随国民经济发展而增长的速度都没有明确的规定。

3)支持性环境方面　2005 年 12 月 9 日,卫生部印发了《卫生部关于启用 12320 全国公共卫生公益电话的通知》(卫办发〔2005〕486 号文件),决定建立覆盖全国各地(除港、澳、台地区)服务对象为境内所有公众的 12320 公共卫生公益电话网络。网络主要功能为接受突发公共卫生事件与应急事件的投诉与举报、向社会公众提供防病与保健咨询服务和向社会公众提供我国有关公共卫生法律、法规与政策的咨询。2007 年 7 月 17 日,全国公共卫生公益热线 12320网站开通,既是对 12320 电话的有效补充,也是卫生行政部门查询 12320 热线运行动态的平台。其前台的设计、内容编选等各方面,都以公众对健康的需求为准绳,以方便与公众互动、方便公众使用和查询健康相关知识为目标。促进合理膳食方面,我国没有出台国家层面的政策指导文件;身体活动方面,针对一般人群主要通过创建全民健身体系来开展支持性环境建设。

4)支持性政策方面　促进合理膳食方面,2001 年,国务院办公厅出台《中国食物与营养发展纲要》,提出"根据健康的需要来调整农业生产和食物加工结构";2007 年,卫生部发布《食品营养标签管理规范》,对食品营养标签和健康声称做出明确规定,以引导消费者合理选择食品。身体活动方面,只有针对学校体育的相关政策,即《学校体育工作条例》和《中共中央国务院关于加强青少年体育增强青少年体质的意见》,而针对工作场所、社区、交通和运输等没有相关政策。2010 年 11 月,卫生部决定在全国范围内开展"慢性非传染性疾病综合防控示范区"创建工作,印发了《慢性非传染性疾病综合防控示范区工作指导方案》。为落实《慢性非传染性疾病综合防控示范区工作指导方案》的有关要求,加强慢性非传染性疾病预防控制工作,确保慢性病综合防控示范区建设工作的顺利进行和可持续发展,2011 年 3 月,卫生部特制定印发了《慢性非传染性疾病综合防控示范区管理办法》。

3. 针对个人的策略方面

主要通过健康教育和健康促进的手段来倡导和传播健康生活方式理念,提高人们健康生活方式方面的技能。比如 2006 年,教育部、国家体育总局、共青团中央联合开展的"全国亿万学生阳光体育运动",2007 年卫生部疾病预防控制局、全国爱卫会办公室和中国疾病预防控制中心共同发起"全民健康生活方式行动"等。

4. 针对高危及患病人群的慢性病防控政策

在我国,针对高危及患病人群的慢性病防控策略包括健康教育、慢性病早期发现和慢性病管理3个方面。

(1)健康教育 针对高危及患病人群的健康教育,一方面,包含在针对一般人群的健康教育;另一方面,主要是通过医疗卫生机构来提供。《国家基本公共卫生服务规范》(2009年版和2011年版)中明确规定了城乡基层医疗卫生机构为居民免费提供健康教育服务,具体内容包括宣传普及《中国公民健康素养基本知识与技能(试行)》,配合有关部门开展公民健康素养促进行动以及宣传主要慢性病及其危险因素的防控知识等。

(2)慢性病早期发现 主要包括高血压筛查和肿瘤筛查。2009年,卫生部发布的《关于促进基本公共卫生服务逐步均等化的意见》中提出国家基本公共卫生服务里包括"对35岁以上人群实行门诊首诊测血压"。关于肿瘤筛查,2003年卫生部组织专家制定的《中国癌症预防与控制规划纲要(2004—2010)》中将"制定主要癌症早期发现、早期诊断及早期治疗计划并组织实施"作为主要目标之一。2006年,中央财政转移资金开始支持癌症早诊早治工作,2008年已覆盖宫颈癌、乳腺癌、食管癌、胃癌、肝癌、结直肠癌及鼻咽癌7种癌症。2009年卫生部将"妇女两癌筛查"(乳腺癌和宫颈癌)列入医改重大专项。

(3)慢性病管理 现阶段,高血压、糖尿病等慢性病疾病管理已经被纳入国家基本公共卫生服务项目,主要由基层医疗机构,包括社区卫生服务机构、乡镇卫生院和村卫生室来完成。卫生部印发的《国家基本公共卫生服务规范》(2009年版和2011年版)中对城乡基层医疗机构开展此项工作做了相应规范。2010年,为进一步落实新医改的要求,卫生部决定在全国范围内开展"慢性非传染性疾病综合防控示范区"创建工作,并随之制定了工作指导方案、管理考核办法等文件。该项工作的目标是:在全国建立一批以县区级行政区划为单位的慢性病综合防控示范区,通过政府主导、全社会参与、多部门行动综合控制慢性病社会和个体风险,开展健康教育和健康促进、早诊早治、疾病规范化管理减少慢性病负担。除了以上全国统一的政策规定,我国在国家层面上还开展了许多以社区为基础的慢性病管理项目,以探索不同的慢性病管理模式。比如中央补助地方项目之慢性非传染性疾病综合干预控制项目、社区高血压患者自我管理项目、糖尿病综合管理项目等。

(4)存在问题 我国慢性病相关监测系统本身尚存在许多不足,但同时还存在现有数据资料利用不足的问题。尽管针对慢性病防控的不同阶段、不同项目已经开展了许多评估,但是能把慢性病防控各个环节综合起来进行监测和评价,从而提出政策建议的实践甚少。慢性病与社会经济和发展紧密相联,慢性病的防控工作已经超出了卫生部门的范畴,政府在国家层次上采取全面和综合行动是成功的关键[4]。在主要行为危险因素控制方面,我国对于场外销售酒精饮料,酒精饮料购买年龄,酒精饮料广告、促销及赞助,公共场所酒精饮料消费等方面,没有任何限制[85]。在控制烟草使用方面,公共场所禁止吸烟缺乏立法,戒烟服务没有纳入医疗保险。由于历史原因,我国基层医疗卫生机构比较薄弱,目前尚没有向辖区居民提供保质保量慢性病医疗卫生服务的能力等。

4.3 我国现行慢性病防控策略评价

4.3.1 专家评价

"健康中国 2020"公共卫生部分的战略研究,历时 8 个月,集中了 200 多个专家的智慧,对公共卫生相关问题以及防控策略执行现状进行了深入的分析,其中对多个慢性病的防控现状进行了描述,原中国 CDC 副主任、公共卫生和流行病学专家杨功焕教授从中总结了以下 8 个关键问题[81]:

(1)慢性病的控制政策和策略受多个部门的制约,缺乏宏观调控,很多公共政策不能有效保护健康、促进健康,反而助长与慢性病相关的危险因素的流行。

(2)把针对一般人群的危险因素防控作为慢性病预防控制的主要目标,与慢性病控制直接相关的控制危险因素的政策,包括创建无烟环境、促进健康膳食、加强身体活动等,综合来看,完全没有显示效果,甚至可以说危险因素流行基本处于失控状态。由于绩效考核对导向指标和经费投入,公共卫生系统未能把针对一般人群的危险因素防控作为慢性病预防控制的主要目标。

(3)针对慢性病的早期发现,虽然部分开展的项目取得了很好的效果,但是从血压的知晓率、服药率、控制率,以及血糖、血脂等相关指标,效果不明显,总体上也是无效的。且有些筛查项目明显违背筛查原则,给受试者陡增痛苦,浪费资源。

(4)针对慢性病病人的医疗卫生服务中,医疗第一,缺乏对病人的危险因素控制的指导,社区卫生服务的人员在数量和能力上都与目前慢性病要求的服务模式不相适应;健康管理市场缺乏规范,准入机制等存在多方面的问题,结果慢性病病人的医疗费用飙升,而治疗与控制效果社会反映不良。

(5)健康教育和健康传播是人群策略和高危人群策略的重要辅助手段,但缺乏顶层设计,包括对传播人群、传播渠道和关键信息,削弱了健康教育和传播的效力。健康教育领域在应用健康教育新的理论、新的技术、新的手段方面明显不足。多数健康教育脱离健康问题需求,使健康教育内容缺乏针对性,使健康教育的效力减弱。健康传播渠道不当,健康信息难以达及目标人群,缺乏健康传播的专业人才。

(6)监测与评估方面,基本监测系统缺位:只覆盖 10% 左右的人群死因报告,不利于慢性病的监测;慢性病的危险因素监测基本没有反馈结果,肿瘤登记等患病监测覆盖人群极少,质量存在很大的问题,监测的机制和体制不顺,基本不能为预防控制服务。依托的信息采集系统,基本是各行其是,没有在区域卫生信息系统的框架下进行,重复建设、浪费资源,且效果不佳。

(7)卫生部门对公共产品部分定位不清,有些应该由政府买单的项目,明显缺失;而另一方面,公共资源使用不合理,不符合提供均等化的公共卫生服务的原则。这都与简单行政决策、缺乏专家评议和效果评估有关。

(8)过去几十年中,对基层卫生系统和公共卫生系统的能力建设不足,导致人才匮乏,尤其是慢性病预防控制需要许多新的知识和技术,尤显突出。

4.3.2　系统评价

1. 法规建设分析

建国初期,由于鼠疫、霍乱等烈性传染病严重危害着居民生命安全与健康,我国适时制定出台了《中华人民共和国传染病防治法》,2003年传染性非典型肺炎肆虐全国,2004年8月全国人大对"传染病防治法"进行了修订。随着艾滋病防控形势的严峻,国务院于2006年1月以中华人民共和国国务院令(第457号)形式颁布了《艾滋病防治条例》等。法规建设的推进程度或层次从一个侧面反映出某种疾病防控工作的国家重视或关注程度。就慢性病而言,2011年3月,卫生部印发了我国首部《全国慢性病预防控制工作规范(试行)》(卫疾控发〔2011〕18号),2012年5月,卫生部等15部委印发了我国第一部《中国慢性病防治工作规划(2012—2015年)》(卫疾控发〔2012〕34号)。规范和规划的发布,为做好新时期慢性病防控具有积极意义。但是,与我国面临的严峻慢性病防控形势相比,慢性病相关法规建设严重滞后,比如:减盐、烟草税等。这与"坚持政府主导、部门合作、社会参与"的慢性病防控基本原则仍有较大差距,也成为了卫生部门和疾控机构争取政府和相关部门支持,动员社会参与的主要瓶颈因素之一。

2. 体系建设分析

按照《全国慢性病预防控制工作规范(试行)》和《中国慢性病防治工作规划(2012—2015年)》,我国慢性病防控体系主要由五部分组成,分别为:政府与部门、疾病预防控制机构、医院、专病防治机构、基层医疗卫生机构。

(1)政府与部门　目前,政府与部门管理慢性病的主要责任更多交由卫生部门承担,作为主管该项工作的政府组成部门,卫生行政部门对该项工作是重视的,但是在与相关部门沟通与协作方面困难重重,特别是涉及投入和人员问题,由于现有的政策文件基本是卫生部门印发或主导,没有上级文件钢性指标支持,同级政府部门间协调没有实质性进展,没能为慢性病有效防控创造良好的外部环境。

(2)疾病预防控制机构　由于各级CDC为全额事业单位,各级政府在人员编制方面控制严格,普遍存在由国家到基层人员数量不足和质量不高的严重问题,各级CDC慢性病防控专业人员也存在类似问题。中国CDC《全国疾控系统慢性病预防控制人力资源现状分析》研究发现,全国省级疾控中心慢性病防控工作人员的平均数量明显高于全国地市级和县区级疾控中心;同时,东部地区各级疾控中心慢性病防控人员的平均人数略高于中、西部地区。而且机构层级越低、所在地区经济越落后,慢性病防控人员投入慢性病防控工作的时间也越少。全国省及以下各级疾控中心慢性病防控人力资源配置存在较为明显的级别和地区差异。在全国省及以下各级疾病预防控制中心中,承担慢性病防控具体工作的基层疾控中心特别是中西部欠发达地区的基层疾控中心慢性病防控人力资源状况堪忧。因此,必须加强基层疾控中心慢性病防控人力资源建设,逐步缩小地区差异,不断提高全国疾控系统慢性病防控人力资源能力的整体水平,具体见表4-1、表4-2和附图彩图15[86]。

表 4-1　全国各级疾控机构慢性病防控人员学历和职称结构

	学历[$n(\%)$]					职称[$n(\%)$]				
	中专及以下	大专	本科	硕士	博士	初级	中级	副高	正高	其他
省级	13(4.5)	31 (10.7)	147 (50.9)	90 (31.3)	8 (2.8)	104 (36.1)	76 (26.4)	57 (19.8)	48 (16.7)	3 (1.0)
地市级	179(15.4)	326 (28.0)	554 (47.6)	96 (8.2)	10 (0.9)	337 (29.1)	425 (36.7)	24 (20.8)	114 (9.9)	40 (3.5)
县区级	1863(31.3)	2417 (40.6)	1559 (26.2)	105 (1.8)	4 (0.1)	2830 (48.0)	2280 (38.7)	395 (6.7)	37 (0.6)	35.4 (6.0)

注:由于人员调查表填写存在漏项,表格中人员合计人数与总人数不一致。

表 4-2　全国分地区各级疾控机构慢性病防控人员学历和职称结构

	学历[$n(\%)$]					职称[$n(\%)$]				
	中专及以下	大专	本科	硕士	博士	初级	中级	副高	正高	其他
东部	406 (18.2)	634 (28.5)	976 (43.9)	190 (8.5)	19 (0.9)	977 (44.0)	812 (36.6)	257 (11.6)	82 (3.7)	92 (4.1)
中部	957 (33.1)	116 (40.2)	711 (24.6)	58 (2.0)	3 (0.1)	117 (41.1)	119 (41.7)	246 (8.6)	65 (2.3)	177 (6.2)
西部	692 (30.3)	979 (42.8)	573 (25.1)	43 (1.9)	0 (0.0)	1121 (49.4)	779 (34.3)	190 (8.4)	52 (2.3)	128 (5.6)

注:由于人员调查表填写存在漏项,表格中人员合计人数与总人数不一致。

(3)医院　在我国,医院作为专业医疗机构,拥有绝对优势的医疗卫生资源,既是目前深化医改的难点,也是慢性病综合防控能否取得实效的关键节点之一。目前的医院以治疗疾病为主,很少开展针对居民全面健康的健康干预。英国的"利用每次接触"行动提供了一个很好地例子,该项目目标在于利用每一次医患接触的机会,为患者提供健康干预。由于我国医改中,对于医院如何改革显然还没有找到切实有效的方法,各级各类医院仍然以床位扩张为主,走外延式发展模式。不但全国如此,陕西省和宝鸡市千人均床位数均高于同期全国水平,且陕西省、宝鸡市医院床位数占区域总床位数的比例也高于相应年份全国平均水平[87,88](表 4-3、表 3-19)。医院以床位增加为主无序扩张:第一,导致医药费用快速攀升,稀释了医保水平提高给居民带来的实惠。有研究发现,目前居民自费部分医药费用占总医药费用比例仍在 50%以上[89];第二,虹吸了相对有限的医疗卫生人力资源,强基层难以突围。有报道称,我国每年培养约 60 万医学生,只有约 10 万人能穿上"白大褂"[90];据《2012 年我国卫生和计划生育事业发展统计公报》显示,2012 年与 2011 年相比,全国执业(助理)医师增加 15 万,而乡镇卫生院仅增加 1.4 万,社区卫生服务中心增加 0.7 万;第三,在医师总量不足的情况下,床位扩张过快,存在医疗纠风和安全隐患。为应对慢性病防控严峻形势经济合作与发展组织,OECD 国家逐渐将卫生支出重点转移到初级卫生保健服务。近期巴西的一项调查显示:初级卫生保健系统得到加强后,不必要的住院治疗明显减少[91]。OECD 平均将 31%的总卫生支出用于门诊服务,而住院服务所占比例则低于 40%(彩图 16)。目前,中国卫生费用支出情况似乎与国际大趋势有所不同:门诊占卫生总费用的比例已从

2005 年的 37.8% 降至 2009 年的 32.5%[4]。2008 年国家卫生服务调查显示,门诊服务的自费比例远远高于住院费用的自付比例,门诊次均费用相当于最低 20% 收入人群月收入的 84%(而仅为最高 20% 收入人群的 11%)[92]。在天津市,2008 年政府和保险公司用于慢性病(心脏病)住院治疗费用占该疾病卫生总费用的 82%,门诊仅占 18%[93](彩图 17)。

表 4-3 2002 年至 2011 年陕西省医疗资源相关情况

医疗资源	年份									
	2002	2003	2004	2005	2006	2007	2008	2009	2010	2011
医疗机构(不含诊所和村卫生室)总数(个)	2917	2910	2952	3086	3170	2902	2863	2988	3141	3175
其中:医院数(个)	814	814	823	833	851	838	816	812	829	871
总床位数(万张)	10.02	10.27	10.31	10.67	11.12	11.78	12.52	13.45	14.24	15.38
其中:医院床位数(万张)	7.62	7.67	7.78	8.03	8.37	8.68	9.38	9.92	10.49	11.43
医院床位所占比例(%)	76.05	74.68	75.46	75.26	75.27	73.68	74.92	73.75	73.67	74.32
全国医院床位占总床位数比例(%)	71.4	72.2	72.7	73	73.2	72.3	71.4	70.7	70.8	71.8
卫生人员总数(万人)	16.54	16.44	16.39	16.52	16.82	17.77	18.33	20.05	21.75	23.69
其中:执业(助理)医师(万人)	5.95	6.03	5.97	6.03	6.06	5.93	5.80	6.13	6.28	6.57
注册护士(万人)	3.65	3.72	3.75	3.85	4.07	4.25	4.69	5.44	6.13	7.02
千人执业医(人)	1.65	1.66	1.62	1.63	1.62	1.57	1.52	1.59	1.62	1.68
全国千人执业医(人)	1.47	1.48	1.5	1.51	1.55	1.57	1.57	1.75	1.79	1.82
千人注册护士(人)	1.01	1.02	1.02	1.04	1.09	1.12	1.23	1.41	1.58	1.80
全国千人注册护士(人)	1.00	1.00	1.03	1.05	1.11	1.17	1.25	1.39	1.52	1.66
千人床位数(张)	2.78	2.82	2.81	2.88	2.98	3.12	3.28	3.49	3.68	3.94
全国千人床位数(张)	2.32	2.34	2.40	2.45	2.53	2.63	2.83	3.31	3.56	3.81

资料来源:根据卫生部、陕西省卫生厅 2002 年至 2011 年卫生事业发展统计公报整理。

(4)专病防治机构 从表 4-4 可以看出,截止 2010 年末,我国专科医院中与慢性病相关的肿瘤医院、心血管病医院共计 173 所,占专科医院和医院总数的比例分别为 4.3%、0.8%,执业(助理)医师共计 15362 名,占专科医院和医院执业(助理)医师总数的比例分别为 12.9%、1.2%,注册护士共计 22491 名,占专科医院和医院注册护士总数的比例分别为 14.4%、1.5%。同时,专科疾病防治机构多为传染病等非慢性病防治机构。慢性病多诊断明确或易于诊断,治疗方案比较成熟,建设一定数量和规模的慢性病专科医院或防治院,既有利于提高慢性病防治专业水平,又有利于减轻综合医院服务压力,是缓解群众看病难、看病贵的有效举措。而我国目前的专科医院和专科疾病防治机构布局似乎还停留在上世纪 90 年代,在新医改深入推进、慢性病防控压力剧增的形势下,专科医院和专科疾病防治机构布局、结构等应适应新形势下改革与发展的需要。

表 4-4　2010 年中国相关医疗卫生机构及人员数

医疗卫生机构类别	机构数(个)	人员合计(个)	卫生技术人员			
			小计	执业(助理)医师	执业医师	注册护士
医疗卫生机构总数	936927	8207502	5876158	2413259	1972840	2048071
一、医院	20918	4227374	3438394	1260892	1155534	1468754
综合医院	13681	3143335	2576405	937411	865181	1126378
专科医院	3956	463042	349032	118685	107136	156645
肿瘤医院	115	46896	37831	12513	12043	17854
心血管病医院	58	11740	9272	2849	2626	4637
护理院	49	2891	1754	433	380	939
二、专科疾病防治机构						
专科疾病防治院(所、站)	1274	47680	36015	16144	13469	9328
专科疾病防治院	207	16818	12544	5009	4410	4222
传染病防治院	10	1250	844	264	233	311
结核病防治院	27	2596	1906	705	622	723
职业病防治院	32	4581	3244	1318	1242	1085
其他	138	8391	6550	2722	2313	2103

数据来源:根据《2011 年中国卫生统计年鉴》整理。

(5)基层医疗卫生机构　据《2012 年我国卫生和计划生育事业发展统计公报》,到 2012 年末,全国共有社区卫生服务中心(站)33562 个,乡镇卫生院 37097 个,村卫生室 653419 个,社区卫生服务中心(站)、乡镇卫生院、村卫生室占医疗卫生机构总数的 76.2%;全国医疗卫生机构床位 572.5 万张,其中:医院 416.1 万张(占 72.7%),基层医疗卫生机构 132.4 万张(占 23.1%)。与上年比较,床位增加 56.5 万张,其中:医院床位增加 45.6 万张,基层医疗卫生机构床位增加 9.1 万张;社区卫生服务中心(站)、乡镇卫生院、村卫生室执业(助理)医师占各类医疗卫生机构执业(助理)医师数的 31.48%,由于村卫生室留观床未纳入床位数计算,社区卫生服务中心(站)和乡镇卫生院执业(助理)医师占各类医疗卫生机构执业(助理)医师数的 20.9%。总体看,与基层医疗卫生机构承担的基本医疗和公共卫生服务职能相比,我国基层医疗卫生机构人力资源十分薄弱,无法向居民提供优质、高效的基本医疗和公共卫生服务,履行"守门人"职责力不从心[94]。

4.3.3　卫生服务模式分析

我国现行的卫生服务模式是以疾病治疗为主,需要逐步转型,以有效应对在资源和资金有限的情况下居民日益增长的健康服务需求问题。如前所述,我国医疗卫生资源与居民医疗卫生服务实际需求相比相对有限,政府在卫生方面的投入虽然逐年增加,但总体投入仍比较有限。即使是最富有的国家,其资源和资金也总是有限的。这种资源和资金的有限性使得卫生系统不可能满足所有人的全部医疗卫生需要;同时,也迫使决策者需要从众多的选择中做出审慎和明智的抉择,以确保优先选择出那些对人群健康最需要、资源投入最具有成本效益的保健服务。然而,在现实中,尽管疾病的一级预防与在疾病发生后的治疗相比,可以挽救更多的生命和节约大量资源,卫生系统的大部分资源仍主要花费在疾病的治疗上[95]。在投入有限资源的情况下,如何用有限的资金和资源更好地保障居民健康和做好日益严峻的慢性病防控工作,应是我国深化医改过程中必须思考的重大问题。

从国际上一些国家的教训中不难看到,健康发展目标与策略的选择失当和优先选择的错误,不仅要以生命和卫生系统绩效为代价,也将以大量卫生资源的错误配置和低效率为代价。美国就是这方面一个最典型的国家。由于卫生保健服务的优先选择不当,美国在发达国家中年度卫生总费用最高,有研究认为,美国卫生保健过度依赖于市场机制,结果产生了严重的卫生问题[96],美国人均卫生费用比其他的工业化国家的中位数超过两倍;然而,许多卫生系统绩效和健康的指标均反映出这种昂贵的代价并没有带来好的结果[97]。2010 年 6 月,美国联邦基金会发布相关报告称,美国卫生服务系统整体表现不佳[98]。如在 OECD 国家中,美国主要健康结果指标位于 OECD 国家的平均线以下,并且由于对卫生资源没有采取优先选择的方式,美国卫生保健系统被认为培育并提供了"低效的"和"过度的"服务,或是有害并且昂贵的服务[99],甚至花费了上亿美元在一些不必要的服务上[100]。国际卫生系统改革的经验和教训显示,如果延续治疗为主的模式,没有一种灵丹妙药可以挽救目前资源配置失当和低效率的卫生保健系统。为了应对这一问题,许多发达国家近年来在国家层面的健康目标及其实现途径的策略以及卫生系统改革方向上,呈现出一个新的趋势,强调"预防优先"和重视预防保健的作用,提倡通过临床医学与公共卫生的整合,关注人类健康的整体化,将资源优先配置在具有好的成本效果的预防保健干预措施上,通过基层卫生保健的提供而不是依赖高层级医疗机构,来改变卫生系统缺乏整体化、缺乏可持续性、低效率、不公平、高成本的状况[101]。

在国际上,英国一直被认为是关注并实施预防服务优先选择的典范,通过优先选择,英国近年的卫生改革与政策一直在强调预防保健干预的重要性并关注初级保健方面。2006 年 1 月,英格兰卫生部出版了白皮书《我们的健康,我们的保健,我们说:社区服务的新导向》[100],其中强调将卫生保健资源投入转向初级保健和社区,并强调预防保健的重要性。该白皮书中提到,"我们必须确定健康和社会保健服务的新导向来满足我们所面临的未来人口的挑战。我们必须重新导向我们的健康和社会保健服务,使其机制聚焦在预防和健康促进上,这意味着费用重心的变更"。希望医院只提供他们应该提供的服务,使更多的服务的提供发生在更接近人们最需要的地方。2007 年英国建立了"健康英格兰"(HealthEngland),一个国家健康与幸福的研究组。首先,"健康英格兰"的报告提出了预防和公共卫生服务定义:"增强人口健康状况而设计的服务,与治疗服务截然不同,它主要是修复机能紊乱"[102]。在英国预防卫生服务干预的优先选择结果中,作为一项有效的干预措施,增加吸烟税和饮酒税被认为是能够最好的满足决策者期望的投入成本与效果目标的预防干预措施之一[103]。除了加强预防干预措施外,被誉为英国国家卫生服务体系(NHS)皇冠上明珠的初级保健和通科医生服务模式本身就是其倡导预防保健的具体体现。英国全科医生(GP)通过集中在整个人的健康而不是单个器官的服务方式,强调预防和健康筛查,作为居民的健康"守门人",86％的医疗保健服务是由他们提供的,仅对真正需要专科医生治疗的病人进行转诊,并由此来控制成本[104]。英国面对成本效率、现代生活方式带来疾病、环境污染对人们健康的困扰等新形势,加快医疗卫生事业从"治病救人"为主向"预防优先"转型[105],"预防是最好的良药"这是英国自 1948 年宣布建立国民健康服务制度为全民提供免费医疗服务以来的经验总结[106];意大利等发达国家注重以全科医师队伍建设为主的基层医疗卫生服务网络建设,突出预防和健康干预保护措施等,也取得了良好效果[107]。西方发达国家较早就提出民众的健康目标,并以法规或计划的形式颁布实施[108],围绕居民健康目标,英国等发达国家在投入相对较少的情况下取得了较好的健康产出,很值得我国借鉴。由于各种原因,我国卫生资源和卫生费用多流向以治疗疾病个体为主的医疗机构,医疗为主、医防脱节已成为制约我国卫生保健事业发展的主要因素之一。未来,应从国家战略层面在资源配置、经费投入等方面逐步实现由"治疗为主"向"预防优先"的转型。

5 新医改政策框架分析

5.1 我国医改历程

5.1.1 新中国卫生事业起步阶段

1950 年 8 月 19 日,新中国成立后的第一届全国卫生会议在北京闭幕。这次会议交流和总结了过去卫生工作的经验,讨论并确定了新中国卫生建设的方针。"面向工农兵,预防为主,团结中西医,卫生工作与群众运动相结合"四大方针成为新中国卫生事业发展初期的指导方针。人民政府充分发挥动员能力强、组织水平高的优势,采取一系列政策和措施,把医疗卫生服务体系建设纳入国民经济发展规划,集中财力建设城乡各级各类医疗卫生机构,构建起我国卫生服务体系的基本架构。1965 年,毛泽东同志作出了"把医疗卫生工作的重点放到农村去"的重要指示,大批城市医务人员深入农村,为农民提供防病治病服务。到 70 年代末,全国农村合作医疗覆盖率达到 90% 以上。国家对承担预防保健任务的卫生机构实行全额拨款,对公立医疗机构实行"包工资"并核拨发展经费,对集体所有制卫生机构实行"民办公助""社办公助";医疗机构实行低收费政策,减轻群众医疗费用负担。同时,实行严格的药品生产流通和价格管理,对药厂给予政策性补贴,使药品价格维持在微利水平。这一时期的卫生体制在维护促进人民群众健康方面发挥了重要作用,但也存在一些突出问题,主要是实行单一公有制的医疗卫生服务体系,医疗卫生资源严重短缺,群众看病难、住院难。严格的计划管理和过度的行政干预,影响了医疗机构和医务人员的积极性,"平均主义""大锅饭"造成服务效率低下,卫生事业内部发展缺乏活力。

5.1.2 我国卫生事业提高阶段

1978 年至 1985 年,是我国卫生事业解放思想、积极探索的阶段。这一阶段的主要矛盾是医疗服务供不应求,卫生事业的重点是大力提高卫生服务能力,扩大服务供给。同时要打破"平均主义"和"大锅饭"的分配方式,调动人员积极性,激发活力,提高效率。这一阶段主要矛盾和亟待解决的问题是医疗卫生服务供给不足问题,暂且还未涉及改革的问题。

5.1.3 第一轮医改

1985 年 4 月,国务院批转卫生部《关于卫生工作改革若干政策问题的报告》,提出:"必须进行改革,放宽政策,简政放权,多方集资,开阔发展卫生事业的路子"。核心思想是放权让利,扩大医疗卫生机构自主权。有学者也将 1985 年称为新中国"医改元年"。第一阶段主要特点是关注管理体制、运行机制方面的问题,政府的主导思想在于"给政策基本不给钱"。

5.1.4 第二轮医改

1992 年 9 国务院下发《关于深化医疗卫生体制改革的几点意见》,提出:"支持有条件的单位办成经济实体或实行企业化管理,做到自主经营、自负盈亏",医疗卫生事业开始向市场化进军;1997 年中共中央、国务院出台《关于卫生改革与发展的决定》,再次提出"我国卫生事业是政府实行一定福利政策的社会公益事业",并要求"卫生机构要通过改革和严格管理,建立起有责任、有激励、有约束、有竞争、有活力的运行机制"。第二阶段主要特点是"建设靠国家,吃饭靠自己",要求医疗卫生机构要在"以工助医、以副补主"等方面取得新成绩。这些卫生政策刺激了医疗卫生机构创收,弥补收入不足,同时,医疗卫生机构公益性逐渐淡化。

5.1.5 第三轮医改

2000 年 2 月国务院公布《关于城镇医疗卫生体制改革的指导意见》,将医疗机构分为非营利性和营利性两类进行管理,营利性医疗机构医疗服务价格放开,公立医疗机构内部引入竞争机制。2003 年 1 月国务院办公厅印发了《关于建立新型农村合作医疗制度的意见》。同年,SARS 疫情在中国蔓延,公共卫生体系建设备受关注。2005 年 7 月,国务院发展研究中心关于医改的研究报告称,中国医改从总体上讲是不成功的,其症结是近 20 年来医疗服务逐渐市场化、商品化,主要表现为:群众反映强烈的"看病难、看病贵"问题。2007 年 10 月,十七大召开,十七大报告关于"建立基本医疗卫生制度,提高全民健康水平"部分为新一轮医改确定了:指导思想、总体目标及主要任务等。

5.1.6 新医改(第四轮医改)

2009 年 4 月至今,以建立健全覆盖城乡居民的基本医疗卫生制度为总体目标,以健全公共卫生服务体系、医疗服务体系、医疗保障体系、药品供应保障体系为基础,以完善医药卫生的管理、运行、投入、价格、监管体制机制等为保障,以加快推进基本医疗保障制度建设、初步建立国家基本药物制度、健全基层医疗卫生服务体系、促进基本公共卫生服务逐步均等化、推进公立医院改革试点五项工作为重点的新一轮医改全面展开。

5.2 新医改目标与思路

5.2.1 新医改的总体思路

党中央、国务院对深化医药卫生体制改革工作高度重视,据卫生计生委官网显示,自 2009 年新医改启动至今,中共中央、国务院及国务院相关部门先后下发新医改相关配套文件 50 多部。根据《中共中央国务院关于深化医药卫生体制改革的意见》(中发〔2009〕6 号),我国新医改的总体思路与主要措施见表 5-1。

(1)一个总目标 建立覆盖城乡居民的基本医疗卫生制度,为群众提供安全、有效、方便、价廉的医疗卫生服务,促进人人享有基本医疗卫生服务。

(2)四大体系 建设覆盖城乡居民的公共卫生服务体系、医疗服务体系、医疗保障体系、药品供应保障体系,形成四位一体的基本医疗卫生制度。

(3)八大体制机制 完善医药卫生的管理、运行、投入、价格、监管体制机制,加强科技与人才、信息、法制建设,保障医药卫生体系有效规范运转。

(4)五项重点领域 为使改革尽快取得成效,逐步回归医疗卫生服务的公益性质,着力保障广大群众看病就医的基本需求,按照让群众得到实惠,让医务人员受到鼓舞,让监管人员易于掌握的要求,2009 年至 2011 年着力抓好五项重点改革:加快推进基本医疗保障制度建设;初步建立国家基本药物制度;健全基层医疗卫生服务体系;促进基本公共卫生服务逐步均等化;推进公立医院改革试点。

表 5 - 1 中国新医改总体思路与主要措施摘要表

总目标	建立覆盖城乡居民的基本医疗卫生制度,为群众提供安全、有效、方便、价廉的医疗卫生服务,促进人人享有基本医疗卫生服务。
四大体系	公共卫生服务体系、医疗服务体系、医疗保障体系、药品供应保障体系
八大体制机制	管理体制、运行机制、投入机制、价格形成机制、监管体制、科技创新机制和人才保障机制、信息系统、法律制度。
五项重点领域	基本医疗保障制度建设、国家基本药物制度、基层医疗卫生服务体系、基本公共卫生服务逐步均等化、公立医院改革试点。

5.2.2 新医改为慢性病防控带来的主要机遇

如前所述,我国现行慢性病防控策略存在诸多问题,许多问题涉及体制、机制等。新医改为我国慢性病防控策略的构建提供了难得机遇。

(1)健康目标逐步清晰 《国务院关于印发"十二五"期间深化医药卫生体制改革规划暨实施方案的通知》(国发〔2012〕11 号)指出,"坚持预防为主,以维护和增进全体人民健康为宗旨"。党的十八大明确提出,"健康是促进人的全面发展的必然要求,要坚持为人民健康服务的方向"。《国务院办公厅关于印发深化医药卫生体制改革 2013 年主要工作安排的通知》(国办发〔2013〕80 号)指出,"深入贯彻党的十八大精神,坚持为人民健康服务的方向"等。所有这些都释放一个信号,那就是随着医改的深化和推进,居民健康目标越来越被全社会关注,并成为卫生工作的核心目标。这为我们在新的历史条件下完善好慢性病防控策略、做好慢性病防控工作奠定了坚实基础。

(2)组织保障更加有力 我国新医改是在党中央、国务院统一领导和部署下开展的一项社会系统工程。地方各级党委、政府高度重视,这为做好医改工作提供了坚强的组织保障。作为影响居民健康的首要因素,在新医改的背景下,慢性病防控工作已经引起了全社会高度关注,这为进一步加强慢性病组织领导提供了难得机遇。

(3)支持政策不断完善 新医改中基本医疗保障水平的不断提高,为慢性病患者有效救治提供了基本保障,且对部分重大慢性病提供了医保政策倾斜;基本药物制度的建立为慢性病患者用到安全、价廉的基本药物提供了保障;重点慢性病防控措施已纳入了新医改的基本公共卫生服务项目,比如:高血压和糖尿病的健康教育、监测、服务管理等;基层医疗卫生服务体系加强的系列政策措施也有助于慢性病防控策略在基层的落实;公立医院改革如果取得实效也有助于慢性病患者看病就医。

5.2.3　新形势下慢性病防控面临的主要挑战

（1）理念滞后　尽管从建国至今，预防为主一直是卫生工作基本方针，但多针对传染性疾病（communicable disease）。随着传染性疾病患病率的降低，预防为主似乎没有引起大家更多关注，除非出现传染性疾病的爆发或流行。一方面，我国目前卫生服务模式仍是以疾病治疗为主，甚至新医改的主要政策措施都围绕"看病就医"设计，"治疗"为主的烙印比较明显；另一方面，在卫生系统内部，甚至专业疾病预防控制机构也存在着理念的偏差，尽管我国各级疾病预防控制机构（CDC）已成立了 10 多年，但重传染性疾病防制、轻非传染性疾病防控的现象仍比较普遍；过去防疫站中的"防疫"主要指：防止、控制、消灭传染病措施的统称，分经常性和疫情后两种，包括接种、检疫、普查和管理传染源、传染途径和易感人群等；而现在疾病预防控制中心中的"疾病"显然是指流行病（epidemic）而非传染性疾病；现代流行病学是研究人群中疾病与健康状况的分布及其影响因素，并研究防制疾病及促进健康的策略和措施的科学，包括：疾病、伤害和健康三个层次内容[109]。

（2）认识不足　全社会对慢性病危害的严重性普遍认识不足，目前能够充分认识到慢性病危害严重性的人群多集中在卫生部门、相关方面的研究人员、专业防治人员及部分患者群体等。由于慢性病并非像急性传染性疾病那样，大面积流行会引起社会恐慌，因此，一直未引起全社会的高度重视。

（3）机制尚未建立　如前所述，慢性病与社会经济发展紧密相关，慢性病的防控工作已经超出了卫生部门的范畴，政府在国家层面上采取全面和综合行动是成功的关键[4]。但目前的现状是：慢性病防控主要职责基本局限于卫生系统内部，甚至各级 CDC 和基层医疗卫生机构，政府主导、多部门合作、全社会参与的工作机制尚未建立。

（4）防治体系亟待加强　慢性病防治网络尚不健全，卫生资源配置不合理，人才队伍建设亟待加强。慢性病一旦发生，病人将长期处于健康状况不佳并需要医疗服务[115]。有充分的证据表明我国的卫生体系尚不能有效满足居民的慢性病防治需要和需求，与 OECD 国家比较，我国的心血管病、慢阻肺和癌症等主要慢性病死亡率要高出许多；糖尿病急性合并症住院率也远远高于欧盟成员国的平均水平，这种差异反映的是各国卫生系统在应对慢性非传染性疾病方面的效果和效率。中国 CDC 有关调查结果表明，55％以上的县无慢性病防治专业机构，约15％的县无慢性病防治专职工作人员；就开展的工作而言，只有不到 45％的县级疾控中心开展了慢性病监测，仅 30％左右的疾控中心在调查之前一年内开展过慢性病干预工作。与日俱增的慢性病发展态势如不加遏制，可能会给国家控制医疗费用过快上涨的努力带来严峻挑战。例如，过去 10 年中，OECD 国家的卫生支出实际增长了 50％，2000 年到 2009 年间，我国医疗卫生费用增长了三倍，增速最快的 2008 年和 2009 年，涨幅分别为 16％和 20％以上。预计未来五年内，卫生总费用可能会进一步增长 70％。费用激增不仅给政府预算带来压力，而且加剧老百姓特别是农村贫困人群的负担，据统计目前自付费用占到卫生总费用的 37％。卫生费用的上涨和老百姓负担的增加将削弱政府拓展医疗保险覆盖（保险的深度）的努力，同时也会增加弱势人群由于大额医疗费用而导致的因病返贫的风险。

5.3 专家学者相关观点

5.3.1 韩启德院士

2010年4月27日,韩启德院士在出席北京大学中国卫生发展研究中心成立暨柳叶刀中国专辑发行仪式时指出,卫生事业改革与发展离不开科学研究。中共中央和国务院关于深化医改的意见及近期重点实施方案发布一年来,改革已经取得重要进展,但同时也面临严峻挑战。(1)医改难在"基本"。我国医药卫生体制改革的核心是建设覆盖城乡居民的基本卫生医疗保障制度——医改的核心在"基本"。而政府只可能承担"基本",公共财政也是提供"基本",这样才能体现公平公正。但是,医改难也难在"基本"。首先是如何确定"基本":政府应该投入多少,这些投入能够解决多少问题,如何避免公众对"基本"的过高期待。二是在确定什么是"基本"的前提下,如何确保"基本"。在当前市场不完善的情况下,现在还很难兼顾到患者、医院、医药流通环节以及药厂各个方面的要求。三是确保"基本"还面临着基层医疗卫生机构的能力建设问题,特别是人力资源还远远不够。(2)改善健康需多方努力。在医改的实践中政府与市场的角色问题,目前在理论上还没有达到完全的共识。重要的问题是,在实践当中如何根据中国的实际情况,在实际政策和措施当中来把握好"度"。例如,政府应该通过什么途径、什么方式来补偿公立医院,是不是只有公立医院才能发挥公益作用等,都是要在实践当中不断来调整和解决的问题。从改善健康的社会决定因素着手来提高全民健康水平,是一个亟待解决、也是一个极为困难的大问题。医疗服务在解决健康问题中的贡献是有限的,许多社会因素都会影响我们的健康,这需要卫生部门及以外的各级政府部门参与,并动员广大群众一起共同来解决。医疗技术的发展日新月异,给患者带来了福祉和希望,但疾病也是造成医疗费用大幅度增长的一个重要原因。禁止医疗技术发展显然是不明智的,也是不可能的。对新技术的准入是不是应该设定更加严格的门槛? 是不是在准入的时候应该考虑一下患者的经济承受能力呢? 另外,应推动适宜医疗技术在我国的发展和应用[110]。

2011年12月,2011"中国慢性病防控论坛暨中国健康促进联盟成立大会"上,韩启德院士指出,慢性病已经成为危害我国人民健康、危害社会及经济可持续发展的严重公共卫生问题和社会问题。我国政府应该承担起主导作用,将健康融入到所有的政策中,同时加强制定慢性病长期防治规划,并在制度、经费、机构和人员上给予保障。他强调,慢性病防控工作一定要发挥社会力量的作用,针对慢性病危险因素在全人群中开展健康教育和健康促进。他要求,新成立的中国健康促进联盟各成员单位要深入社会基层、深入大众,组织全民健康实践活动,提高国民健康素质。

2012年7月12日,在"2012年中国控烟论坛"大会上,韩启德院士指出,烟草危害是当今世界最严重的公共卫生问题之一,吸烟对我国人民群众健康影响特别严重。我国吸烟人群3.5亿,被动吸烟的人超过7亿,每年死于烟草相关疾病的人数超过100万。但同时,烟草危害也是最大的可以控制和可以预防的危险因素。中国政府高度重视控烟工作,成立了履约的协调机制,财政部门安排了经费,加强了控烟网络能力建设,《国民经济和社会发展第十二个五年规划纲要》当中也明确地要求全面推进公共场所戒烟。六年多来,我国控烟履约工作得到一定的进展。全国人大常委会也很重视,今年派出了调研组到几个发达国家了解控烟经验;同时也在国内进行调研,为控烟立法做积极准备。控烟工作是一项综合系统的工程,需要采取控烟立法、提高烟税、禁止烟草广告、烟盒包装上的图形警示、提高烟草有害健康的认识等综合措施,需要政府、卫生部门、社会各界和家庭个人的共同努力。

5.3.2 陈竺院士

陈竺院士认为,医改的体系可以看做是一个大厦,其中有"四梁八柱"。"四梁"包括公共卫生体系、医疗服务体系、医疗保障体系、药品供应体系;"八柱"包括医疗管理机制、运行机制、投入机制、价格形成机制、监管机制、科技和人才保障、信息系统、法律制度,而"建设覆盖城乡居民的基本卫生保健制度,促进人人享有基本卫生医疗服务"是卫生部医改的总体目标。"当看到看病难、看病贵成为老百姓反映强烈的问题时,我们就可以想象卫生部的责任有多重。我还想告诉大家,虽然面临种种挑战和问题,中国仍是今天世界上从事生物医学研究最好的地方。"陈竺如是说。陈竺认为,大力改善群众健康状况是实现以人为本、构建和谐社会和建设小康社会的重要体现。而健康产业有巨大的发展空间和动力,这将促进经济的发展并创造新的就业机会。"医学将出现模式转变,预防比治疗更为重要。我更关心疫苗接种,特别是乙肝疫苗的接种。乙肝称得上是我国的'国病'。现在,有一半癌症可以预防,乙肝就不能预防和治疗吗?"

2013年全国"两会"期间,陈竺院士在接受《中国科学报》采访时指出,"我国将继续深入推进医改工作,围绕加快健全全民医保体系、巩固完善基本药物制度和基层医疗卫生机构运行新机制、积极推进公立医院改革等三项重点工作,抓住医保、医药、医疗三个重点环节,加强相互协调,实现'三医联动'。""未来的医改必须要坚持'三医联动',坚持统筹兼顾,强化综合协调机制,把政府投入和医改在政策方面的重大突破尽快转化为人民群众的健康效益。"

2011年5月16日,第64届世界卫生大会在瑞士日内瓦举行。时任卫生部长的陈竺院士在大会一般性辩论发言中作了题为"慢性非传染性疾病防控刻不容缓"的发言,呼吁国际社会必须增强使命感和紧迫感,必须坚定地实施慢性非传染性疾病全球战略行动计划,将慢性非传染性疾病防控纳入到衡量本国社会经济发展状况的核心指标,进一步加强卫生体系建设等。陈竺院士指出,据中国最新的人口普查数据,中国60岁及以上人口占13.26%,人口老龄化进程加快。中国已成为世界上首个"未富先老"的发展中大国。中国有2亿高血压患者,每年新发280万癌症患者,糖尿病患病率已达到9%。慢性非传染性疾病占中国人群死因构成升至85%,每年约370万人因慢性非传染性疾病过早死亡。慢性非传染性疾病已经给社会经济发展造成了巨大的威胁。防控慢性非传染性疾病,任重道远。陈竺强调,慢性非传染性疾病防控是一项刻不容缓的工作。如果控制不好,未来20～30年,全球将会出现慢性非传染性疾病的"井喷"。必须重视导致慢性非传染性疾病的健康社会决定因素。国际社会必须增强使命感和紧迫感,必须坚定地实施慢性非传染性疾病全球战略行动计划。陈竺在次此大会上提出如下建议:第一,各国将慢性非传染性疾病防控纳入到衡量本国社会经济发展状况的核心指标,国际社会进一步推动将慢性非传染性疾病防控指标纳入千年发展目标。慢性非传染性疾病是"社会传染病",各国政府要像重视GDP一样重视慢性非传染性疾病预防控制工作,将其纳入当地经济社会发展总体规划,建立部门间协调机制,加强社会动员,共同参与。国际社会要积极筹措资金,保障经费投入。第二,进一步加强卫生体系建设。强有力的卫生体系不仅是应对传染病以及突发公共卫生事件的基础,更是防控慢性非传染性疾病的关键。各国政府应将卫生体系建设作为重点工作内容。发达国家和国际组织应将加强卫生体系建设作为对外援助的一个重要领域,增加援助力度,帮助发展中国家建设卫生体系。第三,充分发挥 WHO 在全球卫生发展日程中的领导作用,支持陈冯富珍总干事领导秘书处的改革进程。希望 WHO 在今年 9 月联合国关于慢性非传染性疾病峰会的筹备中发挥领导作用,在全球建立统一明确的慢性非传染性疾病防控目标与评价指标,制订清晰的行动路线,协调整合国际资源,建立广泛的国际合作和伙伴关系。

5.3.3　王陇德院士

　　关于新医改,时任卫生部副部长王陇德在 2007 年 5 月 11 日浙江大学 110 周年校庆纪念学术活动之一的"医疗卫生的公平性和医疗保障体系"为主题的西湖论坛上提出,医疗服务改革的"四大原则",即医患、供需之间应该以患者、需方为本,从过去的病人求医生转变到病人来选择医生,从"求"到"选",还权于民;卫生系统内部管理中以医务人员为本;推进政府职能转变,由过去的"管制"思维转化为"服务"的理念;促进基本医疗服务公平享有,从体制、制度上保障不同群体、不同地域人群的健康权益。

　　2010 年 12 月,王陇德院士在"健康中国 2020 第二届中国健康管理论坛"上发表报告时称,到 2020 年中国内地将有 85％的死亡归因于慢性病。2012 年 3 月,王陇德在接受有关采访时曾指出,2008 年公布的我国第三次居民死因抽样调查结果显示,脑血管病已成为我国国民第一位的死亡原因,死亡率是欧美国家的 4～5 倍。对于患者而言,心脑血管病、糖尿病等重点慢性病是不可能彻底治愈的,只能缓解,而且花费高昂。据估算,我国县以上医院每年用于脑卒中患者的直接医疗费用达 120 亿元,间接费用高达 200 亿元。

　　2012 年 5 月,王陇德院士在首届医疗与健康服务国际峰会上强调,预防慢性病需要多方配合。他指出,2011 年 9 月份联合国在历史上首次召开了慢病防控的高级别会议,大会所公布慢性病死亡的案例中有 80％是发生在发展中国家。我们国家慢病上升很快,一个是人口年龄的增长,另外是大量的高危人群:高血脂、高血压、肥胖、高血糖等。现在高血压人群 2 亿多,二型糖尿病人也 2 亿多。他表示,预防慢性病,保健工作必不可少。首先是锻炼,现在国际社会非常强调锻炼,包括耐力性和力量性,以往比较多的强调耐力,现在看起来力量也很重要,保住我们的肌肉是非常重要的。其次是注意饮食,要控制肉、油、盐的摄入量,增加水果、奶、谷类和署类的摄入。只有注意保健工作,才可以更好的预防慢性病,他最后表示,健康是人全面发展的基础,保证身体健康一定要调整生活方式,调整生活方式必须多方合作,包括食品怎么生产,我们的医疗机构怎么样走上预防的道路,怎么样开展预防工作等,我们应当共同努力,科学有效地预防慢性病。

5.3.4　其他专家学者观点

　　(1)李立明教授　WHO 西太区慢病顾问、卫生部社区慢病综合防治示范点项目专家组组长、中华流行病学会主任委员李立明教授认为,下一步深化医改,在工作上要有重点,政策上要有倾斜。①医改中政府投入应向公共卫生服务均等化倾斜,切实落实预防为主的卫生工作方针;②深化医改工作重心应向卫生人力资源队伍建设倾斜,真正体现以人才为根本的改革举措;③在医改的疾病预防控制项目中,应向慢性病防治工作倾斜[111]。同时,作为我国著名流行病学专家,卫生部规划教材《流行病学》(第 6 版)主编,李立明教授指出,目前,流行病学在概念上笼统地分成传染病流行病学和慢性流行病学两大类,但是两者并不是完全对立关系:传染病也可以潜伏多年才发病,例如 HIV 感染;慢性病的危险因素或病因也存在传染性病原体,例如,HPV 导致宫颈癌,HBV 和 HCV 导致肝癌等。一些慢性病的行为危险因素在人群中也非常容易"传染"。同时,两类疾病也可以相互影响,一些传染病在慢性病患者中发病率更高,例如心血管疾病和呼吸道疾病患者在季节性流感时住院率和死亡率较高。虽然两者根本病因可能不同,但也存在一些共同的病因,例如居住环境和社会经济地位等因素。简单的剥离成两部分将导致忽视一些交叉领域,这就需要长期地开展一些大范围的研究、监测、预防和控制项目[112]。

(2)于竞进司长 2012 年 8 月,在 2012 中国卫生论坛上,卫生部疾控局局长于竞进指出,我国慢性病防控中存在的问题不容忽视,并建议采取相关策略,包括借助医改促进慢病防控规划落实,以卫生信息化带动慢病患者管理等。他指出,"我国慢性病防控工作机制尚未建立,防控服务能力不足,各部门间、卫生系统内部、业务机构之间缺乏协调合作和监督评价机制,尚未形成合力。另外,政府经费依然不足,跟不上防控任务的需要。"于竞进说,我国慢性病流行情况的总体特点是发病增长快,疾病负担重,癌症发病死亡呈增长趋势,人群慢性病死因构成逐年增加,慢病在疾病负担中所占比例约为 69%。2010 年中国慢性病行为危险因素监测表明,中国具有慢性病危险因素的人数,超重 3.05 亿人,肥胖 1.2 亿人,高血压 2.36 亿人,高胆固醇血症 3293 万人,糖尿病 9681 万人。此外,慢性病导致贫穷问题严重。2009 年,罹患常见慢性病住院一次,城镇居民至少花费人均年收入的一半,农村居民至少花费人均年收入的 1.3 倍。于竞进强调,在中国慢性病防控工作中,必须强调"三个坚持"原则。坚持以政府为主导,加强各部门之前的合作,争取广泛社会参与;坚持重点突出、分类指导,注重防控效果;坚持以预防为主,防控结合,重心下移,关注弱势群体和流动人口,加强患者教育。在具体措施方面,慢性病防控要坚持"1 升 2 早 3 降"目标,早发现、早治疗,降低发病率、致残率和死亡率。于竞进说,"针对慢性病发展各阶段的不同人群要采取不同措施。对一般人群,应控制危险因素,加强健康促进;对高危人群要早诊早治,加强健康管理;对患者要加强规范化管理,将重点放在疾病管理上。"于竞进指出,我国慢性病防控体系已基本建立,但仍存在很多问题。其中,防控体系服务能力不足是主要问题。全国慢病防控体系在省、地两级较完善,但只有五分之一的乡镇建立了慢病防控体系。地市和区县疾控中心的组织机构和人员素质不足,专病防控机构缺少编制和工作经费,医疗机构在预防和指导方面作用不够,缺乏保障,基层医疗卫生机构服务能力亟待提高。在应对策略方面,于竞进强调:"要借力医改,促进慢病防治规划的落实,建立防治服务体系,探索并推进慢病防控适宜技术,促进基本卫生服务均等化,以卫生信息化带动对慢病患者的规范管理。"

(3)中国 CDC 专家 在 2013 年 8 月 19 日第二届中国健康生活方式大会上,中国疾病预防控制中心主任王宇指出,我国慢性病在疾病负担中所占比重达到 70%,因慢病死亡占居民总死亡构成已上升至 85%,不健康的生活方式是引起慢性病发生的最主要因素。王宇指出,我国 18 岁及以上人群的吸烟率达 28.3%,其中男性高达 53.3%;饮酒率为 36.4%,其中有害饮酒比例为 9.3%;经常参加体育锻炼的比例仅有 11.9%;超过 70% 的家庭人均每日食用盐和食用油的摄入量都大大超标,每天蔬菜、水果摄入量不足的人群比例超过 50%。在此次会议上,中国疾病预防控制中心副主任梁晓峰说,目前,我国经常参加锻炼的成人只有 11.9%,超过 70% 的家庭人均每日食用盐超标。2013 年 5 月,第 66 届世界卫生大会讨论通过了 2013 年至 2020 年预防控制非传染性疾病全球行动计划的监测框架,确立了一系列全球行动,力争到 2025 年使非传染性疾病所导致的过早死亡率降低 25％,对导致慢病的危险因素也制定了明确的防控目标,即有害使用酒精减少 10％,身体活动不足减少 10％,食盐摄入减少 30％,烟草使用减少 30％。对于这些目标在中国目前的监测情况,中国疾病预防控制中心副主任梁晓峰坦言"情况不容乐观"。他说,目前,经常参加锻炼的成人只有 11.9％,18 岁以上男性的吸烟率高达 53.3％,饮酒率为 36.4％,超过 70％的家庭人均每日食用盐超标。梁晓峰说,以烟草为例,我国现在的烟草生产量还在不断增加,国家层面至今未有公共场所禁烟相关法律出台,甚至男性医务人员的吸烟率也高达 30％。必须有国家层面的系统应对,才有可能实现上述目标。2012 年 5 月 13 日在京举行的第二届中国女医师大会疾病预防控制分论坛上,中国疾病预防控制中心慢性病预防控制中心常务副主任王临虹教授介绍,监测数据显示,我国 18 岁及以上女性居民现在吸烟率为 2.5％(男性为 53.3％),危险饮酒率、有害饮酒率分别为 3.2％和 2.0％(男性分别为 9.3％和 11.1％),蔬菜水果摄入不足者占 51.7％(男性为 53.8％),红肉摄入过多者占 21.1％(男性为 33.5％),从不锻炼者占 86.2％(男性为 81.4％)。尽管成年女性吸烟率、危险饮酒率、有害饮酒率明显低于男性,但从不锻炼身体、过多摄入红肉、蔬菜水果摄入不足等危险因素普遍存在,其中从不锻炼的比例高于男性。在我国成年女性中,18 岁及以上女性居民超重率为 29.7％,肥胖率为 12.1％,高血压患病率为 31.8％,糖尿病患病率为 9.0％,高胆固醇血症患病率为 3.2％,高甘油三酯血症患病率为 8.6％,代谢综合征患病率为 17.4％。

6 国外慢性病防控策略有益经验梳理

6.1 将健康目标纳入国家法规

如前所述,英国、意大利、加拿大等发达国家之所以具有较好的健康产出,一个很重要的原因是这些国家普遍具有明确而清晰的健康行动计划,围绕健康行动计划,各级政府、相关部门及社会有关方面职责清楚、评价指标明确,有关财力、人力等资源均向有利于居民健康水平提高的方向倾斜。尽管我国在经济社会发展规划、卫生事业发展规划等也提及了健康目标具体指标,如延长期望寿命、降低婴幼儿死亡率等,但在各级政府层面上尚无一部真正的健康行动计划(《"健康中国2020"战略研究报告》虽然提出了目标、战略重点及政策措施等,但并未上升到国家政策层面),以至于有限的资金和资源没有取得较好的健康产出。

6.2 政府承担主导责任

从经济学视角看,为实现社会福祉净增长,政府干预是一项十分必要的手段。也就是说,如果存在市场失灵或者"健康公平性"这一社会目标无法通过其他方法实现,政府就有理由介入。全球经验表明,至少有三种市场失灵为政府必须对慢性病及其危险因素干预提供充足理由:①外部性 二手烟带给他人的健康危害及醉驾导致交通事故死亡的外部成本高昂。此外,慢性病也会增加医疗保健和社会保险成本,从而加重"第三方"的负担。②信息不对称 人们并不总是完全知晓不健康生活方式(如吸烟、酗酒、缺乏运动和饮食不当)对健康(及其他方面)的影响。他们也可能受到食品和烟酒业散播的刻意扭曲的信息的误导。针对这一情况,政府应当进行干预,宣传慢性病相关健康信息(如吸烟的健康危害)。因为通常情况下健康信息这种公共产品的供给往往达不到社会所需的最佳水平。此外,政府也应介入对不良生活方式及行为对健康的影响研究。③非理性行为 儿童、青少年甚至有时候成人往往不考虑当前选择对将来的长远影响(无论他们是否知晓这种影响),比如吸烟。事实上,他们当前的选择可能与其长远的最佳利益(如身体健康)相悖。这种情况为政府进行一些主要的干预提供了充足的理由,以阻止人们在尚未了解健康风险行为后果的情况下对其自身造成伤害。同时,慢性病具有患病率高、死亡率高、经济负担重等特点,面对投入及资源有限、服务需求快速增长等形势,我国政府能否有效应对慢性病关乎新医改能否取得实际成效。

6.3 预防保健优先

健康发展目标与策略的选择失当和优先选择的错误,不仅要以生命和卫生系统绩效为代价,也将以大量卫生资源的错误配置和低效率为代价。国际卫生系统改革的经验和教训显示出,如果延续治疗为主的模式,没有一种灵丹妙药可以挽救目前资源配置失当和低效率的卫生保健系统。近年来,许多发达国家在国家层面的健康目标、实现途径的策略以及卫生系统改革方向上,呈现出一个新的趋势——强调"预防优先"和重视预防保健的作用,这种卫生服务模式的转变值得我国思考与借鉴。

6.4 协作机制健全顺畅

尽管不能彻底消除慢性病对人类健康的威胁,但是芬兰、英国、加拿大、法国和德国等发达国家的经验证实:通过预防和管理慢性病全过程能够明显减少过早死亡、改善健康状况恶化和能力丧失。慢性病很多预防性干预措施,如《烟草控制框架公约》推荐的干预措施以及针对心血管病高风险人群使用的多种药物联合治疗,都非常经济、有效[113-115]。而且,防治效果的显现通常比人们预想的时间要短得多。来自英国的最新证据表明,减少吸烟和暴露于二手烟能很快产生健康和经济效益,在短短的一年时间内,心血管病发生率下降,与之相伴随的医疗费用也同时降低;在芬兰,消除导致慢性病的危险因素后,2 到 7 年内就可以看到明显的效果,即便是对于老龄人群,这些措施也同样能够发挥作用[116,117]。国际社会就慢性病的一系列有效的政策选择和干预措施有一定的共识,这种共识源自不同国家的经验积累[118,119]。在近期、中期可采用以下政策选择。

6.4.1 将健康融入所有政策

将健康融入所有政策两个最为重要的工具是健康影响评价和健康视角项目。①健康影响评价的定义为"可用于评价一项政策、计划或项目对人群健康的潜在影响,以及这些影响在人群中分布状况的一整套程序、方法和工具"。健康影响评价能有效地帮助决策者在各种方案和改进中做出选择,以期预防疾病、伤害,积极促进健康。②健康视角项目是由非卫生部门设计实施。尽管这些项目主要是为了实现其他部门的发展议程,但其中也包括了旨在降低项目对人群健康的不利影响,或对改进人群健康产生积极影响的活动或内容。例如,可以鼓励食品业和农业部门生产健康食品,降低含盐量,这对企业或政府都不会带来额外的负担;也可以在道路设计时考虑限速,预防事故伤害。这项策略旨在通过卫生部门之外的其他部门的机构、机制和行动,实现改善居民健康的目的。居民健康的改善反过来也会对宏观经济和社会发展目标的实现产生重要影响,促进国家的福祉改善和财富增长。

6.4.2 经济和规制策略

这些措施包括定价政策、制定法规等。例如,降低价格以促进水果和蔬菜等健康产品销售;增加不健康产品(如香烟、酒类以及儿童快餐)的社会、经济成本以控制其消费。

6.4.3 卫生部门行动

卫生行业需要调整,引入新的筹资和服务模式,着重改进初级卫生保健系统,以提供明确界定的、综合性的慢性病服务;同时营造有利环境,促进人们知情的健康选择,对自身健康承担更大的责任。

6.4.4 社区行动

OECD国家中,员工参与健身会得到雇主补贴,雇主还可营造无烟工作环境。实际上,雇主能对员工的行为产生重大影响,并能够采取政府无法采用的方式让其员工了解健康风险。美国经验表明,这类项目收效甚佳:企业在员工健身上每花费1美元,其医疗费用投入反而会降低3.27美元,该结果与减少旷工的收效相当[120]。我国开展的一些慢性病干预研究发现,干预不仅具有成本效益,而且对健康改善具有长期影响。中国协和医科大学和首都钢铁公司总医院合作开展的"首都钢铁公司人群心血管病24年(1974—1998年)干预效果评价"显示,干预组平均收缩压、舒张压分别净下降2.5和2.2mmHg。24年来干预人群脑卒中发病率和死亡率分别下降了54.7%和74.3%[121]。中日友好医院和大庆油田总医院开展的"生活方式干预对糖尿病的远期预防作用20年随访研究"发现,生活方式干预不仅在积极干预期有效地降低糖尿病发病率,而且有长期的后效应,其降低糖尿病发病率的效果可延续14年;与对照组相比,糖尿病的发病风险降低了43%,干预组比对照组患糖尿病推迟3.6年;生活方式干预试验使威胁视力的严重视网膜病变(激光治疗和失明)风险下降47%[117]。上述策略之所以能够高效实施,政府部门、卫生系统及社会相关方面的密切协作发挥了重要作用,而慢性病防控中的大协作策略需要相关体制和机制作支撑,这也恰恰是我国慢性病防控中的重要短板之一。

6.5 基层承载着居民健康"守门人"的神圣职责

6.5.1 国内外比较

从表6-1可以看出,与金砖国家和发达七国相比,我国医护人员密度较低,但每万人医院床位数高于美国、英国、意大利及加拿大等发达国家水平,医疗卫生资源存在结构性问题。我们研究发现,慢性病防控取得较高健康产出的国家都有一个共同的特点,那就是特别重视社区卫生服务机构(在我国相当于基层医疗卫生机构)能力建设,在全科(或通科)医师配置与培训、设施与资金投入等方面都下足了功夫,使得基层有能力、有积极性做好初级卫生保健工作,真正履行居民健康"守门人"的职责。例如,英国以社区为主的基础医疗网是这个国家医疗服务体系(national health service,NHS)的最大组成部分,约占其总预算的75%,是包括医疗保健和社会关怀在内的综合服务机构[122]。目前,距离1978年WHO《阿拉木图宣言》提出的"初级卫生保健"(primary health care,PHC)策略已过去了30多年,我国除在主要传染病预防接种、重点地方病防控及计划生育方面取得较为明显成效外,健康促进、合理营养、合理治疗、社区康复等方面仍需要进一步努力。出现这种现状除观念方面因素外,基层薄弱、履行初级卫生保健职责"力不从心"是重要原因,需要引起政府和全社会高度重视。

6.5.2 国外启示

俄罗斯医疗资源在金砖国家中遥遥领先,医师密度甚至高于发达国家,但俄罗斯医疗体系质量和服务水平较差[123];巴西建立了较为完备的"统一医疗体系"、严格的双向转诊流程及实力较强的社区卫生服务网络,使巴西居民的健康状况接近中等发达国家水平[124];目前,日本面临卫生支出过快增长,政府财政赤字严重的问题[125];2009年上半年起,法国取消了公立医院日常门诊业务,只保留急诊和住院业务,形成科学就诊机制[126];英国"金字塔"状医疗服务体系为居民就近就医提供了可能,政府提供和购买服务为居民获得医疗服务提供了保障,不同医疗机构采取不同支付方式,控制费用过快增长,引入市场化机制,不断提高效率[127];意大利注重以全科医师队伍建设为主的基层医疗卫生服务网络建设,突出预防和健康干预保护措施等[128];加拿大初级卫生发展的历程表明,在强调基本卫生服务重心下沉社区的同时,必须以卫生人力和财力资源配置重心下移为保障[129]。国外相关情况启示,我国应采取有效措施加强基层医疗卫生服务机构建设,让基层有能力承担起城乡居民健康"守门人"职责,将初级卫生保健落实好,从源头遏制或降低居民患病的发生,减少居民医疗服务的客观需求,这或许是我国新医改应汲取的重要经验之一。

表6-1　世界部分国家医疗卫生资源相关指标统计表

类别	国家	总人口(亿)	60岁以上(%)	人均GDP(美元)	医师密度(每万人)	护理和助产人员密度(每万人)	医院床位数(每万人)
金砖国家	中国	13.54	13.0	5432	14.6	15.1	39.0
	俄罗斯	1.433	18.0	14247	43.1	85.2	97.0
	印度	12.10	8.0	1485	6.5	10.0	9.0
	巴西	1.92	11.0	12788	17.6	64.2	23.0
	南非	0.49	8.0	7512	7.6	—	—
发达国家	美国	3.15	19.0	49922	24.2	98.2	30.0
	日本	1.28	31.0	46895	21.4	41.4	137.0
	德国	0.80	26.0	41168	36.9	113.8	82.0
	法国	0.64	23.0	40009	33.8	93.0	66.0
	英国	0.62	23.0	38891	27.7	94.7	30.0
	意大利	0.61	27.0	36267	38.0	—	35.0
	加拿大	0.35	20.0	50436	20.7	104.3	32.0

资料来源:根据2013年世界卫生统计报告整理。

6.6　慢性病管理服务模式与时俱进

为了改善服务可及性、提高服务质量和控制成本,美国、英国等发达国家实施了新型卫生服务组织和服务提供模式。比如,根据患病严重程度及所需的临床管理复杂程度将慢性病患者分类,并提供相对应的医疗和保健服务[130,131]。通常情况下,大多数慢性病患者所需的临床管理要求较低,可以采取患者自我管理,仅大约5%的病人需要有专业医护人员提供复杂的临床管理甚至住院治疗,而介于两者之间为高风险患者,相对于自我管理的患者,他们的病情不稳定或者越来越重,需要专业人员指导下的规范管理。这种慢性病管理模式即慢性病管理金字塔模式,值得我国借鉴。

6.7　注重生命全程预防

虽然慢性病与年龄相关性较大,但这并不代表慢性病只累及老年人。胎儿及婴儿的发育状况可能会影响个体终生健康。例如,较低的出生体重(或其他胎儿生长指标)与冠心病、血压升高及 2 型糖尿病的关系已被许多研究证实;儿童青少年吸烟、超重、肥胖等危险因素乃至 2 型糖尿病等慢性病流行也日益显著;许多慢性病发生逐步年轻化等[2]。因此,许多发达国家实施了慢性病生命全程预防策略。

6.8　其他有益经验

发达国家在慢性病综合防控方面积累了许多有益经验,除上述主要经验外,其他经验也值得借鉴,比如精细化的激励机制。在英国,为了获得国家卫生服务局(NHS)的合同,服务方必须满足一系列质量要求。合同包括一整套针对临床服务和机构管理质量的经济激励方案。除按人头支付服务费用和保障基础设施的投资外,国家卫生服务局提供的质量奖励在服务方收入来源中占有较大比重(通常占到全科医生诊所收入的 25%)。质量和结果框架(quality and outcomes frame work,QOF)被用来评估和奖励提供的优质服务,并规范临床服务的改进。为将付费与质量标准的实现情况挂钩,国家卫生服务局设计了一套打分制,最高分为 1000。供方总体分值中,66% 来自于 20 个临床领域的 87 个指标实现情况。2011 年,分配分值最高的是糖尿病防治(92 分)、高血压防治(79 分)、冠心病防治(76 分)以及控烟(60 分)。临床指标分值是根据目标实现的最低要求和最高目标进行简单线性推算得出。例如,控制高血压(即将血压控制在 150/90mmHg 或以下水平)最高得分为 57 分。至少要有 40% 的患者血压控制达到这一目标才可以开始计分,能够实现的最高实际控制率设为 70%。如果供方实现了这一目标,即其负责管理的高血压病人中有 70% 的血压得到控制,那么该供方在这一指标上就能获得满分 57 分;如果仅有 60% 的病人实现这一控制水平,那么该供方只能得到 38 分[=57×(60%−40%)/(70%−40%)]。

7 新形势下慢性病防控策略构建

如前所述,新形势下我国慢性病有效防控面临不少困难,但是,有诸多前辈的不懈探索和经验积累,有国外有益经验的积极借鉴,特别是目前正在深化的新医改重大机遇,我们坚信,通过大家的共同努力,一定能够开创出具有中国特色的慢性病综合防控新路子。新医改涉及卫生领域各个方面,是现阶段乃至今后一个时期卫生系统一项中心工作,为我国改革与发展慢性病防控事业提供难得的机遇,在新医改大背景下谋划好慢性病防控策略,是实现新医改目标和慢性病防控目标等多赢之举。在系统、深入分析我国相关情况,全面学习和借鉴国外有益经验的基础上,提出如下防控策略。

7.1 健康目标策略

现阶段,各级政府、相关部门、卫生系统及社会相关方面等应确立一个共同的目标,即"提高居民健康水平",围绕居民健康目标,梳理政府间、部门间、卫生系统内部及社会相关方面职责与任务,有利于形成共识、凝聚合力、提高绩效(图7-1)。而慢性病是目前影响居民健康水平提高的首要因素,需要相关方面共同努力予以防控。围绕健康目标,应在中央政府层面研究制定"全民健康行动5年或10年计划",确立目标指标,明确各方面职责与任务,量化评价考核指标,落实经费投入及其他保障措施,持续推进,确保全民健康水平稳步提升。当前,应结合新医改政策,就慢性病综合防控在中央政府层面制定专项行动计划,遏制慢性病高发态势,提高居民健康水平,减少因慢性病增加的巨大卫生费用支出。

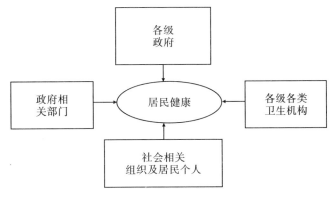

图7-1 健康目标策略模式图

7.2 组织保障策略

如前所述,慢性病与经济社会发展紧密相联,慢性病的防控工作已经超出了卫生部门的范畴,政府在国家层次上采取全面、综合的行动是成功的关键[4]。在现有工作基础上,以提高居民健康水平为目标,在中央政府层面建立以国务院总理或分管卫生工作副总理为主任的"全民健康委员会",由发改、财政、卫计、法制、教育、科技、工信、民政、人社、环保、农业、商务、广电、体育、食药等相关部门为成员单位,下设办公室在卫生计生委,负责相关日常工作组织与协调;办公室可设由相关专业技术人员组成的专家技术小组。要求各级政府也要成立相应组织机构,将全民健康工作的组织领导提升到一个新层次。现阶段主要抓好影响居民健康的首要因素——慢性病防控工作,随着疾病谱变化,以健康为目标,适时调整具体防治重点领域(见图7－2)。

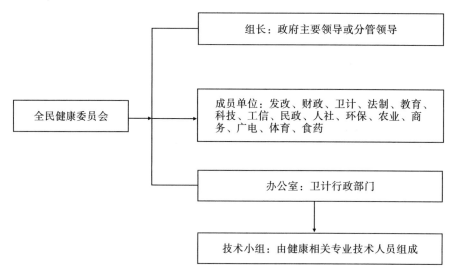

图7－2 全民健康委员会架构图

7.3 卫生服务模式转型策略

7.3.1 "治疗为主"模式亟待转型

1. 中国古代就主张"治未病",即"预防为主"

人类和疾病作斗争的历史已有几千年了,在漫长的历史过程中,人类逐渐认识到防病胜于治病的道理。商代《商书·说命》曰:"唯事事,乃其有备,有备无患。"说明当时人们已认识到预防的重要性。春秋战国时期的名医扁鹊也十分重视疾病的预防,"扁鹊见蔡桓公"就是很好的例证。《黄帝内经》《难经》《伤寒杂病论》《神农本草经》并称中国传统医学四大经典著作。其中,《黄帝内经》首次明确提出了"治未病"的概念。《黄帝内经》分《灵枢》《素问》两部分,其中《素问·四气调神大论》曰:"是故圣人不治已病治未病,不治已乱治未乱,此之谓也。夫病已成而后药之,乱已成而后治之,譬犹渴而穿井,斗而铸锥,不亦晚乎?"东汉末年,著名医学家、史称

"医圣"的张仲景发展了《黄帝内经》《难经》中"治未病"的思想。在《金匮要略·脏腑经络先后病脉证》中列"上工治未病"于首条。《后汉书·方术传》记载的华佗"五禽戏""一日虎,二日鹿,三日熊,四日猿,五日鸟,亦以除疾,并利蹄足,以当导引。"其实也是通过科学锻炼达到"治未病"的目的。籍贯陕西的唐代名医孙思邈被后人誉为"药王",其巨作《千金要方》在食疗、养生、养老方面作出了巨大贡献,其"上工治未病,中工治欲病,下工治已病"的理论至今广为传颂。

2. 现实中"治疗为主"现象分析

新中国成立至今,"预防为主"一直被作为我国卫生工作基本方针并写进了国家有关方针政策。但随着传染性疾病的有效控制或减轻,"预防为主"更多是一种理论或指导思想,具体卫生实践中"治疗为主"一直居主导地位,这从卫生总硬件设施中医疗机构所占份额、卫生总费用中医药费用所占比例、卫生总人力资源中医疗机构人力资源所占的比重、卫生人员待遇中疾病防控与临床人员收入差距等方面都略见一斑。甚至一些卫生行政部门也存在着讲话中、文件中、材料中"预防为主",实际工作中"治疗为主"的现象。其实,这可能是经济社会发展历程中必经的阶段,西方发达国家也曾经历过这个时期或者仍正在经历。为什么会出现这种现象?面对日益迫切的居民健康问题,"治疗为主"的卫生服务模式能否可持续? 如果不以"治疗为主",那么众多的患者群体怎么办? 回答清楚上述3个问题,也许"治疗为主"是否需要转型就比较清晰。一个基本事实是:尽管人类与疾病斗争了上千年,但目前能做到的是少得病或不得大病,而对群体而言,疾病的发生不可避免,有患者就有医疗服务的需求。但这里几个核心问题需要厘清。

(1)经济社会发展激发了居民潜在的就医需求。在我国现阶段,一方面,随着经济社会的快速发展,基本医疗保障制度的提标扩面(即保障水平提高和覆盖面扩大),居民自身经济条件的改善,极大地激发了居民潜在的医疗服务需求。如前所述(见表3-38),全国医疗机构总诊疗人次数由2002年21.5亿次增加到2011年的62.7亿次,10年增加了41.2亿次,增幅191.6%;住院人次由2002年的5591万人次增加到2011年的15298万人次,10年增加9707万人次,增幅173.6%;全国居民年住院率由2002年的4.78%增加到2011年的11.3%;据卫生计生委2012年统计公报显示,2012年全国医疗卫生机构总诊疗人次达68.9亿人次,比上年增加6.2亿人次(增长9.9%);入院人数17812万人,比上年增加2514万人(增长16.4%);年住院率为13.2%(增长16.8%)。在医疗服务需求和利用快速增加的形势下,"大医院一再扩张床位规模仍人满为患"的现象就不难理解。

(2)未来影响居民患病率上升的因素依然在加剧。例如,人口老龄化、城镇化、工业化及现代人生活行为方式变化等。如果不采取有效防控措施,可以预见,未来我国居民患病率仍会较快上升,由于我国人口基数庞大,患者群体仍将快速增加。目前这种发展势头已比较明显,医疗服务的实际利用快速增加也应证了这一点。

(3)如果不采取有效防控措施,未来我们的医院到底要办多大? 表面看,"治疗为主"的卫生服务模式似乎顺应了居民医疗服务需要快速增加的市场需求,但是如果继续坚持"治疗为主"的卫生服务模式,"我们的医院未来到底要办多大?"这将会是始终困扰各级政府、卫生行政部门及医院院长们的难解之题。如果继续以疾病"治疗为主",与居民日益快速增加的医疗服务需求相比,我国医疗资源将永远无法满足居民日益增加的就医需要,快速增加的卫生总费用也会给整个社会带来巨大的经济压力,政府卫生费用增加也许永远赶不上医疗费用的增长,何时解决"看病难""看病贵"问题可能将遥遥无期。

（4）如果不采取有效防控措施，看病难将有可能成为永远的难题。由于医疗资源的增加，特别是医疗专业技术人力资源的培养周期较长，如果我国不从"源头"采取防控措施，医疗资源的有效增加永远赶不上居民医疗服务需求的增加，"看病难"有可能成为难破之题。如前所述（见表 3-37），10 年内，全国医院总数由 2002 年的 17844 所增加到 2011 年的 21979 所，增加4135 所，增幅 23.2%；医疗机构总体床位由 2002 年的 311.3 万张增加到 2011 年的 516 万张，增加 204.7 张，增幅 65.8%，其中，医院床位由 2002 年 222.2 万张增加到 2011 年的 370.5 万张，增加 148.3 万张，增幅 66.7%；全国执业或助理执业医师由 2002 年的 184.4 万增加到2011 年的 246.6 万，增加 62.2 万，增幅 33.7%。尽管我国医疗资源不断增加，但现实中居民反映的"看病难"问题似乎没有缓解甚至有所加剧。

（5）我们的医疗资源到底是多了还是少了？在这里，有个问题需要阐明，那就是必要的、一定数量的医疗资源是必须的，因为我们尚未创造让人类不得病的"神话"，既然有病就必须有所医。党的"十七大"报告指出要努力使全体人民"病有所医"。但问题是，目前我国的医疗资源是否总量十分短缺？结构是否比较合理？纵向比较，如前所述，我国的医疗资源增速较快，但似乎对于缓解"看病难"问题没有产生明显的正向作用。横向比较（见表 7-1），我国每万人医院床位数密度并不低，甚至高于美国、英国、意大利及加拿大。医院拥有的床位数增多，不但没有缓解居民看病难问题，反而会促进卫生总费用快速增长，尽管我国的基本医疗保障水平不断提高，但医药费用增长更快，结果加剧了"看病贵"问题。况且，我国医院的增加呈现医院等级越高（收费标准越高），增速越快的趋势。这也许是多数发达国家曾经面对同类问题时，采取"预防为主"卫生服务模式和控制大医院盲目扩张床位的关键所在。他们将更多的床位投放到了社区（基层）医疗卫生机构，依托水平较高的全科医师，将居民初级卫生保健做得很好，从源头大大减少居民对医疗服务的客观需求。

（6）医疗资源必须由政府调控，而非市场主导。由于医疗资源提供的服务的特殊性、医疗信息的不对称性及医疗服务的复杂性等，决定了医疗资源布局、结构必须由政府主导，而非市场主导。否则，卫生改革与发展会误入歧途。在这方面，美国就是一个典型的案例。从表3-52也可以看出，在部分发达国家中，美国卫生总费用、人均卫生费用远高于其他国家，尤其是发展中国家，但民众对卫生服务的意见很大，卫生服务绩效较差，以至于奥巴马不得不面对医改这个世界性难题。有研究认为，美国卫生保健过度依赖于市场机制，结果产生了严重的卫生问题[96]，美国人均卫生费用超过其他工业化国家的中位数两倍，然而许多卫生系统绩效和健康的指标均反映出这种昂贵的代价并没有带来好的结果[97]。2010 年 6 月，美国联邦基金会发布相关报告称，美国卫生服务系统整体表现不佳[98]。

3. 治疗为主卫生服务模式应尽快转型

综上，我国"治疗为主"的卫生服务模式亟待转型，那么如何转型？我们查阅大量文献和实际调查发现，在整个患病群体中，常见病、多发病占绝对比例。为了做好 2011 年宝鸡市大病统筹救助方案制定工作，我们对 2010 年宝鸡市住院费用进行了抽样调查，涉及城乡参保住院居民 30 多万。结果显示：0～3 万元总住院费用段的参保居民患者占该类住院总人次的97.1%，随着住院费用段的提高，高费用段患者人数直线下降。这个结论在多地、多年住院费用统计分析中已得到了充分证明，换个角度看，也就是多数患者并非都需要去大医院就医。而现实是居民趋高就医已成为了比较普遍的现象,其原因也比较复杂,其中主要原因有三:第一,基层技术力量比较薄弱,不能完全满足居民基本医疗服务需要;第二,补偿不到位和药品零差率导致基层没有提供基本医疗服务的积极性,医院补偿不到位,以床位扩张为主盲目扩大办医规模,将许多本来应该在下级医院就医的患者收住到了本院;第三,逐级就诊、双向转诊缺乏刚性制度约束和相应的管理激励机制等。许多发达国家都建立了严格的分级诊疗和双向转诊制度,一个居民要去医院就医必须有自己社区的全科医生(或家庭医生)填写的转诊单,否则医院是不会接收的。我国也有逐级就诊、双向转诊的相关制度,但缺乏严格性、约束性。针对我国的实际,主要建议以下路径:①以加强基层专业技术队伍建设为重点,尽快提升基层综合服务能力,为居民就近看好病提供技术保障;②完善基层补偿与激励机制,调动基层提供基本医疗服务积极性;③落实公立医院补偿政策,控制医院盲目扩张,由外延式扩张向内涵式发展转变,例比如严格控制住院指征、缩短平均住院日、实施临床路径等;④健全严格的制度,落实逐级就诊、双向转诊;⑤加大宣传,引导居民科学就诊。

7.3.2 "预防为主"应重新构建

(1)理念需要更新　目前,在我国谈及疾病预防控制,似乎就是各级疾病预防控制中心的事。其实不然,疾病预防控制是一项社会系统工程,需要政府主导、部门合作、社会参与,例比如防控高血压中的"减盐行动"、控制烟草危害行动计划、全面健康生活方式养成等。各级疾病预防控制中心只是疾病防控中的专业公共卫生机构,是全额事业单位,既没行政权力,又无执法权力,主要负责提供技术支持。疾病预防控制的对象是群体,是纯粹的公益性事业,且与经济社会发展密切相关,需要全社会共同参与和支持。同时,如前所述,疾病预防控制的"疾病"并非只是传染病,而应该是各类流行病,当前特别是慢性病。

(2)保障措施需要加强　①职能需要加强。我国各级疾控中心隶属于同级卫生行政部门,为事业单位性质的专业技术机构,这与其实际承担的工作任务或职责(多为社会性工作)有些不符,也不利于各项防控措施的落实。许多发达国家的疾病预防控制中心(center for disease control and prevention,CDC)(如美国CDC)为政府机构,其实施的各项疾病预防控制措施具有行政强制性。2012年8月,美国部分州为防控西尼罗河病毒蔓延,动用了直升飞机全城消杀蚊子。因此建议将我国各级CDC列为政府机构,在现有职能基础上,赋予一定的行政职能,便于降低边际成本,提高防控绩效。②人员需要增加。随着经济社会的发展,各级疾病防控机构的职能和工作任务不断增加,比如,过去主要是防控传染病,现在是流行病,范围更广,任务更重。同时,随着新的传染病不断被发现,传染病防控的内容持续拓展,比如艾滋病、禽流感、SARS等。但各级疾控机构人员编制一直未变,特别是县级疾控机构人员缺乏问题比较普遍,导致部分县级疾控机构疲于应付,工作质量和效率相对较低。③投入需要加大。业务用房建设投入、实验设施投入、运行经费投入等需加大。虽然SARS后国家加大了对疾控机构的投入,但与目前工作需要相比仍然不够。比如,业务用房建设投入是一次性的,且总体缺口较大,由于疾控机构没有一定的收入来源,许多疾控机构业务用房建设不是按照业务需要而是依据项目经费多少来规划建设,致使许多疾控机构业务用房特别是实验室建设空间严重不足,不能满足日益增加的检测项目需要。④待遇需要提高。疾控机构不但需要公共卫生专业人员,也需要临床医学专业人员(如地方病、职业病、结核病等防治工作),但由于疾控机构和医疗机构同类人员收入差距较大,临床医学专业人员很难招聘到。

（3）医防需要合作　疾控机构需要临床医学人员，医疗机构临床医师也需要专科疾病预防控制知识，并积极承担起预防控制责任，当然这需要一定的激励机制做保障。可将医疗机构承担的公共卫生职能明确、量化、考核，实行政府购买服务，依据疾控机构考核结果予以一定补偿。同时，考虑到慢性病大多诊断明确、治疗方案成熟等，建议各级政府在医疗卫生资源设置规划中，设置并建设一定数量的慢性病专科防治医院，既提高慢性病专科化防治水平，又可将大量的慢性病患者从综合医院就诊人流中分流出来，缓解综合医院就诊难问题，也可节约一定的费用支出。

总之，"预防为主"说起来容易落实起来难，能否落实关键在各级政府。"预防为主"除理念更新外，关键是有关体制、机制及各项保障措施的健全和落实。体制、机制顺畅才可能高效，各项措施的落实才能产生实效。

7.3.3　养老与护理应并重

随着我国经济社会发展，人口老龄化呈加剧之势，而老人的子女逐渐以独生子女为主要群体，他们多因工作和生活原因，没有足够的精力照顾老人。养老已成为重大社会问题。且多数老人患有各种疾病，是慢性病主要患病群体，除需生活照料外，也需要医疗卫生服务。建议在规划、建设养老机构的同时，医疗护理职能一并纳入，以适应我国老龄化趋势的需要。

7.4　卫生资源结构调整策略

从国外已有的成功经验看，依靠基层医疗卫生机构将初级卫生保健工作做扎实是慢性病有效防控和实现较高健康产出的有效举措。由于各种原因，我国基层医疗卫生机构比较薄弱，特别是人力资源方面，现有的人员数量和质量与其承担的基本公共卫生和基本医疗服务职能存在较大差距，导致相关项目在基层实施绩效降低。要解决基层这些问题，需要实施卫生资源结构调整策略。

7.4.1　落实政府职责

政府在区域卫生资源布局中承担着规划、监管、投入等重要职责，但实际工作中主要存在以下问题。①规划不科学。主要表现为规划理念比较局限，更多注重增量卫生资源如何布局，没有充分考虑存量卫生资源如何科学调整。比如，各类城市建成区面积在迅速扩张，而主要医疗卫生资源多集中在老城区，原本有限的院内公共用地逐渐被迅速扩建的医疗业务用房挤占，院前交通也随着车辆增加而更显拥堵；同时，新建城区医疗卫生服务网络建设普遍滞后，给居民看病就医带来诸多不便；新增卫生资源仍以综合或专科医疗机构为主，慢性病防治院、传染病防治院、老年人养老护理院等需求大、公益性强、但经济效益不高的医疗卫生机构在各级政府规划中很难看到。②监管不到位。存在未按照规划乱建医院、未按照规划设置盲目提升医院等级、未按照规划审批项目开展诊疗服务等，甚至个别医疗卫生机构没有机构审批资质就已开始宣传和开展诊疗活动等。③投入未落实。现在卫生事业的投入不是加大的问题，而是现有政策已经明确规定却没有落实的问题。比如，按照2010年2月卫生部、中央编办、国家发展改革委、财政部、人力资源社会保障部联合下发的《关于印发公立医院改革试点指导意见的通知》（卫医管发〔2010〕20号）规定，"政府负责公立医院基本建设和大型设备购置、重点学科发展、符合国家规定的离退休人员费用和政策性亏损补贴等,对公立医院承担的公共卫生任务给予专项补助,保障政府指定的紧急救治、救灾、援外、支农、支边和支援社区等公共服务经费,对中医医院(民族医医院)、传染病医院、职业病防治院、精神病医院、妇产医院和儿童医院等在投入政策上予以倾斜。"但时至今日,这些补偿政策却没有落实或未完全落实,这也是公立医院改革一直很难破题的主要因素之一。再比如,由各级政府制定并下发的部分防病规划中,明确规定了同级政府防治经费的配套标准,但实际未落实或未落实到位等。根据以上情况,应采取以下主要策略。①区域卫生规划审批权限上提一级,防止部分地区医疗资源盲目扩张;规划制订过程中应广泛听取各方面意见建议,提高规划的科学性。国务院医改办可根据我国实际,借鉴国际经验,制定我国不同区域(如东、中、西部)卫生资源配置总体标准,如千人均床位数标准、千人均医师标准等,加强卫生资源规划制定的顶层指导和约束力度,防止局部医疗资源惯性盲目扩张;各地应科学制定区域卫生规划和医疗机构设置规划,研究制定控制公立医院规模盲目扩张的政策措施,将严禁公立医院举债建设落到实处。②健全监管法规,提高违规成本;加大信息公示力度,强化社会监管;加大执法检查力度,防范于未然。③既应从事业发展角度考虑,完善卫生投入政策,又应考虑各地区、各级政府经济发展差异实际,落实资金来源渠道。比如,加大对西部地区卫生事业发展的中央转移支付力度等。

7.4.2　卫生资源布局调整和结构优化

在城市,应加大新建城区社区卫生服务机构建设,健全医疗卫生服务网络;通过迁建、整合、转型等途径,调整老城区卫生资源布局;在县域,应加强县级医疗机构综合服务能力,发挥好县域医疗资源龙头作用;在镇村,应结合城镇化发展趋势,科学规划、合理配置卫生资源;对部分山区镇村,应考虑实际情况,采取移民搬迁,适当集中,不具备搬迁条件的适当增加卫生资源配置,确保基层卫生网底坚实。同时,应适当提高公共卫生机构资源配置标准,特别是地、县级,逐步构建基层为基础、县级为主体、城市为塔顶的正金字塔状卫生资源配置结构,让更多的居民就近享受卫生保健服务。

7.4.3　"强基层"重点工程

相比较而言,在实现城乡居民健康梦的征程中,我国基层医疗卫生机构任务艰巨,但实际力量却比较薄弱。"强基层"十分必要和迫切,应采取以下主要策略。

(1)职能统一化　基层医疗卫生机构主要承担为辖区居民提供预防、保健、医疗、康复、健康教育、计划生育等卫生服务职责。其中,乡镇卫生院、社区卫生服务中心除承担上述6项职能外,同时受上级卫生行政部门的委托,负责履行本辖区内卫生管理职责,承担对辖区村卫生室、社区卫生服务站的管理和指导职能。

(2)建设标准化　国家应结合新医改相关政策,从基层医疗卫生机构业务用房建设与布局、主要设备配备、各类人员编制标准、单位标识等方面予以规范统一,逐步达到建设标准化、人力科学化。

(3)运行绩效化　在全面落实国家有关补偿政策的基础上,改革基层医疗卫生机构内部管理运行机制,建立起有激励、有约束的良好机制,确保基层高效运行。力争通过3～5年努力,让基层真正强起来,以确保基层有能力提供较高水平的基本公共卫生和基本医疗服务。

(4)在提升基层综合服务能力的基础上,将慢性病防治重心能够转移至基层。

我国现阶段虽然看似执行类似策略,但许多体制、机制还需要进一步健全。为提升初级卫生保健在卫生系统中的重要性,OECD 国家的医保机构采取了一系列措施,适用于我国国情的主要有以下 3 点。①提高医疗保险对初级卫生保健层面慢性病的治疗、家庭护理以及门诊药物的覆盖范围和报销比例。②针对慢性病患者需要长期的诊疗服务,医疗保险应选择部分预防服务和门诊治疗服务,免除患者利用这些服务的自付费部分,如美国和法国[132]。③通过医保将慢性病患者管理的规划、记录和协调活动计入成本并付费,以激励服务提供者为慢性病患者提供协调一致和综合的服务。例如,英国国家卫生服务在糖尿病控制项目中采取"年度服务包"的做法,根据每年预期所需服务种类和数量,采用风险调整的公式计算人均资金需求总额。澳大利亚、美国及泰国的一些地区都采取了这种做法,全科医生常常作为资金管理者,动用按人头计算拨付的资金为注册的患者购买住院服务和(或)专家诊治服务[133]。

7.5　大协作机制防控策略

7.5.1　协作性公共卫生管理策略

如前所述,在 21 世纪,相互依赖和信息的突起形成了这样一个环境:组织和部门的界线更多是概念而非事实上的区别[77]。慢性病防控要取得较好的健康产出,需要综合施策、多方面协作。结合我国目前新医改等政策现状,应采取以下主要策略。

(1)在中央政府统一领导下,地方政府之间(主要指同级政府间)围绕慢性病综合防控工作加强协作。随着我国工业化、城镇化的快速推进,流动人口(floating population,FP)大量增加。改革开放以来,我国流动人口数量由 1982 年的 687 万增长到 2011 年的 2.3 亿,其中近80%是农村户籍流动人口,未来 20 年,还将有 3 亿多农村人口进入城镇[134]。诸多的研究发现,流动人口收入水平普遍偏低、生活与生存环境相对较差、文化程度与健康保健水平较低,是处于经济和社会弱势地位的一个特殊群体,已成为我国疾病预防控制过程中的脆弱人群,该人群各种疾病发病率逐年上升,已成为公共卫生工作中不容忽视的问题[135-140]。而我国现行有关政策是:政府参保补助、公共卫生服务项目经费拨付等属地化管理,流动人口即便在户籍所在地缴纳了参保个人费用,在流入地依然无法便捷地享受医保政策,也无法享受流入地基本公共卫生项目服务。数量庞大且快速增长的流动人口群体的慢性病防控等公共卫生问题显然已成为了一个值得各级政府关注的社会问题,建议采取以下三方面主要政策建议。①基本医疗保障政策方面协作　针对我国流动人口多、参保属地化等实际,一方面中央政府应尽快提高医保统筹层次,通过医保统筹体制改革解决这个问题;另一方面,在未实现基本医保中央统筹的情况下,地方各级政府要利用信息化手段,在打通医保跨区域结算方面积极协作,为慢性病患者方便就医提供便利。②基本公共卫生服务项目方面协作　在国家现行政策不变的情况下,经济条件好的地区可以健全相关制度,通过加大政府公共卫生支出,将本地区流动人口纳入基本公共卫生服务项目覆盖范围,毕竟流动人口为流入地经济社会发展做出了积极贡献;经济条件一般的地区可以通过社会筹资方式(个人、用工单位、政府各拿一部分),将流动人口纳入基本公共卫生服务项目覆盖范围;同级政府间可以积极协作,根据相互间人口流动量、时间等建立协作机制,将上级政府配套的基本公共卫生服务项目经费部分划拨流入地政府,这需要地方政府具有一定的社会责任和大局意识。从长远看,基于国家卫生信息化平台,每个公民以身份证号为标志一人一卡(公共卫生服务信息卡),按照先预付,年底根据服务质和量考核予以拨付。对于非本地户籍人员,地方配套部分由中央财政全额予以转移支付,通过新机制的建立,打破大量流动人口无法就近享受基本公共卫生服务的困境。③国家层面户籍制度改革　在国家层面改革户籍制度,健全相关考评机制,逐步将各地流动人口流行病学患病情况纳入本地区常住居民一并监测与考评,并作为政府考核的一项主要指标,通过体制与机制改革,引导各级政府加强协作,共同做好慢性病等重点流行病防控工作。

(2)围绕居民健康目标,同级政府、政府相关部门及卫生系统内部加强协作。具体协作模式与主要职责见图7-3和表7-1。

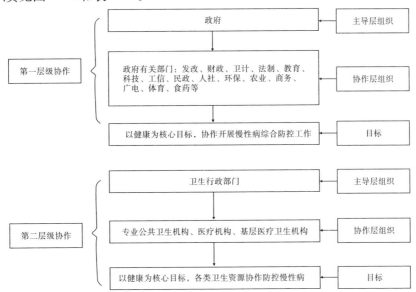

图7-3　慢性病防控中有关方面协作机制图

表7-1　全社会协作防控慢性病策略

部门	策略
财政	(1)补贴健康食品生产; (2)提高烟草、酒类和食用油等产品价格; (3)取消对不利健康的产品(如烟叶和烟草产品等)的补贴。
农业、食品业	(1)生产并营销健康食品; (2)减少(半)加工食品的含盐量或使用低钠盐;降低食品中的反式脂肪含量; (3)为农业和食品生产保留足够土地面积; (4)烟草作物替代。
环境	(1)全球范围内有四分之一的可预防疾病(包括慢阻肺,癌症等)与人们居住的不良环境有关,应制定实施更加严格的环境标准; (2)可以鼓励或要求房地产开发商在其项目中纳入健身设施。

部门	策略
基础设施 交通运输	(1)优化道路、交通和住房规划,减少损害环境的物质排放以及降低交通伤害,提高卫生服务可及性; (2)创造更好的交通环境,包括提供骑车和步行的机会,建设更加安全、更具活力的社区,提供便利的健身设施。
教育	(1)学校体育活动项目; (2)学校膳食和营养项目; (3)培养足够数量的卫生专业人员,使其具备慢性病防控的必要技能。
社会保障	(1)扩大初级卫生保健层面的慢性病防治服务的覆盖面; (2)为慢性病患者免除预防和门诊服务所需的共付费用; (3)医疗保险为慢性病临床管理的规划、记录和协调付费; (4)根据疾病发病率或负担调整卫生资源(金)分配额度; (5)逐步过渡到单一支付方制度。
立法和执法	(1)针对酒驾、家庭暴力和无烟环境制定相关政策以及加强现有相关法律和规章的执行; (2)严格执行防治空气污染的相关法律。
新闻、媒体	(1)促进与吸烟、缺乏锻炼和酗酒等不健康生活方式的相关社会风俗改变; (2)倡导健康生活方式。
私营部门	(1)职业健康与工作安全; (2)工作场所健康计划。
居民个人	(1)健康人群养成适量锻炼、科学饮食、戒烟限酒、保持良好心态等生活习惯; (2)高危人群积极参加筛查,主动配合高危因素干预行动或治疗,严密监测,努力将自己改善为健康人群; (3)慢性病患者科学认识自身慢性病,积极治疗,认真监测,不断提高生活质量。

资料来源:WHO,南澳大利亚州政府《阿德莱德将健康融入所有政策宣言》,2010。

(3)卫生部门在慢性病防控协作中承担重要责任。在卫生系统内部,通过建立慢性病防控工作协作新机制,利用有限的医疗卫生资源向居民提供更好的慢性病防治服务。目前主要需通过机制创新,调动医疗机构参与慢性病防控的积极性。考虑到政府必要的投入是实现公立医院公益性的第一路径选择[141],可采取政府购买服务模式,将医疗机构承担的慢性病防治等公共卫生职责和任务纳入对医院公益性目标考核,并按照完成数量和质量予以经费补偿,要求医疗机构要抓住接诊患者机会,面对面、一对一进行慢性病等相关疾病健康教育与干预,并开展随访和评价工作等。同时,为与其他部门有效合作,卫生部门要做的第一件事是针对每个具体部门提出一份不超过十项活动的工作清单。此外,依托本级政府"全面健康委员会",建立起一个跨部门工作小组,以确定可能的领域和干预措施来应对慢性病。

(4)通过立法保障协作机制顺畅。随着协作机制的不断完善,国家可以考虑相关立法,立法的终极目标是通过立法将健康目标融入所有相关政策,并将此作为一项国策。欧盟已于

2006 年将该项政策法制化,让公立和私营的生产性和商业性企业参与慢性病防治。这种让雇主在改善员工身心健康方面发挥更大作用的做法在其他国家由来已久[142]。例如,美国政府鼓励雇主投资开展工作场所健康促进活动,约 95% 的大型雇主和三分之一的小型雇主均能提供企业健身项目[143]。越来越多的雇主已意识到慢性病危险因素导致的健康不佳和失能所占的成本相当可观,这将使政府倡导在工作场所开展健康促进变得更加容易。

7.5.2　协作干预危险因素策略

将慢性病防控对象分为普通人群、高危人群、慢性病患者等不同类人群,按照不同人群制定相应防控和干预策略,提高策略针对性(彩图 18)。例如,针对普通人群开展以合理膳食、适量运动、保持良好心态等全面健康教育促进活动;针对高危人群开展以控制体重、控制血脂、限盐、控烟、限酒等健康生活方式和可干预危险因素的健康教育;针对慢性病患者的控制血压、血糖,监测生命指标,提高生活质量等干预措施,等等。当然,针对每个危险因素,往往会有一系列有效的干预措施可供选择。实施干预时,建议最好多管齐下,综合实施,以争取获得最大的健康产出。当然,一种干预措施能顺利实施,往往要考虑其是否容易获得政治支持和被社会接受。因此,建议采取先易后难的渐进方式选择慢性病危险因素进行干预或优先干预(表 7－2),但无论哪种干预措施都需要相关方面密切协作,单靠某一个方面常常杯水车薪。

表 7－2　针对慢性病的优先干预措施

危险因素	干预措施
食盐摄入过量	(1)规定成品和半成品食物中食盐含量上限; (2)通过食品工业界的自愿行动,降低食物中食盐的含量; (3)推广低钠盐替代品使用; (4)开展健康促进,告知人们食盐过量的危害。
酗酒	(1)提高酒类产品消费税; (2)禁止酒类广告; (3)限制获得酒类产品。
吸烟	加速实施国际烟草控制框架公约: (1)提高烟草税; (2)强化禁止烟草广告、促销和赞助等的实施; (3)禁止公共场所吸烟、保护人们免受吸烟危害; (4)提供戒烟帮组、警示吸烟的危害。
不健康膳食 缺乏运动 肥胖	(1)提高不健康食品的消费税; (2)为健康食品提供补贴; (3)提倡食品营养标签; (4)产品营销限制。
心血管病危险因素	推广、普及降低慢性病高风险人群的高危因素的联合药物治疗。

资料来源:Beagle hole 等,“应对慢性病危机的优先行动”,2011。

（1）控制摄盐　首先考虑解决食盐摄入过量问题。英国、芬兰和日本的经验表明，减少食盐摄入过量的干预措施在我国可能会以较低成本产生很高的健康收益。通过实施多重干预的策略，即制定法律法规、与食品行业合作降低食品中盐的含量、推进全民健康促进运动以及推广低钠盐等，可以在短期内实现减盐效果。英国的减盐干预项目共花费 1500 万英镑，心血管疾病年死亡人数减少了 6000 人，每年为英国节省 15 亿英镑[144]。我国应尽快制定国家减盐战略（综合措施），可以依靠科技生产低钠盐，以尽快获得较好的慢性病防控成果。

（2）控制酗酒　尽快推进控制酗酒的干预措施，我国对酒驾查处力度的加强已取得了社会公认的显著成效。目前中央的"八项规定"也对公款饮酒起到很好的限制作用，下一步还应限制各种酒类广告在公众媒体播放，将公众场所酗酒行为纳入治安管理条例予以惩罚，多措并举控制居民过量饮酒行为。

（3）控制吸烟　《烟草控制框架公约》的履约工作已在我国正式生效，公共场所禁烟已于 2011 年 5 月 1 日起开始执行。目前最为重要的是加强公共场所禁烟的执法，尤其是医疗卫生服务场所，而且要跟踪、评估该项措施的实施效果。同时，尽快提高烟草税和零售价，降低烟草危害程度。澳大利亚和美国的经验显示，较高的烟草特种税将导致人们戒烟，减少烟民的消费，防止人们染上吸烟习惯和降低复吸率[145]。采取这种经济措施将保障我国全面履行政府对《烟草控制框架公约》的承诺[146]。与"金砖五国"的其他成员比较，我国在提高烟草税方面目前处于落后位置（表 7-3）。2009 年，我国提高了以生产价格为基础的从价税，但这种调整最终未能导致香烟零售价的提高。假如我国 2009 年烟草税的调整从生产价格延伸到零售价格，那么香烟的零售价将会提高 3.4%。这一变化估计将会使大约 70 万烟民戒烟并避免因吸烟导致的过早死亡[147]；如果我国将每包香烟的烟草特种税提高 1 元（即从目前平均零售价的 40% 提高到 50% 左右），按照"-0.50"的价格弹性推算，预计将挽救 380 万人的生命，医疗费用将降低 22.8 亿元，并将给我国经济带来 102.7 亿元的生产力收益。

表 7-3　2009 年"金砖五国"的香烟价格和税率

	中国	巴西	印度	俄罗斯	南非
价格（美元）	0.73	1.03	1.65	0.51	2.04
税率（%）	36	58.39	55	37	44.72

资料来源：WHO，《2009 年全球烟草流行报告》，2009。

7.5.3　相关项目协作策略

鉴于一人可能患有多种慢性病以及其他疾患，当机构提供医疗服务时，采取"针对所有疾病"全局观十分关键[130]。应充分利用当前卫生服务机构改革的契机，力促不同卫生项目间的协作与整合，以期达到多赢效果。不同的卫生项目不仅能共享各自现有的设施和资源、信息系统，而且分享"同一"服务对象。比如，①妇幼卫生与慢性病：生活方式调整和行为干预——妊娠期间要禁烟和禁酒，保证充足的营养，使母亲和胎儿更加健康，有助于降低婴儿死亡率。治疗妊娠期间出现的疾患（高血压、高血糖症）不仅能降低孕产妇死亡率，而且对怀孕女性长远健康产生积极影响。妇幼项目可以提高女性对宫颈癌的认识、检测宫颈癌的早期体征和症状[131]。②传染病与慢性病：结核病控制项目为慢性病防治提供机遇，结核病患者可能同时患有糖尿病或慢阻肺，或者为吸烟者[148]。结核病控制项目可以促进患者戒烟，转介患者接受慢性病防治服务;宫颈癌可以通过疫苗免疫预防,因此可以考虑将宫颈癌的预防纳入现有的计划免疫项目;对艾滋病患者管理时,可以筛查其血压或血糖是否正常。③环境卫生和慢性病:无烟环境、防治空气污染以及加强职业卫生执法有助于降低慢阻肺和多种癌症的发生。④不同的慢性病:将心血管病、癌症和糖尿病等的管理绝对分开不可取,尤其是在基层。此外,应建立常见慢性病与精神卫生项目的协作、互动。

7.6　新型管理服务模式策略

7.6.1　慢性病管理金字塔模式

　　"慢性病管理金字塔"模式是根据患病严重程度及所需的临床管理复杂程度将慢性病患者分类,并提供相对应的医疗和保健服务[149, 150]。通常情况下,大多数慢性病患者所需的临床管理要求较低,可以采取患者自我管理;仅大约5%的患者需要有专业医护人员提供复杂的临床管理甚至住院治疗;而介于两者之间为高风险患者,相对于自我管理的患者,他们的病情不稳定或者越来越重,需要专业人员指导下的规范管理(彩图19)。"慢性病管理金字塔"模式已经被许多国家采用。这种模式也值得我国借鉴和采纳,以重塑我国卫生服务组织,改善慢性病患者临床管理质量[151]。"慢性病管理金字塔"模式由以下主要部分组成。①自我管理支持:包括患者相关知识的咨询、有关健康教育和患者自我管理所需的知识信息提供;②服务提供设计:由与慢性病综合防控有关的多学科人员组成的小组完成,确保服务提供针对性较强、实用性较好、科学化程度较高;③决策支持:由上一级专业人员制定循证服务指南,并对基层相关人员定期进行业务培训,确保基层人员提供的卫生服务科学、及时、高效;④临床信息系统:包括患者的病历、临床管理质量审查和相关信息的反馈等。这一模式的核心是服务提供者与病患在评估、自我管理支持、优化治疗方案和随访方面的有效互动。"慢性病管理金字塔"模式主要实施者为基层医疗卫生服务机构专业人员(全科医生),要求实施者要有较高的业务素养(彩图20)。2011年7月,国务院制定并下发了《关于建立全科医生制度的指导意见》(国发〔2011〕23号),并明确指出建立全科医生制度是保障和改善城乡居民健康的迫切需要,是提高基层医疗卫生服务水平的客观要求,是促进医疗卫生服务模式转变的重要举措。随着我国全科医生制度的健全,未来慢性病管理金字塔模式值得推广。

7.6.2　疾病管理计划模式

　　在组织和提供慢性病服务时,另一种值得我国借鉴的模式是"疾病管理计划"(disease management program,DMP)。疾病管理计划是指通过认真、有效的协调和协作,为慢性病患者提供高质量的医疗保健服务,从而帮助改善患者健康状况,减少住院率,并降低医疗成本。疾病管理计划所包含的部分措施已在我国零散地实施,如指定卫生服务机构、指定相关慢性非传染性疾病治疗临床路径和药物使用等。这种模式目前在美国、德国和其他OECD国家被广泛运用到慢性病的管理[152]。一种慢性病是否应纳入"疾病管理计划"必须符合相关筛选标准,包括高发病率、高费用、服务质量有待提高、有循证的管理指南、需要多学科合作,而且通过患者自我管理可以改善治疗和健康效果等[153]。只要激励措施得当,就能鼓励慢性病患者和服务提供方参与合适的"疾病管理计划"。激励措施通常包括基于风险结构的补偿、降低或免除参与计划的患者自付费用等。德国最近的一项调查表明,通过4年的跟踪调查,参与"疾病管理计划"患者群体在死亡率、药物和医疗服务成本等方面均远远低于其他未参与计划但享有相关医疗保险服务的患者群体[154]。在我国现阶段,应针对高血压、糖尿病等开展疾病管理计划模式试点,总结经验后逐步推广。

7.6.3 远程管理服务模式

随着信息化发展和居民文化素养的提高,远程医疗卫生服务越来越多地被运用于慢性病管理,并已被证明在改善糖尿病、心脏病、慢阻肺的治疗以及推动戒烟和增加体育运动方面取得了较好的效果——服务利用得到提高、遵循医嘱程度提高、住院率下降、健康状况得到改善,如患者血糖得到控制、病患满意率提高等[155-160]。我国在利用远程会诊系统开展医疗技术协作方面已迈出坚实的步伐,建议拓展服务领域,先在基础条件较好的城市社区试点慢性病远程管理服务模式,积累经验后逐步推广。

7.7 生命全过程策略

一些重要的生物危险因素起源于生命初期并开始产生负面影响,这种影响将贯穿人们的整个生命过程甚至危害下一代。在生命的各个时期调整生活方式能降低慢性病发生的危险。我国可以应用生命全过程策略,利用生命各阶段出现的机遇,预防和控制慢性病(表7-4)[161]。国家政策在营造支持性的经济和法律环境方面作用十分关键,将有助于降低整个人群的危险因素,使健康的生活方式和行为改变更加容易、有效和可持续。我国可以在现有基本公共卫生服务项目的基础上,逐步完善有关策略,加强慢性病防控生命全过程策略。

表7-4 慢性病防控的生命全过程策略

生命阶段	策略
胎儿发育期及母体环境	(1)孕期饮食与营养; (2)定期检查胎儿宫内发育,控制妊娠期高血压和高血糖。
婴儿及儿童早期	(1)为健康食品提供补贴或为低收入家庭的儿童提供营养干预; (2)提倡母乳喂养。
青少年时期	(1)学校健康午餐和晚餐项目; (2)监管对儿童的食品广告; (3)降低看电视的时间,促进体育活动和业余爱好; (4)禁止向未成年出售香烟。
成人阶段	(1)纠正危险因素如预防吸烟、提供戒烟服务、预防酗酒; (2)发展为人父母的技能和烹饪技巧; (3)工作场所健身项目; (4)早期发现、治疗高血压、高血脂和高胰岛素血症。

生命阶段	策略
老龄期和老人	(1)纠正危险因素如预防吸烟、提供戒烟服务、预防酗酒； (2)建立患者自我管理协助小组、"专家型"患者小组。
生命各阶段	(1)每天五份蔬菜、水果； (2)每天至少 30 分钟锻炼； (3)预防吸烟及被动吸烟(二手烟)的危害； (4)公平有效的初级卫生保健服务； (5)改变社会风气和认知，使健康选择更容易； (6)促进社区安全。

资料来源：Hill D，Nishida C.，James W P T. 饮食、营养和慢性病预防的生命全过程策略[J]. 公共卫生营养，2004，7(1A)：101－121.

7.7.1　育龄家庭健康教育策略

基层医疗卫生(计生)机构除为育龄家庭提供比较容易获得的相关健康知识外，需要对辖区育龄妇女及配偶进行有关情况的基线调查，了解育龄妇女和配偶家族病史、个人健康状况与病史、育龄期心理状况等。根据调查情况，为育龄家庭提供个性化健康教育服务，控制、降低、消除育龄家庭未来怀孕的健康风险。

7.7.2　孕期健康指导与干预策略

严格按照国家基本公共卫生服务项目中"加强孕产妇健康管理"的服务规范开展健康保健服务。

(1)孕早期健康管理　孕 12 周前为孕妇建立《孕产妇保健手册》，并进行第 1 次产前随访。孕 12 周前由孕妇居住地的乡镇卫生院、社区卫生服务中心建立《孕产妇保健手册》；孕妇健康状况评估：询问既往史、家族史、个人史等，观察体态、精神等，并进行一般体检、妇科检查和血常规、尿常规、血型、肝功能、肾功能、乙型肝炎病毒检查，有条件的地区建议进行血糖、阴道分泌物、梅毒血清学试验、HIV 抗体检测等实验室检查；开展孕早期个人卫生、心理和营养保健指导，特别要强调避免致畸因素和疾病对胚胎的不良影响，同时进行产前筛查和产前诊断的宣传告知；根据检查结果填写第 1 次产前随访服务记录表，将具有妊娠危险因素和可能有妊娠禁忌证或严重并发症的孕妇，及时转诊到上级医疗卫生机构，并在 2 周内随访转诊结果。

(2)孕中期健康管理　孕 16～20 周、21～24 周各进行 1 次随访，对孕妇的健康状况和胎儿的生长发育情况进行评估和指导。孕妇健康状况评估：通过询问、观察、一般体格检查、产科检查、实验室检查对孕妇健康和胎儿的生长发育状况进行评估，识别需要做产前诊断和需要转诊的高危重点孕妇；对未发现异常的孕妇，除了进行孕期的个人卫生、心理、运动和营养指导外，还应进行预防出生缺陷的产前筛查和产前诊断的宣传告知；对发现有异常的孕妇，要及时转至上级医疗卫生机构；出现危急征象的孕妇，要立即转上级医疗卫生机构。

(3)孕晚期健康管理　督促孕产妇在孕 28～36 周、37～40 周去有助产资质的医疗卫生机构各进行 1 次随访；开展孕产妇自我监护方法，促进自然分娩、母乳喂养以及孕期并发症、合并症防治指导;对随访中发现的高危孕妇应根据就诊医疗卫生机构的建议督促其酌情增加随访次数。随访中若发现有意外情况,建议其及时转诊。

(4)产后访视 乡镇卫生院、村卫生室和社区卫生服务中心(站)在收到产妇分娩医院转来的产妇分娩信息后,应于3~7天内到产妇家中进行产后访视,进行产褥期健康管理,加强母乳喂养和新生儿护理指导,同时进行新生儿访视。通过观察、询问和检查,了解产妇一般情况、乳房、子宫、恶露、会阴或腹部伤口恢复等情况;对产妇进行产褥期保健指导,对母乳喂养困难、产后便秘、痔疮、会阴或腹部伤口等问题进行处理;发现有产褥感染、产后出血、子宫复旧不佳、妊娠合并症未恢复者以及产后抑郁等问题的产妇,应及时转至上级医疗卫生机构进一步检查、诊断和治疗;通过观察、询问和检查了解新生儿的基本情况。

(5)产后42天健康检查 乡镇卫生院、社区卫生服务中心为正常产妇做产后健康检查,异常产妇到原分娩医疗卫生机构检查;通过询问、观察、一般体检和妇科检查,必要时进行辅助检查对产妇恢复情况进行评估;对产妇应进行性保健、避孕、预防生殖道感染、纯母乳喂养6个月、婴幼营养等方面的指导。

总之,要保证孕产妇至少接受5次产前检查和2次产后访视服务。暂不具备条件的地区,可由县级卫生行政部门通过购买服务方式由辖区内其他有资质医疗卫生机构提供孕产妇健康管理服务。按照国家卫生计生委《关于做好2013年国家基本公共卫生服务项目工作的通知》(卫计生发〔2013〕26号)要求,以县(区、市)为单位,2013年孕产妇系统管理率要达到80%以上。

7.7.3 婴儿及儿童早期健康营养策略

(1)新生儿家庭访视 新生儿出院后1周内,医务人员到新生儿家中进行新生儿及产后访视。了解出生时情况、预防接种情况,在开展新生儿疾病筛查的地区了解新生儿疾病筛查情况等。观察家居环境,重点询问和观察喂养、睡眠、大小便、黄疸、脐部、口腔发育等情况。为新生儿测量体温,记录出生时体重、身长,进行体格检查,同时建立《0~6岁儿童保健手册》。根据新生儿的具体情况,有针对性地对家长进行母乳喂养、护理和常见疾病预防指导。如果发现新生儿未接种卡介苗和第1针乙肝疫苗,提醒家长尽快补种;如果发现新生儿未接受新生儿疾病筛查,告知家长到具备筛查条件的医疗保健机构补筛。对于低出生体重、早产、双多胎或有出生缺陷的新生儿根据实际情况增加访视次数。

(2)新生儿满月健康管理 新生儿满28天后,结合接种乙肝疫苗第2针,在乡镇卫生院、社区卫生服务中心进行随访。重点询问和观察新生儿的喂养、睡眠、大小便、黄疸等情况,对其进行体重测量、身长测量、体格检查和发育评估。

(3)婴幼儿健康管理 满月后的随访服务均应在乡镇卫生院、社区卫生服务中心进行,偏远地区可在村卫生室、社区卫生服务站进行,时间分别在3、6、8、12、18、24、30、36月龄时,共8次。有条件的地区,建议结合儿童预防接种时间增加随访次数。服务内容包括询问上次随访到本次随访之间的婴幼儿喂养、患病等情况,进行体格检查,做生长发育和心理行为发育评估,进行母乳喂养、辅食添加、心理行为发育、意外伤害预防、口腔保健、中医保健、常见疾病防治等健康指导。在婴幼儿6~8、18、30月龄时分别进行1次血常规检测。在6、12、24、36月龄时使用听性行为观察法分别进行1次听力筛查。在每次进行预防接种前均要检查有无禁忌证,若无,体检结束后接受疫苗接种。

(4)学龄前儿童健康管理 为4~6岁儿童每年提供一次健康管理服务。散居儿童的健康管理服务应在乡镇卫生院、社区卫生服务中心进行,集体儿童可在托幼机构进行。服务内容包括询问上次随访到本次随访之间的膳食、患病等情况,进行体格检查,生长发育和心理行为发育评估,血常规检测和视力筛查,进行合理膳食、心理行为发育、意外伤害预防、口腔保健、中医保健、常见疾病防治等健康指导。在每次进行预防接种前均要检查有无禁忌证,若无,体检结束后接受疫苗接种。

(5)健康问题处理 对健康管理中发现的有营养不良、贫血、单纯性肥胖等情况的儿童应当分析其原因,给出指导或转诊的建议。对口腔发育异常(唇腭裂、高鄂弓、诞生牙等)、龋齿、视力低常或听力异常的儿童应及时转诊。

7.7.4 儿童及青少年营养与健康行为养成策略

(1)指导儿童及青少年科学饮食 学校和家庭应指导儿童及青少年三餐定时定量,保证吃好早餐,避免盲目节食。一日三餐不规律、不吃早餐的现象在儿童青少年中较为突出,影响他们的营养摄入和健康。三餐定时定量,保证吃好早餐对于儿童青少年的生长发育、学习都非常重要;同时,儿童青少年由于生长迅速,铁需要量增加,尤其是女孩月经来潮后的生理性铁丢失,更易发生贫血。即使轻度的缺铁性贫血,也会对儿童青少年的生长发育和健康产生不良影响,为了预防贫血的发生,儿童青少年应注意经常吃含铁丰富的食物和新鲜的蔬菜水果等。

(2)每天进行充足的户外运动 儿童青少年每天进行充足的户外运动,能够增强体质和耐力;提高机体各部位的柔韧性和协调性;保持健康体重,预防和控制肥胖;对某些慢性病也有一定的预防作用。户外运动还能接受一定量的紫外线照射,有利于体内维生素 D 的合成,保证骨骼的健康发育。

(3)不抽烟、不饮酒 儿童青少年正处于迅速生长发育阶段,身体各系统、器官还未成熟,神经系统、内分泌功能、免疫机能等尚不十分稳定,对外界不利因素和刺激的抵抗能力都比较差,因而,抽烟和饮酒对儿童青少年的不利影响远远超过成年人。相关部门应加大执法力度,禁止向未成年出售香烟。

(4)监管食品广告 相关部门应监管对儿童的食品广告,多方配合,适当降低儿童看电视的时间等。

7.7.5 成年人综合防控策略

(1)合理饮食 成年人应饮食多样,谷类为主,粗细粮搭配;多吃蔬菜水果和薯类;每天吃奶类、大豆或其制品;常吃适量的鱼、禽、蛋和瘦肉;减少烹调油用量,吃清淡少盐膳食;食不过量,天天运动,保持健康体重;三餐分配要合理,零食要适当;每天足量饮水,合理选择饮料;如饮酒应限量;吃新鲜卫生的食物。

(2)健康生活 成年人工作和生活压力较大,人生观、世界观相对定型,一些不良生活行为方式纠正难度较大。应采取综合措施,纠正危险因素如预防吸烟、提供戒烟服务、预防酗酒;发展为人父母的技能和烹饪技巧;提供工作场所健身项目;开展心理疏导,传播传统文化和中医药养生保健知识等。

(3)早期干预 成年人应定期进行健康体检,早期发现、治疗高血压、高血脂和高胰岛素血症等,对发现的疾病要及时采取治疗和行为干预措施,减轻对健康的危害。

7.7.6 老人健康服务与干预策略

(1)科学饮食 老年人消化功能退化,饮食方面应该更加注意。食物要粗细搭配、松软、易于消化吸收,合理安排饮食,提高生活质量,重视预防营养不良和贫血,多做户外活动,维持健康体重,预防、推迟骨质疏松症的发生。

(2)健康管理服务　基层医疗卫生服务机构要每年为老年人提供1次健康管理服务,包括生活方式和健康状况评估、体格检查、辅助检查和健康指导。

(3)生活方式和健康状况评估　通过问诊及老年人健康状态自评了解其基本健康状况、体育锻炼、饮食、吸烟、饮酒、慢性疾病常见症状、既往所患疾病、治疗及目前用药和生活自理能力等情况。

(4)体格检查　包括体温、脉搏、呼吸、血压、身高、体重、腰围、皮肤、浅表淋巴结、心脏、肺部、腹部等常规体格检查,并对口腔、视力、听力和运动功能等进行粗测判断。

(5)辅助检查　包括血常规、尿常规、肝功能(血清谷草转氨酶、血清谷丙转氨酶和总胆红素)、肾功能(血清肌酐和血尿素氮)、空腹血糖、血脂和心电图检测。

(6)健康指导　告知健康体检结果并进行相应健康指导。将已确诊的原发性高血压和2型糖尿病等患者纳入相应的慢性病患者健康管理,对体检中发现有异常的老年人建议定期复查,进行健康生活方式以及疫苗接种、骨质疏松预防、防跌倒措施、意外伤害预防和自救等健康指导,告知或预约下一次健康管理服务的时间。

7.7.7　全人群防控策略

(1)健康教育服务　①健康教育内容:宣传普及《中国公民健康素养——基本知识与技能(试行)》,配合有关部门开展公民健康素养促进行动。对青少年、妇女、老年人、残疾人、0~6岁儿童的家长、农民工等人群进行健康教育;开展合理膳食、控制体重、适当运动、心理平衡、改善睡眠、限盐、控烟、限酒、控制药物依赖、戒毒等健康生活方式和可干预危险因素的健康教育;开展高血压、糖尿病、冠心病、哮喘、乳腺癌、宫颈癌、结核病、肝炎、艾滋病、流感、手足口病、狂犬病、布病等重点疾病健康教育;开展食品安全、职业卫生、放射卫生、环境卫生、饮水卫生、计划生育、学校卫生等公共卫生问题健康教育;开展应对突发公共卫生事件应急处置、防灾减灾、家庭急救等健康教育;宣传普及医疗卫生法律法规及相关政策。②服务形式及要求:基层医疗卫生服务机构要通过发放印刷资料、播放音像资料等形式,向辖区居民免费提供健康教育资料,要设置健康教育宣传栏,其中乡镇卫生院和社区卫生服务中心宣传栏不少于2个,村卫生室和社区卫生服务站宣传栏不少于1个,每个宣传栏的面积不少于2m²;宣传栏一般设置在机构的户外、健康教育室、候诊室、输液室或收费大厅的明显位置,宣传栏中心位置距地面1.5~1.6m高。每个机构每2个月最少更换1次健康教育宣传栏内容,利用各种健康主题日或针对辖区重点健康问题,开展健康咨询活动并发放宣传资料;每个乡镇卫生院、社区卫生服务中心每年至少开展9次公众健康咨询活动,定期举办健康知识讲座,引导居民学习、掌握健康知识及必要的健康技能,促进辖区内居民的身心健康;每个乡镇卫生院和社区卫生服务中心每月至少举办1次健康知识讲座;村卫生室和社区卫生服务站每两个月至少举办1次健康知识讲座,乡镇卫生院、村卫生室和社区卫生服务中心(站)的医务人员在提供门诊医疗、上门访视等医疗卫生服务时,要开展有针对性的个体化健康知识和健康技能的教育。

(2)全民健康档案　①内容:居民健康档案内容包括个人基本信息、健康体检、重点人群健康管理记录和其他医疗卫生服务记录。个人基本情况包括姓名、性别等基本信息和既往史、家族史等基本健康信息。健康体检包括一般健康检查、生活方式、健康状况及其疾病用药情况、健康评价。重点人群健康管理记录包括国家基本公共卫生服务项目要求的0~6岁儿童、孕产妇、老年人、慢性病和重性精神疾病患者等各类重点人群的健康管理记录。其他医疗卫生服务记录包括上述记录之外的其他接诊、转诊、会诊记录等。②建立:辖区居民到乡镇卫生院、村卫生室、社区卫生服务中心(站)接受服务时,由医务人员负责为其建立居民健康档案,并根据其主要健康问题和服务提供情况填写相应记录,同时为服务对象填写并发放居民健康档案信息卡。通过入户服务(调查)、疾病筛查、健康体检等多种方式,由乡镇卫生院、村卫生室、社区卫生服务中心(站)组织医务人员为居民建立健康档案,并根据其主要健康问题和服务提供情况填写相应记录。已建立居民电子健康档案信息系统的地区应由乡镇卫生院、村卫生室、社区卫生服务中心(站)通过上述方式为个人建立居民电子健康档案,并发放国家统一标准的医疗保健卡。将医疗卫生服务过程中填写的健康档案相关记录表单,装入居民健康档案袋统一存放。农村地区可以家庭为单位集中存放保管,居民电子健康档案的数据存放在电子健康档案数据中心。③使用:已建档居民到乡镇卫生院、村卫生室、社区卫生服务中心(站)复诊时,应持居民健康档案信息卡(或医疗保健卡),在调取其健康档案后,由接诊医生根据复诊情况,及时更新、补充相应记录内容。入户开展医疗卫生服务时,应事先查阅服务对象的健康档案并携带相应表单,在服务过程中记录、补充相应内容;已建立电子健康档案信息系统的机构应同时更新电子健康档案。对于需要转诊、会诊的服务对象,由接诊医生填写转诊、会诊记录。所有的服务记录由责任医务人员或档案管理人员统一汇总、及时归档。

7.8 激励、监管及信息化策略

7.8.1 激励机制策略

(1)设立健康损害税 政府可以考虑对烟、酒以及含糖的软饮料征收"健康损害税"。增税不仅能降低这些产品的需求与消耗,同时能增加政府财政收入。美国和哥伦比亚,利用这种方式征收的税收来支持相关卫生项目和健康保险。2009年,利用每包香烟多征收62美分的联邦烟草税,美国政府更新和延长了国家儿童健康保险项目,为贫困家庭的儿童提供保险[162]。

(2)改进资金分配 中央政府可以考虑使用疾病发病率作为(人均)卫生资金分配计算公式中的一个因子,用于新型农村合作医疗、城镇居民基本医疗保险、基本公共卫生服务项目及其他与慢性病相关的资金划拨。荷兰、比利时和德国已经采取了这种方法[163]。我国在艾滋病和肺结核防控项目资金分配时,也已经采取了类似的做法。

(3)整合基本医保基金 整合各类基本医保基金,可以提高基金整体保障水平,降低基金风险,降低医保经办机构运行成本,提高医保经办机构作为服务购买方对服务提供方的影响,促进供方更为积极主动、有效地应对慢性病,避免严重并发症及其带来的高额医疗费用。由于这种"效益"往往需要8到10年才可以体现出来[164]。因此,只有供方长期提供慢性病诊治服务方能收获这种"效益"。我国重庆、浙江和广西等省(市、自治区)已进行了初步探索,目前难点在于部门利益之争,建议成立政府直属机构,比如医保局或社保局。

(4)慢性病筹资应优先满足预防干预 在分配慢性病防控资金时,应优先、全面满足成本低、效果好的全人群预防干预以及针对慢性病高风险目标人群的干预资金需求。最新一项研究表明:发达国家冠心病死亡率的降低,很大程度上可归功于总胆固醇水平、血压和吸烟水平降低[165]。此外,墨西哥实施的早期糖尿病和高血压筛查及预防项目表明:每投入1美元于预防,就能够在 20 年内节约 85～323 美元[166]。

(5)经济激励机制　经济激励可运用于各层级的卫生服务机构和不同的利益相关方,以鼓励他们提供优质服务(表 7-5)。按绩效支付指对供方的支付可以与双方预先商定的目标实现情况挂钩,如服务量、价格、服务内容和质量。按绩效支付的方式特别适用于为糖尿病和高血压等慢性病的防治付费,因为:①这些疾病防控的质量和成果易于测量,如糖尿病患者的血糖和高血压病患者血压[147];②这些疾病均有明确的临床治疗指南,可用于规范和评价供方的临床诊治服务。

表 7-5　促进慢性病服务的经济激励机制实例

关键点	资金激励措施
结构	需方: (1)如果参保人实现了健康改善目标(如成功戒烟或减肥),降低其保费(美国); (2)减免参加"疾病管理计划"的患者自付部分(德国); (3)为参加"疾病管理计划"的患者提供额外医疗服务。 供方: (1)实施"疾病管理计划",吸收患者加入(德国、美国); (2)设计跨机构、跨行业的"慢性病服务包"(澳大利亚); (3)保险方提供"风险结构调整补偿"(德国)。
过程	需方: 要求患者在同一"疾病管理计划"的时间足够长,避免短时间内,患者不断选择不同的"疾病管理计划"(德国)。 供方: 绩效工资:确保患者遵守"疾病管理计划"规定的临床管理指南;实现过程措施的预定目标(德国、英国、澳大利亚);提供质量改进赠款(澳大利亚)。
产出	供方: 按绩效付费:实现预定目标后给予奖励,或根据一定指标,奖励前 $x\%$ 的卫生服务提供方(英国)。

此外,国际经验表明在实行按绩效支付时,需特别注意以下两个方面:①绩效工资机制的设计要顾及慢性病高负担地区或者那些为慢性病人群提供服务难度较大的地区,这些地区实现同样的既定目标比其他地区的难度要大得多;②同时,要关注或降低绩效工资机制可能的不良影响,即供方有可能忽略未纳入绩效考评的服务和项目[167]。在英国,全科诊所是根据临床服务质量、机构管理质量(过程)以及患者健康结果改善(结果)而获得相应报酬[168]。英国实行的质量与结果框架(quality and outcomes framework,QOF)的做法规范,促进了与供方的合同安排及必须满足的条件(表 7-6)。上海、北京和河南等地已经开始实施按绩效支付的做法。建议在向其他省份推广前,可以对这些省份积累的经验进行评估。

表7-6　英国慢性病防治工作质量和考核结果框架

领域	指标举例
临床	高血压患者中最近一次血压测量值不高于 150/90mmHg 的比例(%)； 糖尿病患者中最近一次血压测量值不高于 140/80mmHg 的比例(%)。
机构组织	至少有 60% 的患者的病历记录有最新的临床情况总结。
质量与工作量	制定并实施双方同意的 3 种临床路径用于患者管理和治疗以减少因急性发作导致的住院治疗，并于 2012 年 3 月 31 日之前上报采取的行动＊。
患者经历	提供常规预约的门诊服务时，医生为每位患者服务的时间不得少于 10 分钟。
其他服务	女性患者的病历上，记录患者至少在 5 年内接受过宫颈癌筛查的比例(%)。

资料来源：英国国家卫生服务局，2008 年。备注：＊汇报 2011 年中所采取的行动。

　　我国可以考虑试行和评估以下按绩效支付的做法：①国际经验表明，支付方可保留相当于支付总额 5%～25% 的款项，根据实现预定目标的情况，全部或部分支付给服务供方；②相当于总额的 5%～20% 的资金可以用来奖励最佳的服务供方；③奖励实现特定质量改进目标的供方；④医疗保险机构可以将不低于总费用的 10% 资金与供方表现挂钩，以促进（服务）行为改善、服务质量提高，并逐年增加挂钩比例。为防止供方有意放弃或不接受年迈或病情较重的患者，以及鼓励为慢性病患者提供连续的服务，可以与服务方签订按风险（年龄、性别、健康水平和质量指标）调整后的按患者人头付费的合同。对于医院，最好采用多种支付方式联合使用。如果采用疾病诊断相关组（diagnogis related groups，DRGs）的方式，结合好的质量保障体系与入院资格审查，将有助于提高技术效率。按总额付费能够减少不必要的住院治疗，有利于引导患者在基层和专项门诊机构就医。此外，对于患者，为鼓励其加入慢性病管理计划，并实现个体化的健康目标（例如戒烟、减肥），可以减免其共同付费金额或降低保费。

7.8.2　监管与质量评价策略

　　为提高慢性病医疗卫生服务质量，可考虑以下管理工具和方法。

　　（1）许可和认证　挑选机构实施"疾病管理计划"时，可使用这两种方法。可事先对供方进行资格前审，挑选潜在的慢性病服务提供方。供方若想加入"疾病管理计划"，就必须事先满足结构与设备方面的基本要求，提供临床服务时应保证使用标准的临床管理指南和方案，并履行数据采集和上报职责等。

　　（2）选择性签约　美国、澳大利亚及荷兰等国的通行做法是：通过选择性签约，医疗保险公司使投保人在能提供满意服务的提供方获得服务。该方法可以促进服务提供方在价格、质量、服务内容和就医环境等方面竞争。选择性签约并不会限制患者使用其他服务提供方。但是，若使用非签约的服务提供方，其报销比例会降低且患者共付的费用会增加[169,170]。

　　（3）"看门人制度"　在澳大利亚和英国，全科医生及其助理一直是解决健康问题的"看门人"[171,172]。接受专家诊治必须经过全科医生或其助手的转介。如果初级卫生保健机构有意签署"看门人"合同，必须满足下述标准：①遵守循证的临床指南；②必须参加改善与患者沟通、慢性病诊治的培训；③在实际工作中，实施内部质量管理计划，制定并执行循证的临床管理指南。慢性病的临床管理指南需要不断更新，反映当前临床实践和技术发展的最前沿。此外，应开发适合不同层级服务机构使用的临床管理指南。在我国，可以考虑建立相应机制对服务提供方进行绩效监督，比较服务质量、成本和效果。监督结果将被用于寻找需要改善的方面和剔除表现欠佳的服务提供方。此外,患者满意度可用于确定需要改进的方面及落实必要的整改措施,敦促医生努力改善服务,提升服务提供方的职业操守以及对其自身工作的满意度。此外,结果还可以用于基层服务人员的绩效工资和奖金的计算。要营造持之以恒地追求质量保证的文化,我国医学科学院的国家肿瘤研究中心、国家心血管病研究中心,国家疾病控制中心以及卫生部卫生发展研究中心需要共同合作,建立慢性病管理质量标准,并遵照此标准评估服务提供方。

7.8.3　信息化策略

扩展和加强慢性病及其危险因素的流行病监测体系,在卫生部门建立强大的实证研究能力,对于产生有效、可靠、及时的数据资料,评估控制我国慢性病的有效措施至关重要。目前我国评价慢性病监测是每三年一次,建议慢性病行为危险因素监测每两年开展一次。此外,需要开发具有省级代表性的慢性病及其危险因素的数据库,且利用其评价地方慢性病防治效果。在医疗服务提供层面,开发电子病历系统有助于慢性病的管理。许多国家正在斥巨资建立电子病历系统[173]。我国卫生行政部门也已经启动了卫生行业"信息化"建设,许多省份已经开发了不同的电子病历系统。当前最重要的是确保数据和报告方法的标准化以及不同系统的兼容性,从而促进卫生部门内部信息的无障碍分享。此外,建立一个运行良好的电子病历系统耗资巨大,而且费时,建议对国内建立电子病历系统这一举措的成本效果及其利用情况进行密切跟踪与评估。同时,我国可以考虑试点,通过手机短信平台形式,将主要慢性病防治知识、健康生活方式行为知识及慢性病患者自我管理所需要的有关知识,有针对性地定时发送给相应受众,实际绩效应该不错。有报道称,移动医疗卫生引发英国医疗服务新变革,既节约成本又方便居民[174]。

7.9　中国特色防控策略

7.9.1　中国传统经典文化保健养生策略

"养生"一词最早出现在《庄子·内篇》[175]。庄子养生之道是老子养生之道集大成者,故后世将他与老子并称为老庄。老子是春秋时代的伟大思想家,因著有《老子》亦称《道德经》,被后人尊称为道家创始人,该书以论述"道"及其应用为核心[176]。老子不仅是一位伟大的哲学家、思想家,也是一位养生大家。谈到老子的养生智慧,自然先从老子作为最高范畴的"道"开始阐述,因为我们现在学习的各种中医养生原则和方法大都源于老子之道。养生,一般是指合理选用各种保健方法,通过长期的锻炼和修习,达到保养身体、减少疾病、增进健康、延年益寿目的的技术和方法。老子的养生之道,其核心有下述四点。

(1)清静无为　《老子》第二十五章谓"人法地,地法天,天法道,道法自然"。在老子看来,无为,事物则能按照自身规律顺利发展。养生更是如此,如"春夏养阳,秋冬养阴""春捂秋冻"等无一不是顺应自然,所以明智的人应该采取无为之道来养生,才能健康地生活,正所谓"无为而无不为"。

(2)顺应自然　现代人因为社会竞争激烈和工作压力,经常要过一种不规律的生活,整日疲于应付,身体透支严重,这也是慢性病越来越多并年轻化的主要原因之一。究其原因是不良生活方式违背了自然养生之道。从老子"道"的提出,我们应该顺应自然,如"春捂秋冻""春夏养阳,秋冬养阴"等,这样做才是天地万物生存之本。其实顺应自然的养生很简单,我们人类作为万物之灵,生活在地球,自古以来之所以生生不息,是因为一直遵循着"日出而作,日落而息"

的生活模式。简单地说，就是"跟着太阳走"，每天太阳出来时，就起床劳动；太阳落山时，就收工休息。因此，现代人如果能减少一点应酬，增加一点休息，少一点浮躁，多一点沉静，身心自然与天地和谐，达到"天人合一"，慢性病就会减少，健康就会增加。

（3）少私寡欲 《老子》第一章开宗明义提出："道，可道，非常道；名，可名，非常名。"能"除情去欲守中和，是谓知道要之门户也"，这是老子注重养生思想的核心。在老子看来，少私寡欲是养生的秘诀。而中医历代养生大家深受老子思想的影响，主张"恬淡虚无，真气从之"，告诫人们要维持像婴儿一样无欲无知的状态，人才会活得简单快乐，身体康健。据调查统计，我国大多数长寿老人在性格方面都能保持童心童趣，热爱生活，对个人得失要求的比较少，遇事不斤斤计较，这大概是长寿老人的养生秘诀。

（4）动静适度 《老子》第四十章指出："反者道之动。"同样，在养生方面，一切生命活动都应适度。动与静是人体生理功能的运动形式，必须适度。例如饮食、作息、劳逸、七情等方面不能出现太过或不及的状态，才能保持人体的健康与长寿[177]。

同样，儒家的养生哲学是儒家道德哲学的反映，体现了儒家对人生价值和养生目的的认识。在这里养生被纳入了伦理教化的范畴，并深深地影响了中国传统养生文化。修身养心、仁寿相兼是儒家养生哲学的真谛[178]。在儒家养生哲学中，养生不仅要养身，更要养心。"欲修其身者，先正其心；欲正其心者，先诚其意；欲诚其意者，先致其知，致知在格物"，这种"格物、致知、诚意、正心、修身"正是儒家人生修养、功成业就的纲领[179]。

《周易》中也有许多养生哲学[180]。《四库提要》指出："易道广大，无所不包，旁及天文、地理、乐律、兵法、韵学、算术，以逮方外之炉火，皆可援易以为说。"但直到宋朝，"医易同源"说方成为医儒之共识[181]。《医门棒喝》有曰："易之言，一言一字皆藏医学之指南。"可见，《周易》丰富的哲学思想和美学意蕴对中医养生学的影响是深刻的。

中国传统养生文化认为人的精神性、生物性、社会性是统一的整体，尤其重视精神的健康，通过调理防止心理失衡，主动养成良好的生活习惯，建立与社会的和谐关系；其阴阳观、自然观帮助我们进一步理解人本身、人与环境各因素的关系，强调人与人、人与环境"和合共生"[182]。这些观点特别是有关健康的观点与WHO提出的健康概念如出一辙，彰显了我国古代大家的智慧与博识。

7.9.2　祖国中医药保健养生策略

中医养生学起源很早，但形成较为完整、系统的理论则始于《黄帝内经》。《黄帝内经》从饮食、起居、运动等方面对养生进行了阐述。

（1）饮食 《黄帝内经》包涵着丰富的饮食养生原则和方法，阐释了饮食营养的重要性，强调了通过食物来干预或改善亚健康状况和慢性疾病，成为促进人体健康的一条重要途径，受到人们的重视。《黄帝内经》不但注重食物的种类、性味、颜色及温度，而且特别注意食物对人体的营养和补益的作用。《素问·宣明五气》认为："酸入肝，苦入心，甘入脾，辛入肺，咸入肾。"药食气味和五脏之间存在着某种特定的联系，它们分别对五脏有滋补和治疗的作用[183]。

（2）起居 《黄帝内经》指导人们要"起居有常"，否则"起居无常则半百而衰"。因此，人们应该调节自身的生命活动来适应自然界气候的变化来预防疾病。

（3）运动 传统养生体育以调阴阳、活气血、保精神为原则，运用调神等手段，以达到健康长寿的目的。以形、神、意结合为主的绵缓身体导引练习为媒介，运动负荷小、运动量适度，而运动时间则根据四时的变化来进行相应的调整[184]。慢运动是指人们在一定的理念支配下，利用闲暇时间,为健身、娱乐、修身养性等目的进行的强度不大、可持续性的活动[185],既包括传统体育中的太极拳、五禽戏等,也包括现代兴起的瑜伽、普拉提等。慢运动理念提倡达到身心的契合,实现"形神俱养"。"慢运动"理念的提出,使得养生理论更具有时代性,是传统养生文化发展的另一个视角,符合现代社会的需求。这种以缓慢、温和、小负荷为特点,集缓慢性和持续性、形式多样性和娱乐性、参与广泛性和稳定性于一体的新理念的运动方式的提出和兴起,将会成为人类健康的一次大的促进。

《黄帝内经》中提出了养生学的两个要点,即保养和补养[186]。以此为基础,我国养生文化逐渐发展起来。到了明清时期,很多养生学家除了对前人的资料进行整理外,还进行分类和阐述,使养生术通俗化,养生文化更丰富多彩,更容易为人们所接受运用。高濂的《遵生八笺》就是这个时期成书的,这也是他一生的结晶,不仅反映了其独到的养生思想,还收录了很多成套的导引术,将肢体的运动同调息练气结合起来,以达到内外锻炼的目的。《黄帝内经》所云:"法于阴阳,和于术数,食饮有节,起居有常,不妄作劳,故能形与神俱,而尽终其天年,度百岁乃去。今时之人不然也。以酒为浆,以妄为常,醉以入房,以欲竭其精,以耗散其真,不知持满,不时御神,务快其心。逆于生乐,起居无节,故半百而衰也。"中医药中"上医治未病,中医治欲病,下医治已病"的思想与现代健康管理理念不谋而合[187]。

7.9.3 传统经典文化与中医药防控慢性病独到之处

传统经典文化和祖国中医药学中的养生之道完全符合当今的健康保健目标,对于今天我们防控慢性病具有独到的借鉴之处[188]。

人体除了健康状态和疾病状态之外,还有一种非健康非疾病的中间状态,称为亚健康状态。我国有70%左右的人处于亚健康状态[189],严重影响人们的工作能力和生活质量,关于亚健康的研究成为了本世纪生命科学研究的一个重点[190]。现代的健康理念由"身体—心理—社会"三维观向"身体—心理—社会—自然"四维观转变,现代医学理念也由以治愈疾病为主向以预防为主发生转变[191],这为中国传统养生文化的发展提供了一个契机,《黄帝内经》的整体观与健康的多维性、整体性是相契合的,中医对亚健康的认识和防治具有自身的特色与优势。而在影响人类健康的因素当中,行为方式占60%[192],因此,建立健康的生活方式是防治亚健康的关键。中医文化博大精深,特别是中医的"治未病"思想更是切合社区健康管理的理念,因此,以发展社区健康管理为契机,充分发挥中医药"简、便、廉、验"的作用与优势,在慢性病防控中具有较大优势。原卫生部部长陈竺在首届"治未病"高峰论坛上指出,发展"治未病"应建立我国独具特色的健康保障服务体系,以健康文化为基础,引导人们树立健康的理念和信心,掌握运用"治未病"的知识和方法,以健康促进为手段,将医疗部门、健康教育部门、健康管理部门以及科技部门有机整合起来,开展预防保健服务,以健康保险为支撑,发挥其经济补偿、市场组织、资金融通等功能,为"治未病"的发展提供保障。这种新模式将是我国医药卫生体制改革的积极探索,是建立我国独具特色的健康保障体系新的尝试。

2011年9月21日,国家中医药管理局印发了《0~6岁儿童中医健康管理技术规范》《孕产妇中医健康管理技术规范》《老年人中医健康管理技术规范》《高血压患者中医健康管理技术规范》《2型糖尿病中医健康管理技术规范》,指导中医药社区健康管理进行,对全国各地社区开展中医药健康管理服务起到积极的推动作用。WHO认为所有就诊患者中,只有10%左右的患者需要专科医师诊治,而人群中80%~90%以上的基本健康问题可以通过以训练有素的全科医师和社区健康管理师为骨干的社区卫生服务工作人员来解决[193]。因此,在基层推广中医药技术防控慢性病具有很大优势。健身气功八段锦是国家体育总局向全国乃至世界推广的身体锻炼方法,是中医养生与治疗学的一部分[194]。有研究发现,不同血脂水平的各组八段锦练习者可以有效地增加肺活量[195]。诸多研究发现:调整好情志有利于高血压防治[196];在社区家庭病床高血压患者中实施中医养生指导和健康宣教干预,能有效控制高血压患者的血压,普及高血压知识和中医养生知识,提高干预的依从性,值得在社区临床中推广应用[197];对社区2型糖尿病患者开展中医养生指导有利于控制血糖、血脂,提高生存质量[198];采用中医养生康复理论对缺血性脑卒中患者进行护理效果明显,具有临床推广价值[199];糖尿病与不健康的生活方式有着密切的联系,是一种生活方式病,以延缓衰老、延年益寿为目的中医养生。通过应用调摄情志、顺时摄养、谨和五味、饮食有节、劳逸适度、勤于锻炼、针灸施治等方法,对糖尿病患者进行养生调摄,可协助药物治疗控制病情,提高患者的生活质量[200]。

　　总之,研究认为,慢性病是由于不良生活方式引发的疾病,无论是癌症、糖尿病,还是心血管疾病、慢性呼吸道疾病等慢性病的致病因素都离不开人口老年化、生活方式改变、吸烟等危险因素;中医养生观强调未病先防,主张运动健身、饮食调理、调摄精神、生活起居规律,提高机体内在的抗病能力;传统经典文化和中医药在我国居民中具有广泛的群众基础[201],运用传统文化经典和中医药在防控慢性病方面具有独特优势,投入少、成本低、疗效可靠,对控制医药费用过快增长,减轻国家和群众负担,促进医疗卫生改革的顺利实施均有积极作用。

7.9.4　传统经典文化和中医药防控慢性病方面需要注意的问题

　　尽管传统经典文化和祖国中医药在养生保健和防控慢性病方面具有许多独特优势,但是目前也存在以下主要问题,需要引起注意。①国家有关权威机构和专家宣传、普及相关知识不够。一些不法之徒为了谋取不法经济利益,利用传统文化和中医药相关知识,欺骗群众,误导居民,甚至一度"大师""养生专家"满天飞。②国家专业机构研究不够深入、系统,没能及时向社会反馈最新信息,给不法分子有可乘之机。③有研究对我国近10年中医养生研究的文献进行了计量分析,发现中医养生学研究的规模一般相对较小,国家和机构的资助也极少(检索结果中未见资金资助文献),缺乏核心研究团队,作为一门方兴未艾的学问,其巨大的社会需求必将引起学术界的关注,但中医养生学研究的兴起还需要国家在政策和资金上的大力支持[202]。④在科学学习和借鉴传统经典的基础上,也要避免一些误区,比如养生就要补、中药没有副作用、非药物疗法无限制、食疗人人适宜等。⑤在继承传统经典的基础上,中医养生要与现代科技理论有机结合。比如美国管理学家彼得·德鲁克提出的水桶效应(或短板原理)在养生保健中同样适用。近年来,世界各国都十分强调养生保健中应采取全面综合的措施,有人称之为"养生木桶论"。如果只采取一两项措施,例如只练气功或只练跑步而忽略其他方面,都不能达到养生保健、慢性病防控的目的。这种情况在日常生活中比较常见。有一位老人,睡眠一直不好,腿部常抽筋,为治此症,他就坚持练气功,但是未见效。最后医生诊断为缺钙,补钙后很快奏效了。原来他的症状是因营养性缺钙所致,由此体会到单练气功或体育锻炼还不够,还要注意营养、生活规律和及时检查身体等[203]。

　　卫生部相关调查显示,在预防与养生上花费1元钱,可以节省生病后的医疗费用8.5元[204]。中医有着几千年的文化传承,在养生与保健方面有着不可比拟的资源优势。现代人越来越注重自身健康,发展中医养生理念、推广中医保健手段、提高疾病预防控制能力、增强人民体质,不仅顺应时代要求,也是发展具有中国特色健康管理的必由之路。有关学者在中医慢性非传染性疾病防治费用核算体系研究方面已迈出了新的步伐[205],我们坚信,未来中国传统经典(包括传统经典文化和中医药)在居民健康养生、慢性病综合防控等方面一定会显示出更加巨大的优势,当然这需要政府尽快健全相关组织机构和体制机制,提高居民获取相关知识可及性。

7.9.5 中国特色慢性病防控策略实现路径

如前所述,尽管传统文化经典和中医药在慢性病防治方面具有独到优势,但由于各种原因,中国特色慢性病防控策略仍需挖掘和加强,主要实现路径建议如下。

(1)挖掘政策潜力 2003年4月,国务院颁布了《中华人民共和国中医药条例》(中华人民共和国国务院令第374号);2009年4月,国务院制定并下发了《关于扶持和促进中医药事业发展的若干意见》(国发〔2009〕22号);目前,中医药立法已经列入全国人大常委会立法规划等。卫生行政部门和中医药管理部门应深入挖掘相关政策潜力,积极争取政府、社会投入,切实加强中医医疗服务体系建设,着力构建网络健全、管理先进、服务便捷的新型中医药服务体系,大力推动中医药进乡村、进社区、进家庭;充分发挥中医预防保健特色优势,在疾病预防与控制中积极运用中医药方法和技术,推动中医医院和基层医疗卫生机构开展中医预防保健服务,鼓励社会力量投资兴办中医预防保健服务机构;整理研究传统中药制药技术和经验,形成技术规范;更新理念,注重现代科技与中医药的融合,提高中医药服务现代化水平;积极开展慢性病的中医药防治研究工作,不断扩大中医药影响力。

(2)坚持政府主导 各级政府要逐步增加投入,重点支持开展中医药特色服务、公立中医医院基础设施建设、重点学科和重点专科建设以及中医药人才培养。落实政府对公立中医医院投入倾斜政策,研究制订有利于公立中医医院发挥中医药特色优势的具体补助办法。完善相关财政补助政策,鼓励基层医疗卫生机构提供中医药适宜技术与服务。制定优惠政策,鼓励企事业单位、社会团体和个人捐资支持中医药事业。合理确定中医医疗服务收费项目和价格,充分体现服务成本和技术劳务价值。

(3)发挥主力军作用 依托中医药研究机构或医疗卫生机构,建立中医药养生保健和慢性病防治专门机构,在各级主流新闻媒体开展形式多样的宣传等活动,占领主阵地,弘扬主旋律,普及科学的养生保健知识,满足城乡居民对传统养生保健知识的需求,引导居民科学养生,有效保健,防控慢性病。

(4)提高科研水平 加大传统养生保健、中医药防治慢性病等方面的科研投入力度,逐步将该类研究由定性研究向定量研究转变,力争在相关循证医学研究方面取得新的突破,为相关成果的推广、应用等提供坚实的科学依据,不断扩大中国传统文化和中医药在防治慢性病方面的世界影响力。

(5)健全激励机制 逐步将传统文化养生保健、中医药防治慢性病等方面有效成果纳入国家基本公共卫生服务项目,对取得显著成效的地区或单位予以一定奖励,激发各地、各单位研究、推广、应用相关措施防控慢性病的积极性和主动性。

就在本书即将完稿时,我们欣喜地看到,国家卫生计生委、国家中医药管理局已于2013年7月31日联合制定并印发了《关于印发中医药健康管理服务规范的通知》(国卫基层发〔2013〕7号),将中医药健康管理服务项目纳入了基本公共卫生服务项目。虽然国家"中医药健康管理服务规范"目前只涉及老年人和0～36个月儿童,但毕竟迈出了可喜的第一步。

8 未来展望

2002年11月,"十六大"报告提出了"全面建设小康社会"的目标,要求建立适应新形势要求的卫生服务体系和医疗保健体系,着力改善农村医疗卫生状况,提高城乡居民的医疗保健水平。2007年10月,"十七大"报告把"人人享有基本医疗卫生服务"确立为全面建设小康社会的新要求之一。尽管关于全面小康社会的具体指标体系,有关学者站在不同发展阶段,针对当时的突出问题,从不同角度进行了论述,但由于发展的渐进性、复杂性,目前尚无比较统一、公认的评价体系可供参考[206-208],但是关于健康对建设全面小康社会的重大意义,社会各界认识高度统一。2012年11月,"十八大"报告指出,健康是促进人类全面发展的必然要求。2013年8月31日,习近平总书记在会见参加全国群众体育先进单位和先进个人表彰会、全国体育系统先进集体和先进工作者表彰会的代表时强调,"人民身体健康是全面建成小康社会的重要内涵,是每一个人成长和实现幸福生活的重要基础。"

2012年12月国务院新闻办公室发布的《中国的医疗卫生事业》白皮书指出,我国医疗卫生事业发展取得了举世瞩目的成就,但白皮书同时指出,随着中国工业化、城市化进程和人口老龄化趋势的加快,居民健康面临着传染病和慢性病的双重威胁,公众对医疗卫生服务的需求日益提高。与此同时,中国卫生资源特别是优质资源短缺、分布不均衡的矛盾依然存在,医疗卫生事业改革与发展的任务十分艰巨。

目前,距离2020年全面建成小康社会的目标只有7年时间。如何在2020年之前将城乡居民健康状况提高到一个新水平确实任重道远。如前所述,未来7年,我国提高城乡居民健康水平机遇与挑战并存。总体而言,经济发展和社会进步为实现健康目标奠定了一定的基础;但人口总量增加中的人口老龄化加剧、城镇化过程中流动人口增加、工业化过程中环境污染、现代生活方式带来的行为生活方式改变等,都对提高居民健康水平提出了严峻挑战。我国现行的卫生体制、机制及卫生资源分布与结构等与实现居民健康目标要求相比,需要改革与完善的方面还较多。

慢性病已成为威胁人类健康的首要因素并成为全球共同关注的公共卫生问题。作为发展中的人口大国,在"未富先老"等实际国情下,若不能有效加以防治,慢性病在我国的流行将加速。慢性病影响政府实现以人为本、和谐发展的目标,尤其是加剧健康不公平性。由于相对于不断增长患病的被抚养人口而言,健康劳动者比例下降,慢性病将增加未来经济发展速度放缓的风险。而且如果健康劳动力与患病的被抚养者的比例过低,将有可能导致社会动荡。但是,结合国内实情,通过实施国际上行之有效的慢性病防治最佳策略,我国可以减少相当部分的慢性病负担。有效应对我国慢性病流行的综合的、多部门参与的政策方案不仅存在,而且随着政府高层政治意愿不断加强,阻碍这些方案实施的许多重大挑战完全可以被克服,非卫生部门的政策与投资将有利于预防或控制导致慢性病的社会经济决定因素和其他行为和生物学危险因素,卫生部门将重塑卫生筹资和服务提供体系以取得更好的健康产出。建立有效解决我国慢性病的"行动平台"是一项中期目标,实现进程快慢取决于是否能立即、全面实施《国际烟草控制框架公约》,加强对加工食品中食盐、脂肪和糖含量的监管,拓展及深化卫生服务机构和筹资改革,方便群众获得常见慢性病最基本的卫生服务。同时,将良好的健康产出作为未来规划的一项主要社会目标,将有助于加强政治承诺,促使教育、就业、运输及城乡发展等其他部门为人民健康做出贡献。不良卫生习惯的减少有利于健康的社会经济环境的改善,优质的卫生服务得到普及,未来人们不仅将更加长寿,而且由于晚年阶段病痛和病残减少,生活质量将得到提高。发达国家的成功经验表明,通过降低或消除健康危险因素,我国将在一年或数年,而远非人们通常想象的数十年内,看到人们健康结果的改善[209,210]。这种改善不仅有利于个人、家庭,而且有利于整个社会,有利于国家经济健康发展。

9 宝鸡市慢性非传染性疾病调查工作手册

9.1 调查设计

9.1.1 背景

　　以心脑血管疾病、癌症、糖尿病和慢性呼吸系统疾病等为代表的慢性非传染性疾病（以下简称慢性病）是目前世界上最主要的公共卫生问题，已引起世界各国高度重视。2008 年全球有 5700 万人死于慢性病，占所有死亡人数的 63％，预计 2030 年将上升为 75％，全球约四分之一的慢性病相关死亡发生于 60 岁以下的劳动力人群。我国目前确诊的慢性病患者已超过2.6 亿人，因慢性病导致的死亡已占总死亡的 85％，全国因慢性病过早死亡占早死总人数的 75％，慢性病造成的疾病负担占我国总疾病负担的 70％。如不采取强有力措施，未来 20 年，中国 40 岁以上人群中主要慢性病患者人数将增长一到两倍，慢性病导致的负担将增长 80％以上。

　　2012 年 5 月，第 65 届世界卫生大会在瑞士日内瓦举行。关于防控慢性病，大会审议了 WHO 在联合国大会提出的关于预防和控制非传染性疾病问题高级别会议《政治宣言》的后续行动，决定通过一项全球目标，即：到 2025 年使非传染性疾病导致的过早死亡率降低 25％。卫生部部长陈竺出席大会并在一般性辩论中指出"慢性非传染性疾病防控是一项刻不容缓的工作，如果控制不好，未来二三十年，全球将出现慢性非传染性疾病的'井喷'，各国政府应像重视 GDP 一样重视慢性非传染性疾病防控工作，将其纳入当地经济社会发展总体规划，建立部门间协调机制，加强社会动员，共同参与。"2012 年 5 月卫生部等 15 个部委印发了《中国慢性病防治工作规划（2012－2015 年）》，标志着我国慢性病防控工作逐步进入科学化、规范化轨道。

　　宝鸡市属于西部欠发达城市，承担着全国新医改试点任务。做好慢性病等重大疾病防控工作是一项成本效益较高的公益性举措。卫生部第三次、第四次卫生服务调查显示，城乡居民两周患病率 2003 年和 2008 年分别为 14.3％、18.9％，慢性病患病率 2003 年、2008 年分别为 15.0％、20.0％。如果按照全国患病率水平推算（2003 年末宝鸡市常住总人口 374.3 万，2008 年末全市常住总人口 376.3 万），2008 年与 2003 年相比，因两周患病率上升，全市新增患者 17.6 万；因慢性病患病率上升，新增加患者 19.1 万。如果按照每个患者平均就诊 2 次概算，全市因患病率上升新增就诊人次 40 万人次左右，相当于宝鸡市一个三级综合医院年接诊人次。开展全市慢性病调查工作，有助于摸清本底，查清我市慢性病主要危险因素，提高防控措施的针对性、有效性，从而有效预防和控制慢性病高发态势，助推新医改目标实现，更好地保障人民群众身体健康。为此，宝鸡市卫生局决定，2013 年开展全市慢性病及其相关危险因素流行病学调查。

9.1.2 调查目的

掌握我市主要慢性病发病率水平状况;掌握我市慢性病主要危险因素;了解慢性病医疗服务可及性与公平性;了解慢性病主要经济负担情况;掌握我市居民营养与健康状况及其影响因素;为各县区慢性病综合防控示范区创建坚定扎实基础。

9.1.3 调查对象、方式与时间

慢性病及相关危险因素等调查对象为:15 岁及以上在宝鸡市辖区内居住半年以上的常住居民;调查方式采用集中入户现场调查方式进行;现场调查时间为 2013 年 4 月。

9.1.4 抽样方法

1. 城乡地区的分类方法

按照城市是指行政区划为地级市及以上的地区;农村是指行政区划为县(包括县级市)的地区。

2. 确定调查对象的方法

按照多阶段分层随机抽样的方法,在每个县区随机抽取乡镇、街办,在每个乡镇、街办随机抽取村、居委会,每个村、居委会随机抽取居民户 80 或 50 户,采用 Kish Grid 表法在每个居民户随机抽取 1 名 15 岁以上居民进行调查,计划调查人数为 5020 人,样本人数约占全市总人口的 1.35/1000(5020 人/3716731 人)。抽样方法见表 9-1。各监测点调查户置换率应控制在10% 以下。

表 9-1 调查对象的抽样过程

抽样阶段	样本分配	抽样方法
第一阶段	按照 12 个县区行政区划分层	人口规模成比例的整群抽样(PPS)
第二阶段	除渭滨、金台、陈仓区外,其余县区县政府所在乡镇为指定抽样点,其余乡镇整群随机抽取。	整群随机抽样
第三阶段	随机抽取社村、居委会。	整群随机抽样
第四阶段	随机抽取家庭户。	系统随机抽样
第五阶段	每个家庭随机抽取 1 人。	Kish Grid 表法

3. 样本量的确定

由于糖尿病患病率低于高血压患病率,根据样本量最大原则,以糖尿病患病率估算,可同时满足高血压和糖尿病调查所需样本量。公式:$N=deff \times u_{\alpha/2}^2 \times p \times (1-p) \div \delta^2$,总体率 P采用 2010 年全国疾病监测地区(DSPs)慢性病及危险因素监测主要结果中糖尿病患病率9.7% 估计。设计总体率 P 的相对误差控制在 10%,$\delta=0.045 \times 10\%=0.0045$。设计效率$deff$ 参考Ⅶ行为危险因素调查和其他类似的大型国家卫生调查,假定为 1.1。取 95% 可信限,$\alpha=0.05$。则所需样本约为 3934 人。根据样本量计算出各区工作量,为防止失访,理论

样本人数按照 10%扩大后为 4333 户(人)。千阳、麟游、凤县、太白按照人口规模成比例分配的样本人数较少,考虑到县本级样本代表性,这 4 个县均扩大至 200 人,全市总体样本为 4699人。依据此样本量,按照多阶段分层随机抽样的方法,每个县(区)随机抽取乡镇(街办),每个乡镇(街办)随机抽取村(居委会),根据各县区人口规模实际,其中 3 个区和 4 个平原县每个村(居委会)随机抽取 80 户,5 个山区县每个村(居委会)随机抽取 50 户(不足者从邻近村补齐),最终样本量为 5020 户(人),每户随机抽取 1 名 15 岁以上常住居民进行整村入户调查(各县区样本量分布见表 9－2)。

表 9－2 各县区样本量分布

行政区	街道/乡镇	2011 年常住人口数(人)	比例(%)	理论样本量(人)	10%扩大样本(人)	补充样本量(人)	调查乡镇/街办数(个)	村/居委会数(个)	最终居民户数(户/人)
全市	123	3716731	100	3934	4333	4699	44	9/62	5020
渭滨	10	448189	12.06	474.4404	522	522	4	4/3	560
金台	11	394538	10.62	417.7908	460	460	4	2/4	480
陈仓	16	595075	16.01	629.8334	693	693	4	1/8	720
凤翔	12	483471	13.01	511.8134	564	564	4	0/8	640
岐山	10	459064	12.35	485.849	535	535	4	2/5	560
扶风	8	416398	11.2	440.608	485	485	4	0/7	560
眉县	8	299988	8.07	317.4738	350	350	4	0/5	400
陇县	16	248901	6.69	263.1846	290	290	4	0/6	300
千阳	8	123959	3.34	131.3956	145	200	3	0/4	200
麟游	7	90728	2.44	95.9896	106	200	3	0/4	200
凤县	9	105492	2.84	111.7256	123	200	3	0/4	200
太白	8	50928	1.37	53.8958	60	200	3	0/4	200

4. 调查点的选定

宝鸡市慢性病及其相关危险因素流行病学调查遵循随机、经济有效的原则,采用多阶段分层整群随机抽样方法,调查样本量测算为 5020 人,占全市总人口的 1.35/1000。全市抽取 71个村(居委会),在每个被抽中的村或居委会(社区)中随机抽取 80(或 50)户居民,最后在调查户中,采用 Kish Grid 表法确定 1 名 15 岁以上居民调查。

5. 调查对象的确定

慢性病及其危险因素调查采用 Kish Grid 表法随机选取调查居民户中 15 岁以上的一名家庭成员作为调查对象。调查对象的确认流程参见图 9－1。

(1)家庭成员的界定 指所有在该调查户内共同居住、吃饭的人员,包括保姆、雇工等非亲缘关系的成员。

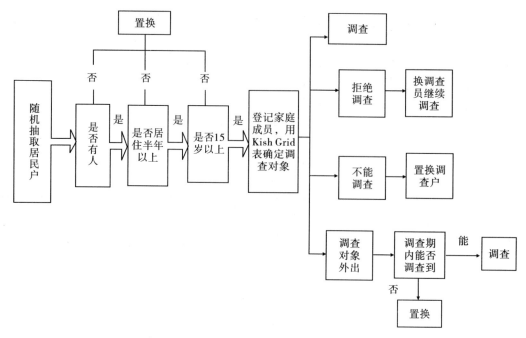

图 9-1 调查对象确认和调查流程图

(2)常住居民的定义 指在宝鸡市辖区内居住时间累计超过半年的居民。常住居民的定义与户籍没有任何关系,只与是否在调查区内居住时间累积超过半年有关,且不要求居住场所固定。对于居住在当地的非户籍人口,即使是多次搬家,只要过去在宝鸡市辖区居住累计时间超过半年者,即属于调查对象。

(3)调查对象的入选 调查员收集调查户中所有符合常住居民条件的成员信息,按照先男性,后女性,年龄从大到小依次排序,填写家庭成员登记表,选择其中年龄在 15 岁以上的家庭成员,依次编号。年龄的计算统一以 2013 年 3 月 31 日为界限,年满 15 周岁的常住居民作为备选调查对象。根据宝鸡市慢性病调查组分配给该户的 Kish Grid 表代码,查询相应的 Kish Grid 表(表 9-3),从而确定一名家庭成员接受个人调查表调查及人体测量(孕妇不纳入调查对象)。填写调查对象登记表,报市疾控中心。

(4)Kish Grid 表填写实例 假设有一家庭户有 6 口人,其中 3 名男性,3 名女性,首先按照先男性,后女性,年龄从大到小依次排序,填写家庭成员姓名、与户主关系、年龄;然后选择其中年龄在 15 岁以上的家庭成员,依次编号。根据宝鸡市慢性调查组指定发配的居民户 Kish Grid 表代码,确定调查对象。假设分配给该家庭的 Kish Grid 表为 E1,则选中的为编号 3 的成员——张娟,见表 9-4。

(5)特定情况下调查对象的选择 ①不符合调查条件:如抽取的居民户不属于常住居民户或常住居民户中没有符合条件的 15 岁以上的常住居民,则需要对居民户进行置换。②调查对象不在家:重新预约调查时间;必须至少进行 3 次联系,同一天中的多次联系只算 1 次;如已确知在调查时间内,不可能获得调查对象,则直接置换居民户。③调查对象拒绝调查:尽量说服调查对象配合调查;如调查对象始终不予配合,则与当地村委会或居委会联系,重新安排时间,由调查队长亲自联系或安排另一位更有经验的调查员调查;如仍旧不配合,则予以置换。④调查对象不能接受调查；调查对象因痴呆、聋哑等健康原因不能接受调查，则予以置换居民户；如调查对象有可能在调查期间内康复（例如感冒、发热），则预约第二次调查时间。

表 9-3 Kish Grid 表

表 A		表 B1	
15 岁以上成员人数	家庭成员编号	15 岁以上成员人数	家庭成员编号
1	1	1	1
2	1	2	1
3	1	3	1
4	1	4	1
5	1	5	2
6 或者以上	1	6 或者以上	2
表 B2		表 C	
15 岁以上成员人数	家庭成员编号	15 岁以上成员人数	家庭成员编号
1	1	1	1
2	1	2	1
3	1	3	2
4	2	4	2
5	2	5	3
6 或者以上	2	6 或者以上	3
表 D		表 E1	
15 岁以上成员人数	家庭成员编号	15 岁以上成员人数	家庭成员编号
1	1	1	1
2	2	2	2
3	2	3	3
4	3	4	3
5	4	5	3
6 或者以上	4	6 或者以上	5
表 E2		表 F	
15 岁以上成员人数	家庭成员编号	15 岁以上成员人数	家庭成员编号
1	1	1	1
2	2	2	2
3	3	3	3
4	4	4	4
5	5	5	5
6 或者以上	5	6 或者以上	6

表 9 - 4　Kish Grid 填写实例

性别 1=男 2=女	姓名	与户主的 关系代码	年龄	年龄是否为 15 岁以上 1=是 2=否	在宝鸡居住年限	编号	是否入选
1	刘大强	1	55	1	20	1	
1	刘小强	3	28	1	20	2	
1	刘　刚	5	2	2	2		
...							
2	张　娟	2	52	1	20	3	√
2	李　梅	4	27	1	20	4	
2	刘晓娟	3	20	1	20	5	
...							

（6）居民户的置换　现场调查过程中,由于种种原因,导致抽取的居民户不符合条件或无法调查到调查对象,需要对居民户进行置换。置换应尽量保证选取同一居民小组中与调查户家庭结构(性别、年龄、人数)相似的一户进行置换,相同情况下可按照就近原则。要求置换的百分比一般不能超过 10%。需要注意的是,置换是直接置换居民户,而不是在原有家庭换另一名调查对象;置换户后,新入选的调查对象仍按照调查对象确定原则执行,其中置换户采用与原调查户相同的 Kish Grid 表代码;调查约定日未调查到已确定的调查对象,需改天调查同一人;只有确定该调查对象在调查期间内无法接受调查时,才允许进行置换。

9.1.5　调查内容和调查方法

1. 调查内容

宝鸡市慢性非传染性疾病及其相关危险因素流行病学调查由问卷调查、人体测量、实验检测和膳食调查四个部分组成。

（1）问卷调查　主要包括:社会人口学特征、健康状况、慢性病主要危险因素、主要慢性病患病情况、慢性病经济负担情况、慢性病医疗服务情况等。

（2）人体测量　主要包括:身高、体重、腰围、血压。

（3）实验检测　①血样检测　$N=u_{\alpha/2}^2 \times p \times (1-p) \div \delta^2$,$u_{\alpha/2}=1.96$,$p$ 参照 2002 年中国居民营养与健康状况调查血脂异常率 18.6%,容许误差 δ 定为 3%,则 N=646。考虑到调查样本分布,为便于操作,全市共采集血样 810 份,每个县(区)各采集一个抽样村或社区(居委会)的整群调查对象血样。其中:金台区、渭滨区、陈仓区、扶风县、岐山县、凤翔县、眉县各采集血样 80 份,陇县、千阳县、麟游县、凤县、太白县各采集血样 50 份。单个抽样村或社区(居委会)采血样数量不够者,可采集其他抽样点血样,但必须为抽样居民。血样采集人员必须为专业护理人员,用促凝管采集,每人抽取 4ml,统一编号,血样采集与整个调查一并开展,血样采集离心后即放置冷藏包内储存,24小时内送市疾控中心慢性病防制管理科统一登记和检测。送血样时要将采集血样对象的姓名、问卷编码等信息在县(区)血样采集登记表上填写清楚、完整,便于后续检验结果的登记与反馈。血标本的检测内容包括空腹血糖、总胆固醇、低密度脂蛋白胆固醇、高密度脂蛋白胆固醇、甘油三酯。②血糖测定 采取血糖仪检测指端末梢血的办法,对全体抽样对象进行血糖初筛,具体按照血糖仪使用说明操作。各县(区)承担血糖初筛的人员必须为专业的医护人员,并事前接受必要的培训,血糖初筛结果要在调查表相应位置予以准确登记。对于空腹血糖检测结果在5.5mmol/L及以上的调查对象,要求其两周内到医疗机构进一步诊断,并由辖区卫生院或社区卫生服务中心负责随访追踪,将结果报本县区疾控中心,由各县区疾控中心将本县区最终诊断结果报市疾控中心慢性病防制管理科。

(4)膳食调查 采用食物频率法进行调查。用食物频率法收集15岁以上调查对象过去一年内各种食物消费频率及消费量,以获得个体消费模式、饮食习惯等信息。

2. 调查方法

(1)问卷调查 调查由经过统一培训的调查员以询问的方式进行,不可由调查对象自填。①家庭登记表:所有抽取的调查户均要完成家庭登记表的填写,由调查员与最熟悉家庭情况的成员面对面完成以获得个人调查表调查对象,需要在个人调查表调查前完成。②个人调查表:经Kish Grid表法选定的调查对象将接受个人调查表调查,集中召集调查对象在调查点逐一进行调查,部分卧床不起或不能行动的调查对象可由调查员入户调查。

(2)人体测量 身高、体重、腰围、血压的测量需在清晨空腹状态下进行,应提前通知被调查者;测量工作由各县区统一提供;所有测量项目需由两名调查员完成,一名负责测量,另一名协助测量并记录。

(3)实验室检测 血糖采用末梢血现场测定;血清总胆固醇(total cholesterol,TC)的测定方法为胆固醇氧化酶法;甘油三酯(triglyceride,TG)的测定方法为磷酸甘油氧化酶法;高密度脂蛋白胆固醇(high density lipoprotein-cholesterol,HDL-C)和低密度脂蛋白胆固醇(low density lipoprotein-cholesterol,LDL-C)的测定方法为直接法。

(4)诊断标准 高血压参照《中国高血压防治指南(2010版)》;糖尿病参照《糖尿病筛查和诊断WS397—2012》;超重、肥胖参照《中国成人超重和肥胖症预防控制指南》;血脂异常参照《中国成人血脂异常防治指南》;其他慢性病由调查对象自报曾经被临床执业医师确诊的疾病。

9.1.6 培训

对调查人员的培训采取分级培训的方式,市疾控中心负责县级人员培训,各县区负责本县区调查员培训。

1. 培训对象

各调查点现场调查相关人员。

2. 培训教材

采用《宝鸡市慢性非传染性疾病调查工作手册》。

3. 培训方式

培训采取多媒体教学,通过集中授课、现场演示、现场操作、现场考核等形式相结合,提高学员理论与实际操作能力和标准化意识。

4. 培训内容及要求

根据培训内容分为理解和掌握两种不同程度的要求。培训内容及教学安排可参照表9-5。理解即能运用流行病学、统计学以及诊断学基本原理对学习内容进行阐述。掌握指在理解的基础上,还能将理论、方法和技能熟练运用在工作实践中。

表9-5 调查培训要求

培训内容	培训要求	培训方式	时间安排
1. 调查方案介绍	理解	集中授课	0.5小时
2. 调查抽样方法及抽样程序	掌握	集中授课,现场练习	1小时
3. 调查表	掌握	集中授课,小组讨论,现场模拟	2小时
4. 人体测量方法	掌握	集中授课,多媒体教学,现场模拟	2小时
5. 现场工作程序	掌握	集中授课	0.5小时
6. 现场调查技巧	掌握	集中授课	1小时
7. 质量控制	掌握	集中授课	1小时

5. 培训组织与安排

根据培训目标和内容,确定与培训规模相适应的培训场所,对于调查表和人体测量的培训,培训场所还需要有足够的空间,以满足现场操作的要求。所有参加培训的学员均需填写参训人员登记表,培训过程中进行严格考勤。

6. 培训考核

根据培训内容,采用考卷与现场测量相结合的方式对受训的学员进行考核,填写培训成绩汇总表。

9.1.7 组织实施

1. 组织领导

市卫生局统一领导、组织和协调全市慢性非传染性疾病及其相关危险因素流行病学调查工作,各县区卫生局负责本县区调查工作的组织实施,市疾控中心承担技术指导、县级人员培训、督导质控、资料整理分析及撰写调查报告等。各调查点在各县区卫生局的领导下,由所在县区卫生局、疾控中心及基层医疗卫生机构等组织实施。

2. 各级职责

宝鸡市卫生局成立全市慢性病及其危险因素调查工作领导小组,负责全市慢性病现场调查的组织领导与协调;宝鸡市疾控中心承担全市慢性病调查技术指导任务,主要负责全市现场调查质控、指导、数据收集及整理分析等;各县(区)卫生局负责健全本县(区)现场调查工作组织机构,制定本县(区)具体调查方案和工作计划,组织协调本县(区)现场调查工作开展,对实际工作中遇到的困难和问题予以协调解决,督促检查各调查点工作进展情况等;各县(区)疾控中心负责本县(区)现场调查工作的具体组织实施,组织开展基层调查人员培训,对调查工作实施全程质控、评价及督导,及时协调解决和反馈现场调查中遇到的困难和问题等;各县(区)乡镇卫生院、社区卫生服务中心等基层人员为本次现场调查主体人员,按要求参加各项培训,掌握调查要领,负责现场问卷调查、身体测量、血糖初筛、血样采集等具体调查任务。各县(区)卫生局可以根据实际工作需要,统筹安排辖区内有关人员,组织统一调查队,确保现场调查工作按期、高质量完成。

3. 调查队人员组成与选择要求

每个调查乡镇或街办成立1个调查队,建议由9名成员组成,具体组成如下。

(1)队长1名 由县区卫生人员担任,负责现场工作的协调管理;参加培训班,接受专门培训;明确调查任务及负责的调查区域;熟悉调查表内容并掌握人体测量方法;做好对调查员的辅导工作;与预约员一同预约;在现场调查中,巡回视察,指导调查员的工作;对调查员提出的问题及时解答、处理,没有把握的问题及时向上级请示;发现问题及时指出并纠正;督促调查员进行调查表的自检;抽取部分表格进行调查质量的审核。

(2)预约登记人员1名 由调查村卫生室或社区卫生服务中心(站)人员担任,负责与当地村委会或居委会一同入户预约,同时进行宣传动员;现场集中调查时,负责调查对象身份的核实和登记;根据现场情况可充当引导员,引导调查对象进行人体测量和调查表调查。

(3)质控员1名 由县区疾控中心人员担任,负责现场调查表审核,发现问题及时与调查员核实并纠正;填写人体测量结果通知单,并可针对人体测量结果提供咨询服务。

(4)调查员2名 由县区所调查的乡镇或街办所属的乡镇卫生院或社区卫生服务中心人员担任,参加培训班,接受专门的培训;明确调查任务,对已明确表示参与调查的调查户,填写家庭登记表,并确定调查对象;掌握调查方法,负责个人表调查,正确填写调查表。

(5)人体测量员2名 由县区所调查的乡镇或街办所属的乡镇卫生院或社区卫生服务中心人员担任,参加培训班,接受专门的培训;明确调查任务,掌握人体测量方法;负责人体测量。

(6)血样采集人员2名 由县区所调查的乡镇或街办所属的乡镇卫生院或社区卫生服务中心医护人员担任,负责调查对象血样采集;负责调查对象血样的临时保管;按时将血样上交县区疾控中心血样收集人员;负责调查对象指端末梢血糖检测与结果登记等工作。

4. 人员选择要求

对各类人员选择要求如下:调查队长应为在职人员,有一定的基层工作经验、管理经验及现场流行病调查经验,对要调查地区情况熟悉,敬业有责任心;预约登记人员应熟悉当地情况,具有良好的亲和力和语言表达能力;质控员应有高度的责任心,仔细认真,对调查表内容非常熟悉;所有调查员应具有中专以上医学学历,较强的工作责任心和良好的语言表达能力,熟悉当地方言,普通话流利;调查队成员应相对稳定,具体分工要相对固定,成员性别和年龄搭配合理;血糖初筛和血样采集人员必须为专业的医护人员,并事先接受必要的培训。

5. 现场调查前准备

(1)现场动员和准备 采用现场调查工作启动会的方式,由各县区调查领导小组召开会议,相关人员参加。在调查队进入调查点的3~5天前,由乡镇卫生院或社区卫生服务中心进行宣传动员,向当地居民介绍全市慢性非传染性疾病及其相关危险因素流行病学调查的意义和目的,争取居民积极配合。

(2)物资准备 ①全市调查所用纸质调查问卷、血糖初筛用的血糖仪和试纸、采血针管由市级统一购置和发放。②身体测量工具由各县(区)自行准备,要求品牌统一、提前校验,防止因测量工具不准而出现误差。③血糖初筛和血样采集时消毒用品由各县(区)自行准备,要严格消毒,防止交叉感染。④血样采集储藏用的冷藏包由各县(区)自行准备。现场调查物资清单参见表9-6。

表9-6 现场调查物资清单

	物资	数量	是否达到要求
测量工具	1. 血压计 2. 体重计 3. 测量尺 4. 血糖仪		
调查材料	5. 个人调查表 6. 人体测量结果通知单 7. 工作手册 8. 质量控制表 9. 样本转运记录单 10. 采血管 11. 蝶形针 12. 试管架 13. 冷藏包		

6. 集中调查现场的组织安排

集中调查现场的组织安排主要注意以下事项。①集中现场调查时应设立临时现场调查室,现场调查室应根据具体情况选择适宜地点,可设立在乡镇卫生院或村卫生室或社区卫生服务中心(站)。②由于调查所涉及的项目和工作人员较多,现场调查室的房屋应宽敞明亮,无明显的环境噪音干扰,室内放置供调查队工作人员和调查对象使用的桌椅。③有条件的地方可设立专门的调查对象等候区域,以免调查对象聚集在调查室内影响调查进行,并可在调查室外或等候区域张贴介绍本调查的墙报和其他健康教育墙报,播放慢性病防治相关的宣教影片。在现场调查室入口登记处,应张贴调查流程示意图,由专人负责维持现场秩序,并向不理解的调查对象介绍调查流程。④每个工作人员的桌上应放置醒目标记牌,显示具体调查项目以便于调查对象识别。调查室内应禁止吸烟,以免污染空气。

7. 现场工作流程

(1)预约 调查前1～2天,调查队长、预约员等由乡镇卫生院或社区卫生服务中心(站)的医生、居委会干部或者有关人员陪同,上门对调查户预约,说明调查目的和内容,告知调查的时间。如果调查户不在家,需改日电话预约或上门。预约员应填写预约记录单,记录预约结果。至少3次预约不成功才可放弃该调查户,按照置换原则进行置换。注意一天中的多次联系只记为1次预约。

(2)集中调查的现场工作流程 现场调查原则上采用集中方式进行,按照下列顺序开展工作。①被预约人告知:被确定的调查对象,应提前一天通知调查时间、地点,并于调查日前一天晚 8 时后禁食,嘱咐其调查当日早晨必须空腹前往调查地点;如果选定的调查对象不能参加调查,则由调查队长改日再入户或电话预约,原则上要求进行 3 次预约不成功才可放弃该调查对象,按照置换原则进行置换,注意一天中的多次联系只记为 1 次预约。②身份确认:调查对象到达集中调查地点后,由登记人员回收书面预约信,对照调查对象名单,确认调查对象;如果来者并非调查对象,由调查队长核实情况,再次预约正确的调查对象。③签署知情同意书:被调查者需签署《知情同意书》后方能对其进行调查。④生物样本采集:确认调查对象后,分配调查对象编码,随后采集调查对象的血液样本,采集过程注意保持现场秩序,最好设在单独房间进行。⑤人体测量:人体测量按照一定顺序进行,首先进行血压和心率的测量,随后进行身高、体重、腰围测量。⑥调查表调查:调查员在调查表填写前要再次核实调查对象,然后开始调查表调查,调查表调查中要注意保护个人隐私,避免第三人听到调查内容。⑦调查表回收与审核:调查对象完成调查后,到质控员处交还调查表,质控员应当场审核调查表,发现缺漏项及时询问调查对象,发现逻辑错误等问题及时与调查员核实。⑧结果反馈及咨询:质控员根据体检结果,填写人体测量结果通知单,反馈调查对象;此外,可由质控员或者设立专门人员,最好是一名内科医生,为调查对象解释体测结果,提供咨询服务。

8. 调查样本采集、转运、保存

(1)准备工作　①准备:为了保证被调查者在采血前有 12 小时的禁食时间,所有血样的采集应该在清晨 8 点到 10 点之间进行。②器材:现场采血器材包括无菌手套、止血带、抽血枕、棉签、酒精、一次性蝶形采血针、促凝管(规格:5ml)和废弃针头处置容器等;其他器材包括调查点血液样品送样登记表、调查表和编号笔。③静脉穿刺的潜在风险:在穿刺部位出现血肿和炎症;出现血管迷走神经反应(包括头晕眼花、出汗、皮肤发冷、手脚麻木、恶心、呕吐、可能的视觉障碍、晕厥及晕厥后跌伤);出现可能导致血栓性静脉炎的感染。④静脉穿刺潜在风险的防范措施:血样采集场所应选择通风透气、温度适宜的房间;所有采血器材均应经过严格消毒;止血带结扎时间不得超过 2 分钟(一般在血液流入真空采血管时即松开止血带),以免引起不适并导致血液浓缩;用 75% 酒精棉签消毒采血点后应等皮肤风干后再进行静脉穿刺,以防酒精在针刺点产生刺痛感或者其他可能会对试验结果产生干扰的应激状态;内科医生应随时待命以防被调查者出现不良反应,现场应备有相应的抢救设施及药品。

(2)血样采集等注意事项　血样是这次调查的重要生物样品,为了保证各项指标测定的顺利进行,血样的采取和处理必须严格按照下列要求进行。①洗手并戴上手套。②准备好试管架、无菌手套、采血枕、蝶形采血针、棉签等。③收取被调查者调查表和采血管,认真核对姓名和编号,询问登记禁食时间(未经过禁食的被调查者不能作为血样采集对象)。简要解释抽血过程,让被调查者伸出左手臂进行血样的采集(采血尽量从未经测量过血压的手臂上进行)。④将贴有编号的真空采血管依次排列在试管架上。⑤让被调查者脱去任何可能压迫手臂的紧身衣物,露出上臂,并将其手臂放置于抽血枕上。⑥结扎止血带于被调查者的上臂,通过检查和触摸选择合适的静脉血管,然后消毒针刺点;注意消毒后不应再触摸针刺点,使针刺点自然风干。⑦手持蝶形针的针翼进行静脉穿刺(穿刺时让被调查者的手臂向下以防血液倒流),发现回血则表明静脉穿刺成功,然后将真空采血管略微用力向前推动,使蝶形针的针头刺破采血管橡皮管盖。一旦采血管的管盖被刺破,由于采血管内外的压力差,血液将自动地抽吸到管内。⑧注意穿刺时应该将针的斜面向上沿着静脉血流方向快速而平稳地刺入静脉,避免因为血管损伤所产生的溶血现象。⑨止血带的结扎不得超过 2 分钟,一旦血液进入采血管就立即松解止血带,以便减少血液浓缩。采血时,采血管的管盖应该高于管底水平,尽量不要让管内的血液接触到塞子或针尖,防止血液倒流。注意采血过程中如果出现静脉塌陷,应立即停止操作,然后尝试另一手臂。如果仍然失败就应该终止对该被调查者的采血,并在调查表上登记"未采血";如果第一次抽血未达到需要血量或者采血管出现异常不能自动抽血,则需换上备用的真空采血管,并在采血结束时立即从被调查者的采血管袋中取出备用编号贴上。⑩当血液量达到采血管规定的容积(4ml)即自动停止流入,这时从针头端取下采血管。⑪将装有血样的采血管上下颠倒 8 次~10 次,使促凝剂与血液充分混合,但不宜剧烈晃动以免出现溶血。⑫从静脉拔出针头后,用干棉签压迫针刺点止血,如果出血不止,则可用绷带压迫止血。⑬血样采集后即放置冷藏包内储存,24 小时内送市疾控中心慢性病防制管理科统一登记和检测。⑭送血样时要将采集血样对象的姓名、问卷编码等信息在县(区)血样采集登记表上填写清楚、完整,便于后续检验结果的登记与反馈。⑮市疾控中心安排专人负责血样收集、登记及管理,及时将血样送检验科储存和检测。⑯检验科实验室台面应保持清洁,每天用消毒液擦拭,一旦有血液溅落,即用消毒液擦拭,处理血样的过程均要求戴无菌手套。⑰所有采血点位要配备特定的废弃物收集箱,每次采血结束后应将用过的针头、棉签等物品丢入废弃物收集箱,严禁回收或重复利用。⑱进行静脉穿刺时要防止被针头刺伤,如果不慎被针头刺伤,应按以下应急方案进行处理:保持镇定,避免恐慌,防止再一次被刺伤;用大量清水冲洗被刺伤处,切勿挤压;将含 75% 酒精的棉签置于伤口上放置两分钟,以达到消毒的目的;联系专业防治人员,接受进一步的处理。

(3)样本的运转和保存　①样本的转运:在采血处采集的血样,核对采血管标签信息,离心后按编号顺序摆放冷藏包保存,由转运人员转至指定的检测点并填写调查点生物样品送样登记表。②样本的保存:收样人员准备好当天血样人员的编号等信息,核对采血管的编号,无误后存放到低温冰箱指定位置。

(4)仪器设备维护与保养　调查用仪器设备由专人保管,血压计、体重计等仪器应存放在干燥的地方;使用者必须经过技术培训,使用时严格按操作规程执行;仪器设备要进行日常维护和例行检查,按照要求进行定期检查、清洁和校准,以保证质量。

9. 调查资料收集与整理

调查完成的调查表应在当日审核完毕,审核完毕的调查表及时上交调查点工作组;调查点工作组认真审核原始调查表和质控表格,检查有无缺漏项,如有漏项要及时补充调查,并完善调查问卷记录;各县区疾控中心要认真做好各调查点现场质控和督导工作;各调查点调查结束后,应即时将所有原始调查表、质控表格及工作总结上报本县区疾控中心,经县区疾控中心审核无误后,统一收集整理;各县区疾控中心组织人员进行数据录入,数据库由市疾控中心统一设计下发,各县(区)疾控中心完成数据录入工作后,将本县区原始纸质调查问卷、电子版数据库等资料按时上报市疾控中心。

9.1.8　进度安排

具体进度安排见表 9-7。

表 9-7　进度安排

时间	内容
2012 年 9 月	成立市级调查组筹备组,查阅文献和资料,草拟调查工作方案。
2012 年 10 月	多方论证调查草案的可行性和科学性
2012 年 11 月	将初步调查方案上报主管部门审示
2012 年 12 月	根据有关方面意见,再次完善调查方案
2013 年 1 月	根据调查方案,设计调查内容和问卷等
2013 年 2 月	调查有关资料完善
2013 年 3 月	举办调查人员培训班
2013 年 4 月	印发现场调查方案、印制问卷调查表、采购调查物资、现场调查、录入县区资料收集和数据等
2013 年 5 月	市级调查资料和数据库审核、整理、分析及有关情况上报和反馈

9.2　身体测量

选定的调查对象知情同意后,进行身体测量,测量内容包括身高、体重、腰围和血压。体重、腰围的测量需在清晨空腹状态下进行,应在体检前一天通知调查对象;体检所用设备采用指定型号产品;每种体检项目需由两名调查员完成。

9.2.1　身高测量

身高测量仪器长度为 2.0m、最小刻度为 0.1cm 的身高计,以 cm 为单位,精确度为 0.1cm,要求品牌和型号统一,并经质检部门检验合格。测量环境要求安静宽敞,地表水平、坚固。①测量前校正,要求立柱与踏板垂直,靠墙置于平整地面上。滑测板应与立柱垂直,保证测量准确性。②测量时要求被测量者脱去鞋、帽子,女性解开发辫。取立正姿势,站在踏板上,收腹挺胸,两臂自然下垂,脚跟靠拢,脚尖分开约 60 度,双膝并拢挺直,两眼平视正前方,眼眶下缘点与外耳门上缘点保持在同一水平。脚跟、臀部和两肩胛角间三个点同时接触立柱,头部保持正立。③观察被测者姿势是否正确,确认姿势正确后,测量者手持滑测板轻轻向下滑动,直到底面与颅顶点相接触,读取滑测板底面立柱上所示数字,以 cm 为单位,记录到小数点后一位,注意测量者的眼睛与滑测板在同一水平面上。

9.2.2　体重测量

测量仪器要求品牌、型号统一,并经质检部门检验合格,电子体重秤刻度精确到 0.1kg,最大称量 150kg,测量环境要求安静宽敞,地表水平、坚固;被测者脱去鞋、帽子及外套,仅穿单层衣服,取出随身携带的物品,如钱包、手机等;被测者平静站于踏板上,两脚位置左右对称,身体直立,双臂自然下垂,放松于身体两侧,头部直立,双眼平视,待体重秤读数稳定后,调查员记录读数,注意嘱咐被测者保持直立状态;注意事项:测量时轻上轻下,不要把电子秤放置在过于潮湿的环境中,尤其避免水浸。

9.2.3　腰围测量

测量腰围工具要求为品牌与型号统一、长度为 1.5m、宽度为 1cm、最小刻度为 0.1cm 的腰围尺;测量环境要求安静宽敞,相对隔离,避免旁人围观,地表水平、坚固;测量对象身体直立,腹部放松,两臂自然下垂,位于身体两侧,双足并拢(两腿均匀负重),测量时露出腹部皮肤,平缓呼吸,不要收腹或屏气;测量者立于被测量者正前方,以腋中线肋弓下缘和髂嵴连线中点的水平位置为测量点,在双侧测量点做标记,重复测两遍,记录平均值,确保两次测量误差小于 2cm,如两次测量误差≥2cm,应进行第三次测量,并记录测量结果;注意测量时皮尺应紧贴皮肤,经过双侧测量点标记处,勿压入软组织,应在测量对象平静呼吸时读数。

9.2.4　血压测量

测量仪器要求品牌、型号统一,并经质检部门检验合格,精确到 1mmHg。①测量要求血压测量要有独立、安静的房间,室内等待测量的调查对象不应超过 3 人,其他调查对象在等候区等候,以便测量在安静环境中进行,测量时应远离手机辐射;血压测量应在温暖的房间进行,理想的室内温度在 21℃左右;被测者测量前 1 小时内应避免剧烈的运动或锻炼以及进食、喝饮料(水除外),特别是含咖啡因的饮料,例如茶、咖啡;避免长时间暴露于过高或过低的温度下,测量前 30 分钟应停止吸烟,精神放松,排空膀胱,安静休息 15 分钟;测量时被测者应精神放松,避免用力,说话和移动;血压测量要求在上午进行。②测量步骤:询问被测者之前是否做过这样的血压测量,如果没有做过,则告诉对方一会儿臂带会膨胀并轻微压迫手臂,不要紧张,第一次测量前,要求被测者静坐 15 分钟;被测者坐在调查员左侧对面,左手肘部平置在桌上(左侧手臂有疾患的换用右侧手臂进行测量),双脚平置不交叉;确认将臂带的空气管插头插入血压计的空气管插孔,并将臂带缠在左臂上(最好是将袖带缠在裸露的肌肤上,若有较厚的上衣,测量时应脱去上衣,切勿卷起衣袖);确定臂带的位置,被测者左手手掌向上,臂带从上方缠绕,臂带底部应位于上臂肘关节内侧往上 1cm～2cm,臂带不可覆盖肘关节部,空气管应在中指的延长线上;缠上臂带,沿着上臂的形状将臂带缠紧(手臂与臂带间无缝隙),用布搭扣固定;手心向上,轻轻松开,臂带的中心处与心脏保持在同一水平位置,若手臂过低,应将手臂垫起使得臂带中心与心脏保持水平;完成一次测量后,松开臂带,可让测量对象稍微活动一下手臂,静坐 1 分钟,进行下一次测量;总共测量 3 次,每次测量间隔 1 分钟。

9.3　质量控制

数据质量是调查工作的生命。影响数据质量的因素众多,从整个调查的过程看,从调查方案的设计与修订、抽样、培训、现场调查到数据录入和处理各个环节均可能产生误差,降低调查数据的质量。因此,明确调查中不同人员的职责,控制每个环节影响数据质量的关键因素,可以大大提高数据质量。

9.3.1　各级质量控制职责

(1)市级　负责全部调查过程的质量控制工作;负责县区级调查人员的培训和考核;负责对各调查点工作的督导检查;合理安排督导员参与现场质量控制;负责数据处理环节的质量控

制工作。

（2）县区级　负责本县区相关调查指标的质量管理和控制；负责调查问卷等资料和数据的审核；负责本县区数据校对和录入；负责本县区有关人员培训和现场指导等。

（3）调查点　参加相关培训，严格按照手册操作，控制影响因素，认真核对调查信息，确保现场调查信息准确、填写清楚、复核无误、录入准确及时。

9.3.2　调查准备环节的质量控制

（1）准备工作　正式调查开始之前，应积极寻求多种途径（如政府红头文件、媒体、宣传栏、广播等）宣传慢性病及其危险因素调查的目的及重要意义，争取各级相关部门和各阶层群众的理解、支持和配合。

（2）调查队长　应具有基层管理工作经验和现场流行病调查经验，对要调查地区情况熟悉；敬业有责任心；对调查队进行总体管理；负责具体联系、质量监督、复查及现场工作的总协调等。

（3）调查员　所有调查员应具有医学中专以上学历，具备较强的工作责任心，有良好的语言表达能力；应参加过统一培训，掌握正确填写调查表的技术，并经考核合格；人体测量人员从事医疗卫生工作 2 年以上，有相应的人体测量经验并参加统一培训，掌握正确的人体测量方法，经考核合格。

（4）质量控制员　现场质量控制人员应具有医疗卫生专业技术职称；参加过统一培训，并掌握调查表填写要点及人体测量要点；熟悉调查调查表，能够迅速、准确地发现调查表填写及人体测量过程中存在的问题；负责每日审核已完成的调查表，发现问题及时反馈调查员。

9.3.3　调查工具准备

（1）质控措施　统一调查工具，减少因仪器来源、品牌不同而造成的偏差；工作手册、调查表等文字材料由市级统一制定和校对；制作调查工具清单，建立信息收发与反馈制度，各点指定质量控制人员专人负责接收，并验收数量及质量，出现偏差及时纠正；统一管理调查工具，负责每天分发和回收，减少调查工具的遗漏和丢失。

（2）质控指标　测量器械是否有合格证书，是否通过计量认证；调查表是否统一校对，数量是否充足；是否建立分发、验收、反馈、保管制度等。

9.3.4　培训阶段

（1）质控措施　市级师资要熟悉调查内容，具有良好的沟通技巧和一定的培训经验；培训结束后由培训对象对师资培训效果进行评价；各县区要按本手册中对各类调查人员的资质要求严格选派培训对象；市疾控中心编制市慢性非传染性疾病及其相关危险因素流行病学调查培训材料，并制定统一的培训方案，合理安排教学内容；制定培训场所、教学器材清单（见表 9-8），以免遗漏；培训过程必须严格纪律及考勤制度，培训应该重点突出，理论培训和实际操作相结合；严格考核制度，评价培训效果。

表 9 - 8 培训场所及教学设备清单

	物资	数量	是否满足要求(√)
培训场所	1. 面积 2. 桌、椅 3. 是否具备模拟练习条件		
教学设备	4. 笔记本电脑 5. 多媒体投影仪 6. 音响设备 7. 体重计 8. 三角板 9. 测量皮尺		
培训材料	10. 调查工作手册 11. 参训人员登记表 12. 考试试卷		

注:此表为各级培训的场所和设施准备参考,由培训负责人在开展培训前进行逐项检查,发现遗漏立即补充完善。

(2)质控指标 培训对象是否达到要求的标准;培训的考核合格率不应低于100%。

9.3.5 抽样阶段

(1)第一阶段抽样——乡镇、街办和村、社区的抽取 要求各调查点提供准确的辖区人口资料;各县区负责抽样,并将抽样结果反馈各调查点;质控指标为调查点样本居委会的人口资料及抽样结果。

(2)调查户的抽取及调查对象的确定 调查点在抽样前收集样本住户名单,注意剔除不符合条件的居民户;各调查点按市疾控中心随机分配的 Kish Grid 码确定调查对象;在抽样前核实被抽取的居委会各户家庭成员资料,剔除不符合常住人口条件的家庭成员,增补遗漏的成员;必须熟悉并正确使用 Kish Grid 表法,严格按照 Kish Grid 表法使用说明进行抽样;对特殊情况严格按照置换原则进行置换;质控指标包括住户名单、抽样结果及调查对象名单。

9.3.6 现场调查阶段

此次调查现场调查工作量大、持续时间长,为了有利于质量控制,根据调查时间顺序将现场调查环节的质量控制分三个小环节:一是调查前的准备,二是进入现场调查,三是调查后核对与整理。

1. 调查前准备阶段

(1)质控措施 ①召开相关人员动员会,在当地新闻媒体上宣传,调动基层人员工作积极性。②调查点负责人要熟悉并掌握调查方案,合理制定实施计划。③一定要进行预约并保证较高的一次预约成功率,要求至少进行 3 次预约才可放弃,并且一天之内的多次预约只计为 1次。④下现场前按现场调查物资清单清点调查工具,每队设专人负责调查工具的管理。

(2)质控指标 预约记录。

2. 现场调查阶段

（1）质控措施　①现场调查要加强组织领导和协调，明确工作流程，合理安排调查进度，调查队成员应相对稳定，所负责的工作应相对固定，其性别和年龄搭配合理。②集中调查时，问卷调查与人体测量需分开在不同的房间，询问调查员之间应保持 3m 以上距离以避免相互干扰，人体测量的房间需相对隔绝、室温适宜。③调查队长核实调查对象，判断调查员询问顺序是否正确，调查所花的时间，调查表填写是否规范、正确；对拒绝回答者，判断是什么原因所致，由调查队长再访；判断人体测量员测量方法是否正确；把发现的问题告诉调查员和人体测量员，帮助改进技术，提高工作责任心。④调查表调查员如遇到任何疑问及无法自行解决的问题应及时向调查队长反映，调查队长应及时解决，当时解决不了的，应请示县区疾控中心后予以解决。调查员应注意问题的跳转，避免遗漏问题；调查员不能做任何倾向性的提示和诱导，在被调查者拒绝回答时，适当探查以获得答案，不能轻易放弃；调查员根据调查对象情况选用调查语言，如果使用方言调查，应严格准确表述调查表问题，忠于问题原意，不得随意解释；每完成一个调查对象，调查员应对调查表进行自查，检查调查表是否有错项、漏项及明显的逻辑错误，及时纠正。⑤人体测量员应严格按照各类测量要求进行测量，每天调查结束后，要检查、登记体检仪器，尤其是体重计和血压计的情况，发现问题及时记录并上报县区级调查组。⑥质控员每天调查结束后应做好调查表的回收和保管工作，检查调查表是否丢失，及时复查、审核调查员完成的调查表，检查是否有缺漏项并记录，对发现的问题及时处理。当日审核率应达到100%。⑦县区疾控中心督导员随各调查点进入现场督导，检查调查员是否持证上岗，对调查员的询问技术和测量技术进行现场把关，发现问题及时纠正，帮助调查员提高技术和责任心。⑧市疾控中心根据调查点的实施工作制定督导计划，必须在调查的前期、中期和后期都要对现场进行督导，到调查现场提供技术支持和咨询、及时解决现场调查中出现的问题，并了解调查进展情况。市级督导员应以调查点为单位，抽查至少 5 名实际参与调查的工作人员的资质及培训情况，了解调查人员的情况；抽取 5% 的调查户，核实其家庭成员的情况，确认是否正确选择调查对象；于调查前、中、后期共抽取 10% 的调查表，了解调查表完成情况，同时询问调查表中的几个问题进行二次调查，计算二次符合率，发现问题及时纠正。⑨根据需要及时召开现场总结会，收集调查中遇到的问题，予以解决，并把结果及时反馈给市疾控中心。

（2）质控指标　①调查员是否持证上岗；②督导员抽查调查表情况，完整率应达到90%以上，合格率达到95%以上；③督导员现场核查调查员资质及培训情况；④督导员抽查调查对象资格，二次符合率应为100%；⑤核查调查表二次符合情况，二次符合率应该为100%。

（3）相关指标计算方法

完整率＝按照要求完整填写的调查表/抽查调查表总份数×100%

合格率＝不超出 5 项缺失的调查表/抽查调查表总份数×100%

3. 调查后阶段

（1）质控措施　①调查点应该设专人负责调查表的收集、整理、装订和保存，并按要求及时交到县区疾控中心；②各调查点及时进行总结，并撰写工作总结提交县区疾控中心；③县区疾控中心严格审核各调查点资料，确保核对无误后，再进行数据录入；④数据录入应实行双录入，确保录入信息无误；⑤核对本县区调查资料和数据库无误后，按期送交市疾控中心。

（2）质控指标　①是否有专人负责调查表的核对、收集及整理；②是否有专人负责数据双录入;③调查原始资料和数据库是否进行了认真核对;④是否按期上报。

9.3.7 人体测量的质量控制

1. 身高、体重、腰围测量的质量控制

(1)身高、体重、腰围测量方法按照统一方法进行,所有测量员参加统一培训并考核合格;所有体重计在使用前均须通过计量部门认证;县区级质量控制工作组对调查点测量员的身高、体重、腰围测量进行抽样复核;每次对测量员每项指标(身高、体重、腰围)的复核人数为 5 人,复核结果记录在身体测量质量控制检查结果记录表上(见附表)。结果评价:将测量员与质量监督员测量结果比较,5 个身高读数至少有 3 个读数的差值在±1cm 之间为合格;5 个体重读数至少有 3 个读数的差值在±0.5kg 之间为合格;5 个腰围读数至少有 3 个读数的差值在±2cm 之间为合格。质控员应与不合格测量员进行讨论,必要时进行再培训,以保证测量质量;县区质量控制组在调查开始前和调查中应校准体重计,县区质量控制组应于体检当天审核体检表,对于填写不合理的数据要及时追查原因以纠正。市质量控制组对 10% 的医学体检表进行审核,对于填写不合理的数据要及时追查原因以纠正。

(2)血压测量的质量控制 血压计的校准:使用前,血压计均经技术监督部门检定,并贴有计量合格证方可投入使用;每次测量前,为了使血压计处于良好的工作状况,要有专业人员对血压计进行检查;血压测量人员向受训人员介绍有关血压产生、生理意义等一般常识;掌握血压测量的方法;清楚影响血压测量结果的因素;对血压测量人员进行资格考核,笔试内容见血压测量资格审查表(表 9-9)。血压测量检查表的填写:血压测量人员按规定在测量血压过程中准确完成测量步骤,按顺序准确填写项目表上的每一栏,测量步骤的考核成绩达到良好以上方为合格,检查内容见血压测量检查表(表 9-10)。在成功地完成上述内容之后,被考核者和质量控制管理人员用血压计同时测量一组三位非研究对象血压,比较两者的结果,读数的差值必须达到下列标准:9 个收缩压和舒张压读数中至少有 7 个读数其差别分别在 5 mmHg 以内;9 个收缩压和舒张压的差值中,至少分别有一个差值是 0,或者至少有两个差值是相反数(例如至少有一个差值是负数,另一个是正数)以纠正偏差。考核内容见血压测量考核表(表 9-11)。

表 9-9 血压测量资格审查表

测压者姓名:_____　　　　　　　日期:_____年_____月_____日

1. 本次调查使用_____式血压计。

2. 血压测量前受检者应停止以下活动:_____。

3. 测压前需_____位休息_____分钟。

4. 两次测量血压之间需休息_____秒。

5. 测量血压,扎袖带时袖带下缘要位于肘窝上_____ cm。

表 9-10 血压测量检查表

血压测量员姓名:_____　性别:_____日期:_____年_____月_____日

1. 向被测试者解释血压测量手续,同时请受测者双腿不交叉,静坐 5 分钟,如吸过烟需静坐 15 分钟。(　　　)

2. 袖带大小是否合适。(　　　)

3. 询问受测者是否刚刚吸过烟(测量前 15 分钟不可吸烟)。(　　　)

4. 袖带是否舒适地绑在上臂上,约与心脏平齐,气囊压在肱动脉上。(　　　)

5. 袖带下缘在肘窝上 2.5cm。(　　　)

审核结果评估:优秀、良好、尚可、不及格　　　　　质量控制员签名:

注:血压测量检查表是由培训老师在观察学员血压测量的操作过程时填写此表。

表 9－11　血压测量考核表

第一个人的测量

1. 测压日期:_____ 年_____月_____日;时间:_____;室温:____℃

2. 血压测量　第一次_____mmHg(收缩压)　　　　_____mmHg(舒张压)
　　　　　　　第二次_____mmHg(收缩压)　　　　_____mmHg(舒张压)
　　　　　　　第三次_____mmHg(收缩压)　　　　_____mmHg(舒张压)

第二个人的测量

3. 测压日期:_____年_____月_____日;时间:_____;室温:____℃

4. 血压测量　第一次_____mmHg(收缩压)　　　　_____mmHg(舒张压)
　　　　　　　第二次_____mmHg(收缩压)　　　　_____mmHg(舒张压)
　　　　　　　第三次_____mmHg(收缩压)　　　　_____mmHg(舒张压)

第三个人的测量

5. 测压日期:_____ 年_____月_____日;时间:_____;室温:____℃

6. 血压测量　第一次_____mmHg(收缩压)　　　　_____mmHg(舒张压)
　　　　　　　第二次_____mmHg(收缩压)　　　　_____mmHg(舒张压)
　　　　　　　第三次_____mmHg(收缩压)　　　　_____mmHg(舒张压)

(3)血压测量现场质量控制　①各调查点指定质量控制人员,其职责:负责参与血压测量人员的培训和考核;负责现场调查血压测量的质量控制。质控人员每天都要对本调查点的血压测量人员进行抽查,并将抽查时测得的血压读数记录在质量控制表格中,检查偏倚情况,以便及时纠正调查中出现的问题。调查结束后及时总结血压测量的质控情况、血压计使用情况等原始资料,交市质控小组。②室内环境保持安静明亮,温度适中,控制室温在 21℃左右,不宜过冷或过热;受检者测压前需安静休息 5 分钟,精神放松;受检前 15 分钟应停止吸烟,测压前避免饮茶、饮咖啡等。③质控人员对每个血压计均编号,并建立档案;质控人员应在现场观察血压测定人员的测压情况,及时发现和纠正测压过程中的偏差;质控人员审核血压测量人员的资格;质控人员应及时发现和分析血压测量的偏向性,发现问题,及时纠正。

9.3.8　实验室质量控制

1. 目的

对实验室的检验质量进行监督和评估,保证生化检测指标的精密度和准确度。

2. 仪器和材料

实验室生化指标检测采用全自动生化分析仪,每台仪器必需经校准后才能投入使用,实验室相关设备应由宝鸡市计量质量检测所校准,确保仪器在校准有效期内运行;检查各项目分析参数的设置是否最佳,确保仪器的精密度及线性达到仪器的性能要求,检查比色杯的清洁及磨损情况、灯泡的状态,必要时更换灯泡和比色杯、清洗管道;按仪器自动校准步骤处理;自动生化分析仪在校准通过时,校准曲线正常,如果校准失败,需查明原因重新校准。

生化检验质控品(异常值、正常值)、生化检验定值血清(校准品)、血脂定值血清(校准品)均购自日本奥林巴斯公司。

3. 实验室的考核与选择

选择 2011(2012)年省、市临床检验中心的室间质评中取得合格以上成绩的实验室;查看实验室标准品使用情况,查看仪器校准曲线,选择仪器校准程序规范、记录完备的实验室;查看实验室室内质控记录,要求质量控制制度完善且记录完备、质控效果优良;发放定值血清,各实验室检测后回报检测结果,计算变异指数得分 VIS,选取 VIS 得分最低的实验室,凡有项目 VIS≥150 的实验室不作考虑。

4. 室内质量控制

室内质量控制由实验室工作人员采用一定的方法和步骤,连续评价实验室工作的可靠程度,诣在监控实验室常规工作的精密度,提高批内、批间样本检测的一致性,是保证实验室工作质量的重要措施。①规定质量要求,即根据质量目标确定各个分析项目的总允许误差(TEa),使用美国临床实验室改进修改法案(CLIA'88)能力比对检验(PT)的评价限(表 9-12)。②对本实验室所用分析方法的不精密度和不准确度做出评价,可从方法学评价数据、室内质量控制或室间质量评价的结果来估计试验项目的不精密度(用 S、CV% 表示)和不准确度(偏倚,用 bias 表示,指测定结果与真值的偏离程度。绝对偏差=检验的均值-真值或靶值;相对偏差=绝对偏差÷真值或靶值×100%)。③质控规则是解释质控数据和判断分析批控制状态的标准。以符号 AL(或 A-L)表示,其中 A 是测定质控标本数或超过控制限(L)的质控测定值的个数,L 是控制界限。当控制测定值满足规则要求的条件时,则判断该分析批违背此规则(表 9-13)。④采用日本奥林巴斯公司的异常水平、正常水平两种质控品,使用表 9-13 质控规则。

表 9-12　美国 CLIA'88 能力比对检验的分析质量要求(可接受性能准则)

分析物或试验	可接受范围
血糖	靶值±0.33mmol/L 或±10%(取范围大者)
甘油三酯	靶值±25%
胆固醇	靶值±10%
高密度脂蛋白胆固醇	靶值±30%

表 9-13　常用质控规则

规则	判定
12S	一个质控结果超过 $\bar{x}\pm2s$,为违背此规则,提示警告;
13S	一个质控结果超过 $\bar{x}\pm3s$,为违背此规则,提示存在随机误差;
R4S	同批两个质控结果之差值超过 4s,即一个质控结果超过 $\bar{x}+2s$,另一质控结果超过 $\bar{x}-2s$,也适用于超过 $\bar{x}+2.5s$ 及 $\bar{x}-1.5s$,为违背此规则,表示存在随机误差;
22S	两个连续质控结果同时超过 $\bar{x}+2s$ 或 $\bar{x}-2s$,为违背此规则,表示存在系统误差;
41S	一个质控品连续的四次测定结果都超过 $\bar{x}+1s$ 或 $\bar{x}-1s$,两个质控品连续两次测定都超过 $\bar{x}+1s$ 或 $\bar{x}-1s$,为违背此规则,表示存在系统误差;
10X	10 个连续的质控结果在平均数一侧,为违背此规则,表示存在系统误差。

注:$\bar{x}$ 为平均数;s 为标准差。

(2)质控品的正确使用与保存　①严格按质控品说明书操作;②冻干质控品的复溶要确保所用溶剂的质量;③冻干质控品复溶时所加溶剂的量要准确,并尽量保持每次加入量的一致性;④冻干质控品复溶时应轻轻摇匀,使内容物完全溶解,切忌剧烈振摇;⑤质控品应严格按使用说明书规定的方法保存,不使用超过保质期的质控品;⑥质控品要在与送检标本同样测定条件下进行测定。

(3)室内质控品浓度水平、测定次数及位置　①质控组在现场调查开始前一个月向各实验室发放日本奥林巴斯公司(异常水平、正常水平)的质控品。各实验室按照质控品说明书的要求复溶、分装、保存质控品。②实验室应对每种复溶质控品至少检测 20 次,计算各项目的靶值、标准差,并绘制质控图,详见室内质控的实际操作。③实验室每天开机后做一次质控,每次质控检测以上两种质控品,每种质控品检测一次,检测完毕及时记录各项目的测定结果。实验室每周一向质控组报告上周室内质控结果;如有失控情况,需即时报告质控组;在采取措施纠正失控后,需重复一次质控,并将所采取的纠正措施及结果回报质控组。此过程持续到所有现场调查标本检验结束。④开始检测现场调查的送检标本时,第一架标本是质控样品。每架按以下位置放置样品:1 号为日本奥林巴斯公司质控品正常值;2 号为日本奥林巴斯公司质控品异常值。及时将测定结果形成质控图。⑤每隔 60 个送检标本安排一次质控,重复一次④。⑥当天所有送检标本检测完毕,重复一次④。

(4)室内质控的实际操作

1)设定质控图的中心线(均值)　①在开始室内质控时,首先要建立质控图的中心线(均值)。各实验室应对质控品的各个测定项目自行确定均值;均值必须在实验室内使用自己现行的测定方法进行确定;定值质控品的标定值只能做为确定中心线(均值)的参考。②暂定均值的设定:根据 20 批或更多独立批获得的至少 20 次质控测定结果,对数据进行离群值检验(剔除超过 3s 外的数据),计算出平均数,作为暂定中心线(均值)。以此暂定中心线(均值)作为下一个月室内质控图的中心线(均值)进行室内质控;一个月结束后,将该月的在控结果与前 20个质控测定结果汇集在一起,计算累积平均数(第一个月),以此累积的平均数作为下一个月质控图的中心线(均值)。

2)标准差的设定　根据 20 批或更多独立批获得的至少 20 次质控测定结果,对数据进行离群值检验(剔除超过 3s 外的数据),计算出标准差,并作为暂定标准差。以此暂定标准差作为下一个月室内质控图的标准差进行室内质控;一个月结束后,将该月的在控结果与前 20 次质控测定结果汇集在一起,计算累积标准差(第一个月),以此累积的标准差作为下一个月质控图的标准差。

3)设定控制限　$\bar{x}\pm2s$ 为警告线,$\bar{x}\pm3s$ 为失控线。

4)绘制质控图及记录质控结果　根据质控品的靶值和控制限绘制 Levey-Jennings 控制图;将原始质控结果记录在质控图表上;保留打印的原始质控记录。

5)质控方法(规则)的应用　将设计的质控规则应用于质控数据,判断每一分析批是在控还是失控。

6)失控情况处理及原因分析　①失控情况处理:操作者在测定质控时,如发现质控数据违背了控制规则,应报告本组组长并填写失控报告单,由组长做出是否发出与测定质控品相关的那批送检标本检验报告的决定,必要时报质控组。②失控原因分析:失控信号的出现受多种因素的影响,这些因素包括操作上的失误,试剂、校准物、质控品的失效,仪器维护不良以及采用的质控规则、控制限范围、一次测定的质控标本数不恰当等。失控信号一旦出现就意味着与测定质控品相关的那批送检标本报告可能作废。此时,首先要尽量查明导致失控的原因,然后再随机挑选出一定比例(例如5%或10%)的送检标本进行重新测定,最后根据既定标准判断先前测定结果是否可接受,对失控做出恰当的判断。对判断为真失控的情况,应该在重做质控结果在控以后,对相应的所有送检标本进行重新测定;如失控信号被判断为假失控时,常规测定报告可以按原先测定结果发出,不必重做。③当得到失控信号时,可以采用如下步骤去寻找原因:立即重测同一质控品。此步主要是用以查明人为误差,每一步都认真仔细操作,以查明失控的原因;另外,这一步还可以查出偶然误差,如是偶然误差,则重测的结果应在允许范围内(在控)。如果重测结果仍不在允许范围,则可以进行下一步操作——新开一瓶质控品,重测失控项目。如果新开的质控血清结果正常,那么原来那瓶质控血清可能过期或在室温放置时间过长而变质或者被污染;如果结果仍不在允许范围,则进行下一步——进行仪器维护,重测失控项目。检查仪器状态,查明光源是否需要更换,比色杯是否需要清洗或更换,对仪器进行清洗等维护。另外还要检查试剂,此时可更换试剂以查明原因。如果结果仍不在允许范围,则进行下一步——重新校准,重测失控项目。用新的校准液校准仪器,排除校准液的原因。如果前五步都未能得到在控结果,联系有关厂家并取得技术支持。

7)室内质控数据的管理　①每天由组长对各项目室内质控情况进行检查。②每天检查完毕,应对当天的所有质控数据进行汇总和统计处理,登记或计算的内容至少应包括:当天每个测定项目原始质控数据;当天检测完毕各个测定项目在当时质控图上除去失控数据后的平均数、标准差和变异系数;当天及以前每个测定项目所有质控数据的累积平均数、标准差和变异系数。③送检标本检测完毕,应将本次流调的所有质控数据汇总整理后存档保存,存档数据包括:所有项目原始质控数据;所有项目质控数据的质控图;所有计算的数据(包括平均数、标准差、变异系数、偏差及累积的平均数、标准差、变异系数、偏差等);每天的失控报告单(包括违背哪一项失控规则,失控原因,采取的纠正措施)。

5. 室间质量控制

室间质量评价标本由市疾控中心检验科提供;质评标本由质控组临时发放,实验室收到质评标本后由相关人员登记、签字,核对质评标本的数量、编号,验收后将质评标本按要求保存。

(1)检测要求　①质评标本的检测按常规临床标本对待,若需要,检测前先根据说明对质评标本进行复溶。②室间质评标本必须按实验室常规工作进行,由进行常规工作的人员测试,工作人员必须使用实验室的常规检测方法和试剂,不得特殊对待。③实验室检测质评标本的次数必须与常规检测病人样本的次数一样(即1次)。④质评标本的检测应在质控组规定的时间内进行,检测结果必须在检测完毕后通过电话立即上报。⑤质控组将及时处理检测结果,并将反馈结果通过电话通报实验室。实验室应将室间质评的检测结果和反馈结果记录于室间质评记录表,根据反馈结果分析室间质评的状态,如有不合格的室间质量评价成绩,实验室必须对导致室间质量评价失败的问题进行纠正及对相关人员进行适当的培训。对不合格室间质量评价成绩的检验项目必须采取纠正措施,并对其进行文件化的记录。⑥严禁与其他实验室交流室间质评的检测结果。

(2)室间质量评价具体操作

1)活动次数和标本数量　外部质评活动按全国或陕西省室间质评计划的安排进行,每次活动提供 5 个不同浓度的标本;质控组组织的室间质评不定时进行,每次活动提供 5 个不同浓度的标本。

2)活动形式 ①质控组发放质评标本,实验室在规定时间内检测;②质控组派观察员携带质评标本到实验室,指定时间给实验人员检测,并监督整个过程。

3)每次室间质量评价活动的检验项目 本次流调涉及的所有检验项目。

4)室间质量控制的统计方法 采用我国临床化学室间质评方案的评价标准:变异指数得分(VIS)系统;确定靶值(T),卫生部临床检验中心的质评标本各项目的靶值由卫生部临床检验中心提供,陕西省临床检验中心的质评标本各项目的靶值由陕西省临床检验中心提供,供应商提供的质评标本各项目的靶值参考供应商的产品统计结果;计算每一个实验室某一项试验结果的百分变异(%,简称 V),$V=|(X-T)|/T\times100$,X 为某实验室测定某一项试验结果;计算变异指数得分(VIS),$VI=(V/CCV)\times100$,VI 超过 400 时,令 $VI=VIS=400$,$VI\leqslant400$ 时,$VIS=VI$。CCV 为选定的变异系数,不同项目的 CCV 值见表 9-14;计算不准确度 bias(%),某检验项目的 bias(%)=[(测量结果-靶值)/靶值]$\times100\%$。结果评价:①VIS<80 为优良;VIS<150 为及格。一般认为,VIS>200,表明结果中有临床上不允许的误差,而 VIS=400 的测定结果则会造成临床的严重失误,是绝对不许可的。②如果实验室某项目 VIS 得分≥150 或 bias(%)超过表 9-12 规定的评价限,质控组将及时通报实验室。实验室在采取纠正措施并重测结果合格后必须对当天所有送检标本重新测定。

表 9-14 我国目前临床化学室间质评项目采用的 CCV 值

项目	CCV
血糖	7.7
胆固醇	7.6
甘油三酯	10
高密度脂蛋白胆固醇	10

9.3.9 数据处理环节质量控制

各级调查点由专人负责调查资料的保管、寄送和签收工作,县区疾控中心专人负责收集本区原始调查表,并对上报的调查表再次审核,发现有缺项与错项应要求所属调查点负责核查更正,由市疾控中心负责所有调查数据汇总、录入和整理工作。必须仔细核对数据,并剔除逻辑错误。质控措施:①专人保管、寄送、签收;②专人录入。质控指标:①寄送数量与时间;②录入误差小于 1%。

9.4 现场调查原则与技巧

9.4.1 调查员的态度和举止

调查员首先要自我介绍,说明本次调查的目的和意义,希望调查对象配合,并强调这是由卫生部门开展的调查,而不是公司商业行为,取得调查对象信任和支持。如果调查对象表现出犹豫,调查员应向调查对象保证调查结果是保密的,解释调查的重要性,寻求配合。提出第一个问题的时候应该不能有停顿,停顿会给人一种调查员在等待调查对象同意或者拒绝的印象,同时也给调查对象时间来拒绝调查。调查员不能这样问:"我可以问你一些问题吗?"或者"你现在有时间吗?"调查员不能一味求快,而应强调全面和准确,如果表现得急急忙忙,尤其是介绍的时候,就会显得缺乏自信,同时也会造成误解,提问问题时应不急不缓,既能保证调查对象正确理解又要有效率;调查时应保证客观中立,让调查对象感觉到真实、全面回答问题是很自然的事,尽可能不要影响调查对象的意见,诱导答案;调查员的举止和言语不能流露出吃惊、讥讽、赞成或者反对等态度。

9.4.2 调查员询问的语气与顺序

调查员的声调不同有时候会造成调查顺利进行或中断两种截然不同的结果。因此,调查员问问题时应该用一种友好、自然的方式;调查员应吐字清楚,尽可能用低声调提问问题,声调过高有时候会引起调查对象的不快,低一点头可以帮助降低声调;调查员严格按照调查表上的问题提问,不得任意改变调查表中的话,不增添语言,不改变句子的结构,问卷的内容是经过仔细论证的,每一个问题都有着专门的含义,甚至有可能问题稍微变动几个字就会影响调查答案;调查员必须询问调查对象所有符合条件的问题,有时候,调查员在问一个问题时,调查对象会回答出问卷后面另一个问题的答案,如果这种情况发生了,调查员仍然要问这个问题,一方面可以避免遗漏,另一方面也可以验证调查对象前后回答是否一致;按照调查表问题的顺序问每一个问题;问卷中的问题顺序是为获得想了解的信息而排定的,改变调查问题的顺序,可能会使被调查人感到混淆,特别是有些问题,是根据特定的顺序设置的,如:"您过去12个月里是否喝酒?""过去30天里是否喝酒?""过去7天是否喝酒?"若任意改变顺序,可能会使被调查人对问题的理解不统一,从而使调查结果有偏差;调查员不能跳过问题,即使是某个答案看上去似乎很明显,这些问题可以验证信息,而且在特定内容中的某个问题的答案可能在其他情况下并非如此。

9.4.3 语气巩固

语气巩固有助于建立信任感。如"谢谢。""我知道了。""这个信息对我们很有帮助。"这样的话就是很好的巩固语气。但是,语气巩固只能在合适的时候用,过分使用会显得做作和虚伪。更为重要的是,语气巩固不能是判断性的。例如,调查员:"你现在是否吸烟?"调查对象:"不吸。"调查员:"很好。"像这样的回答就不是语气巩固,会导致调查对象迎合调查员来回答,而不是真实的情况。

9.4.4 探查

探查是通过一些语言和技巧来获得更多的信息,是询问过程的一个重要方面,也是调查中不容易被掌握的。当调查对象的答案不是很充分,或者调查对象对答案感到不肯定的时候,需要调查员寻找更多的信息,这时候需要使用到探查技术。原则上,探查必须是中立的,以免影响调查对象的回答,具体说来,提问的问题没有倾向性,没有暗示,如"你能再解释一下你的意思吗?""请你具体描述一下,好吗?"等。但是,探查时,调查员要避免质疑调查对象,这样会伤害调查对象。当调查对象不能决定选择哪一个答案或者没能理解问题或是误解了问题,那么整个问题都应重复一遍。调查对象可能在第一次时没有完整地听清问题,错过了一些关键信息。探查有时候不一定要说话,停顿或迟疑可以传递这样的信息:需要更多和更好的信息。调查对象通常说"不知道"来逃避问题,所以当最初回答"不知道"时调查员要使用探查语句。如果调查对象出于某种原因不想回答时,调查员的耐心往往能获得答案;如果调查对象真的不知道时,则选择相应的答案和代码。

9.4.5　说服调查对象配合调查

现场调查中,由于种种原因,调查对象不愿意参加调查,多数情况下是因为调查对象自身对调查感到疑虑或对调查不感兴趣。因此,拒访并不是判断调查员工作质量的唯一指标,但是,耐心的解释和有效的技巧能将这种情况减少到最低程度。

调查员应充满自信,态度友好,向调查对象解释调查的目的和意义,强调调查对象参与的重要性;如果调查对象仍旧表现犹豫,可以从以下几方面进一步解释:调查的信息是保密的,只用于分析该地区人群总的情况,与调查对象个人不会发生直接联系,该项调查是宝鸡市的"慢性非传染性疾病及其危险因素流行病学调查"项目,负责单位是宝鸡市卫生局。个别调查对象经上述解释后,依然不配合,实际上属于不好合作、难对付、爱挑刺的人,或是自视甚高,瞧不起这类调查或调查员的人。他们可能提出若干特殊的问题或干脆拒绝,在这种情况下,调查员应迅速做出判断,应予哪些解释或采用什么途径进行解释,才能使调查对象愿意合作。在这里,需要调查员依赖自己对该调查的理解和现场工作的经验,用自己的语言,因势利导地进行说服。以下是一些可能的理由及参考的处置办法。

调查对象:"这个调查需要花多长时间?"

调查员:"这个调查问卷加上体检一般来说花1个小时左右,时间更取决于您的配合。"

调查对象:"我没有时间。"

处理办法:首先要判断调查对象是否真没有时间,是现在没时间,还是说永远没有时间,从而相机处理。

调查对象:"我不想告诉你我自己和我家庭的事。"

调查员:"这主要是与健康有关的知识、态度和行为,一般不涉及个人或家庭的私事。最后的统计报告是总的百分比和率,假若调查员私下散布谁家的隐私,将受到法律的惩罚,并赔偿经济损失。每一个家庭的合作,对这个调查的成功是很关键的。"

调查对象:"为什么你只调查我的家,而不调查隔壁的家庭?"

调查员:"首先不需要调查每一家,调查只需要随机抽取一些家庭就可以说明总体人群的情况,这样是省钱和省力的;抽中您的家庭和您本人是随机抽样的结果,绝不是故意的行为;在每个社区只有很少的人能参与本次全市的调查;正因为如此,调查这一家,是不能随意替换,否则会影响总体结果。"

调查对象:"我认为这种调查毫无意义,纯属浪费钱。"

调查员:"这种调查是为了解人类健康的生活方式和疾病之间的关系,以备政府制定决策所需,国际上的经验证明是有用的,也许以前的调查仅止于调查,但在这个项目中,由市卫生局领导,是用于制定慢性病干预措施和评价干预措施而进行的调查。"

调查对象:"调查既然是保密的,你们又如何发表结果?"

处理办法:告诉调查对象结果的发表方式,显示调查表无姓名记录。

调查对象："你们的体检项目我前不久刚做过,不想再检查。"

处理办法:告诉调查对象为其体检是一方面的意义,更重要的是他/她的数据将会用来代表全市的情况,非常有价值。

调查员针对问题进行解释时,适宜采用这样的语气:"是的,您说的有一定道理,但是……"避免针锋相对,造成抵触。当个别家庭和调查对象完全拒绝接受调查,则由当地村委会或居委会工作人员安排联系下次调查时间。

附表

宝鸡市慢性非传染性疾病
及其相关危险因素流行病学调查表

个人编码	□□□□□□	
项目	完成情况	
问卷		
人体测量		
实验室检查	血糖	
	血脂	

宝鸡市卫生局
2011 年 9 月

调查员入户致词：

　　您好！我们是宝鸡市慢性病现况调查员，这次调查是由宝鸡市卫生局统一组织的家庭健康询问调查，主要是了解居民慢性病及健康状况，为完善我市卫生政策提供基本信息，希望能得到您的配合。所调查的内容仅用于相关的分析，我们将按照中华人民共和国《统计法》的要求，对您和您家人回答的问题加以保密。希望您能够如实回答下面的问题，非常感谢您的合作！

　　根据《中华人民共和国统计法》第三章第二十五条规定，"统计调查中获得的能够识别或者推断单个统计调查对象身份的资料，任何单位和个人不得对外提供、泄露。"

知情同意书

被调查者姓名：_____　　　　　　联系电话：_____
家庭地址：_____县（区）_____乡镇（街道）_____村（居委会）_____
被调查者编码：□□□□□　　　　　　调查日期：□□□□/□□/□□

　　本项调查"宝鸡市慢性非传染性疾病及其相关危险因素流行病学调查"是在市卫生局的领导下开展的，目的是通过流行病学调查了解慢性病及其相关危险因素在全市不同地区、不同人群中的流行状况，分析我市慢性病相关危险因素流行水平，探索主要慢性病与其危险因素之间的内在联系，预测慢性病流行趋势，为制定和评价卫生政策、干预措施提供基础数据。

　　参与本调查的被调查者将免费接受问卷调查、人体测量和实验室检查三个部分，此三项检查对全身健康均无毒副作用，并通过伦理委员会同意。被调查者若有疑问可向调查者提出并得到解释。

（表示同意参与本调查）

被调查者签名：_____　　日期：_____年____月____日

调查者签名：_____　　日期：_____年____月____日

感谢您的合作！

Time 1 调查开始时间：_____时_____分

表1　15岁以上居民健康询问调查表(1998年3月前出生)

A. 个人基本情况	
A1	性别:(1)男 (2)女
A2	民族:(1)汉族 (2)回族 (3)其他,请填写_____
A3	出生日期:_____年_____月_____日
A4	文化程度:(1)文盲 (2)小学 (3)初中 (4)高中/技校/中专 (5)大专 (6)大学本科 (7)研究生及以上
A5	婚姻状况:(1)未婚 (2)已婚 (3)同居 (4)离婚 (5)丧偶 (6)其他
A6	职业类型:(1)工人 (2)农民 (3)军人 (4)行政干部 (5)科技人员 (6)医务人员 (7)教师 (8)金融财务 (9)商业服务人员 (10)家庭妇女 (11)离、退休人员 (12)待业 (13)学生
A7	您目前参加了哪种医疗保险:(1)城镇职工基本医疗保险(跳问B1) (2)公费医疗(跳问B1) (3)城镇居民基本医疗保险(跳问A8) (4)新型农村合作医疗(跳问A9) (5)商业医疗保险(跳问A10) (6)没参加任何医疗保险(跳问A11)
A8	如果您参加了城镇居民基本医疗保险,请问您个人每年需要支付多少参保费:个人参保费_____元。(跳问B1)
A9	如果您参加了新型农村合作医疗,请问您个人每年需要支付多少参合费:个人参合费_____元。(跳问B1)
A10	您若购买了商业医疗保险,个人每年需要支付参保费_____元。(跳问B1)
A11	您没有参加医疗保险的最主要原因是:(1)在外地看病报销太麻烦 (2)身体好没必要参加 (3)付不起保险费 (4)对该制度不清楚 (5)其他
B. 患病及医疗情况	
B1	过去12个月内,您是否患有经医生诊断的以下慢性病:高血压、糖尿病、冠心病、脑卒中、恶性肿瘤、心肌梗死、慢性阻塞性肺部疾病(如慢支炎、肺气肿等)、哮喘、骨关节疾病(如骨关节炎、类风湿性关节炎等)、颈腰部疾病(如颈椎病、腰肌劳损、椎间盘突出等)、精神异常和精神病等:(1)是 (2)否(跳问B29)
B2	您是否曾被县区级及以上医疗机构医生诊断为冠心病(包括心绞痛、心肌梗塞、无症状性心肌缺血、心力衰竭和心律失常等):(1)是 (2)否
B3	您是否曾被县区级及以上医疗机构医生诊断为脑卒中(即脑血管病,包括出血性卒中如脑出血、脑溢血、蛛网膜下腔出血,缺血性卒中如脑血栓形成、脑栓塞):(1)是 (2)否
B4	您是否曾被县区级及以上医疗机构医生诊断为慢性阻塞性肺部疾病(如慢支炎、肺气肿等):(1)是 (2)否
B5	您是否曾被县区级及以上医疗机构医生诊断为骨关节疾病(如骨关节炎、类风湿性关节炎等):(1)是 (2)否
B6	您是否曾被县区级及以上医疗机构医生诊断为颈腰部疾病(如颈椎病、腰肌劳损、椎间盘突出等):(1)是 (2)否
B7	您是否曾被县区级及以上医疗机构医生诊断为恶性肿瘤(包括全身恶性肿瘤和颅脑良性肿瘤):(1)是 (2)否(跳问B9)

B8	请填写肿瘤所属部位：_____
B9	您有几颗真牙因为蛀牙或牙周疾病而被拔掉：_____颗(没有则填 0)
B10	过去 12 个月内,您是否因慢性病住过医院:(1)是 (2)否(跳问 B25)
B11	您住院的慢性病名称：_____
B12	如有住院,住了_____次。若回答住院次数超过 1 次,询问最近一次住院情况,如果只有 1 次就询问当次的情况。
B13	本次住院的入院时间：_____年_____月
B14	您是在下列的哪类医疗机构住的院:(1)乡镇街道卫生院/社区卫生服务中心 (2)县级医院 (3)市级医院 (4)省级医院 (5)省外医院 (6)其他,请填写：_____
B15	从疾病确诊到您住进医院,总共间隔了多长时间：_____天
B16	本次住院您是否做过手术:(1)是 (2)否(跳问 B18)
B17	如果您做了手术,请问是在您入院后第_____天做的
B18	您本次共住院了_____天
B19	本次出院的原因是:(1)病愈(跳问 B21) (2)病未愈医生要求(跳问 B21) (3)自己要求 (4)其他原因(跳问 B21)
B20	如您自己要求出院,原因是:(1)久病不愈 (2)自认为病愈 (3)经济困难 (4)医院条件差 (5)医院服务态度不好 (6)其他,请填写_____
B21	本次住院医疗费用总共花了_____元(包括自己支付的和减免或报销的等)
B22	您本次住院医疗费用是如何支付的:(1)费用直接减免,自己只需支付自付部分医疗费用 (2)先自己支付全部医疗费用,出院时在医院直接报销 (3)先自己支付全部医疗费用,然后到医保经办机构报销 (4)全部医疗费用自己支付,不能报销
B23	如果报销,总共报销了_____元(没有则填 0)
B24	您本次住院所花费的车旅费、营养伙食费、陪护费、陪护人员住宿费等共计_____元(没有填 0)
B25	过去 12 个月内,是否有医生诊断您因慢性病需要住院,而您没住院的情况:(1)是 (2)否(跳问 B28)
B26	若有,共有几次:(1)1 次(跳问 B28) (2)2 次或以上
B27	如有 2 次及以上,是否是因同一种病伤:(1)是 (2)否
B28	您最近这次未住院的原因:(1)个人认为没必要 (2)无有效治疗措施 (3)经济困难 (4)医院服务差 (5)没有时间 (6)无床位 (7)其他,请填写：_____
B29	您的祖(外祖)父母、父母和兄弟姐妹中有没有人被医生诊断过患有下列慢性病(可多选):(1)未被诊断患有任何慢性疾病 (2)高血压 (3)糖尿病 (4)冠心病 (5)脑卒中 (6)慢性呼吸系统疾病(如慢支炎、肺气肿、哮喘等) (7)恶性肿瘤 (8)其他,请说明_____
B30	女性生育史(有生育史的女性回答)
B30a	是否为有生育史的女性:(1)是 (2)否(跳问 B31)
B30b	是否生育过巨大儿(≥4kg):(1)是 (2)否 (3)不知道
B30c	在怀孕过程中,是否患有妊娠高血压:(1)是 (2)否 (3)不知道

B30d	在怀孕过程中,是否患有妊娠糖尿病:(1)是 (2)否 (3)不知道
B31	女性宫颈癌和乳腺癌筛查(仅限女性)
B31a	您的性别:(1)男(跳问 C1) (2)女　　　(此问题是为了方便排除男性被调查者)
B31b	您有没有做过宫颈涂片检查:(1)有 (2)没有(跳问 B31d) (3)不知道/记不清(跳问 B31d)
B31c	最近一次检查是在什么时候:_____月前
B31d	您有没有做过乳腺检查:(1)有 (2)没有(跳问 C1) (3)不知道/记不清(跳问 C1)
B31e	最近一次检查是在什么时候:_____月前
C. 健康及行为	
C1	您是否测过血压:(1)是 (2)否(跳问 C7)
C2	您最近一次测血压是在什么时间:(1)1 个月内 (2)2~3 个月内 (3)4~6 个月内 (4)6~12 个月内 (5)12 个月以前
C3	过去一年,您去医院就医时第一位接诊医生是否给您测量过血压:(1)是 (2)否 (3)有时有 (4)没去过医院 (5)记不清
C4	是否有医生诊断您患有高血压病:(1)是 (2)否(跳问 C7)
C5	近三个月内,是否有医生对您进行过高血压病防治知识的健康指导:(1)是 (2)否
C6	您采取了什么措施来控制血压(可多选):(1)按医嘱服药 (2)有症状时服药 (3)控制饮食 (4)运动 (5)血压监测(6)其他:_____(7)没采取任何措施
C7	您是否测过血糖:(1)是 (2)否(跳问 C12)
C8	最近一次测量血糖距现在有多长时间:(1)30 天内 (2)1~6 个月 (3)7~12 个月 (4)12 个月以前 (5)从来没测量过血糖
C9	是否曾经有医生诊断您有糖尿病(如果是女性调查对象回答患有糖尿病,应询问是否是在怀孕期间患病。如果是,则不认为其患有糖尿病):(1)是 (2)否(跳问 C12)
C10	近三个月内,是否有医生对您进行过糖尿病防治知识的健康指导:(1)是 (2)否
C11	您采取了什么措施来控制血糖(可多选):(1)口服药,请提供口服降糖药物的名称:_____(2)胰岛素注射,请提供胰岛素制剂的名称:_____(3)控制饮食 (4)运动 (5)血糖监测 (6)其他:_____(7)没采取任何措施
C12	您有没有被医生诊断为血脂异常(甘油三酯、胆固醇、高密度脂蛋白、低密度脂蛋白任一项异常即为血脂异常):(1)有 (2)没有(跳问 C14)
C13	您采取了什么措施来控制血脂(可多选):(1)按医嘱服药 (2)控制饮食 (3)运动 (4)血脂监测 (5)其他:_____(6)没采取任何措施
C14	过去 12 个月内,您是否做过健康体检(不包括因病做的检查):(1)是 (2)否
C15	在过去 30 天里,由于疾病造成您健康状况不好的天数为:_____天
C16	在过去 30 天里,由于伤害造成您健康状况不好的天数为:_____天
C17	在过去 30 天里,由于紧张、压抑或情绪问题造成您健康状况不好的天数为:_____天
C18	今天您在行动方面:(1)可以四处走动,无任何困难 (2)行动有些不便 (3)卧病在床

C19	今天您自我照顾(盥洗和穿衣):(1)无任何问题 (2)有些问题 (3)无法自己盥洗或穿衣服
C20	今天您从事平常活动(工作、读书或做家务):(1)无任何问题 (2)有些问题 (3)无法从事
C21	今天您身体疼痛或不适方面:(1)无任何疼痛或不适 (2)自觉有中度疼痛或不适 (3)自觉极度疼痛或不适
C22	今天您在焦虑或沮丧方面:(1)无焦虑或沮丧 (2)自觉轻度焦虑或沮丧 (3)自觉中度焦虑或沮丧 (4)自觉极度焦虑或沮丧
C23	请您在刻度尺上,指出最能代表您今天健康状况好坏的那一点: 0 10 20 30 40 50 60 70 80 90 100 最差健康状况　　　　　　　　　　　　　最好健康状况
C24	您是否吸烟:(1)吸烟 (2)已戒烟(跳问 C29) (3)不吸烟(跳问 C29)
C25	您开始吸烟的年龄:_____岁
C26	您目前的吸烟频度有多大:(1)每天吸 (2)偶尔吸(指每天吸烟 5 根或以下)(跳问 C29)
C27	最近一年您平均每天吸多少支烟:_____支
C28	每月抽烟大约花多少钱:_____(自己不买烟者,填 0)
C29	通常一周内,您一天里在室内吸入别人吸烟产生的烟雾(被动吸烟)累计超过 15 分钟的情况有几天:(1)没有 (2)有,为_____天

下面我要告诉您一些可能或不可能由吸烟或被动吸烟引起的健康问题和疾病。就您所知道的情况来看,吸烟或被动吸烟会不会导致:

C30	脑卒中:(1)会 (2)不会 (3)不知道
C31	肺癌:(1)会 (2)不会 (3)不知道
C32	心血管系统疾病(如高血压、冠心病):(1)会 (2)不会 (3)不知道
C33	胃肠道疾病:(1)会 (2)不会 (3)不知道
C34	糖尿病:(1)会 (2)不会 (3)不知道
C35	白内障:(1)会 (2)不会 (3)不知道
C36	流产:(1)会 (2)不会 (3)不知道
C37	低出生体重儿:(1)会 (2)不会 (3)不知道
C38	您是否饮酒(饮酒指每周饮酒至少一次,连续半年以上):(1)是 (2)否(跳问 C42)
C39	如果您饮酒,从开始饮酒至今_____年
C40	近半年,您的饮酒频率有多大:(1)每周至少饮酒 3 次 (2)每周饮酒 1~2 次
C41	如果每周饮酒,您平均每次饮酒的量相当于多少标准饮酒单位(由调查员换算):_____ (1 两 40 度及以上白酒=2;1 两 40 度以下白酒=1.5;1 斤葡萄酒=5;1 瓶啤酒=2;1 听啤酒=1;1 斤黄酒=6.5)

下面我要告诉您一些可能或不可能由过量饮酒引起的健康问题和疾病。就您所知道的情况来看,过量饮酒会不会导致:

续表

C42	脑卒中:(1)会 (2)不会 (3)不知道
C43	肺癌:(1)会 (2)不会 (3)不知道
C44	心血管系统疾病(如高血压、冠心病):(1)会 (2)不会 (3)不知道
C45	胃肠道疾病:(1)会 (2)不会 (3)不知道
C46	糖尿病:(1)会 (2)不会 (3)不知道
C47	白内障:(1)会 (2)不会 (3)不知道
C48	流产:(1)会 (2)不会 (3)不知道
C49	低出生体重儿:(1)会 (2)不会 (3)不知道
D. 身体活动	
D1	您是离退休人员吗:(1)是(跳问 D3) (2)不是
D2	您的工作主要属于以下何种活动:(1)轻度(如缝纫、售货、办公室文员等) (2)中度(如搬举轻物、快步走路、装修工、瓦工、保洁等) (3)重度(如搬运重物、人力挖掘和装卸等)
D3	通常情况下,您做休闲、家务活动的强度是:(1)轻度,如打牌、看电视等 (2)中度,如擦窗户、手洗衣服、拖地板、看护孩子(背抱、游戏、走)等 (3)重度,如搬运重物、挑水、劈柴、自制蜂窝煤等
D4	近半年,您平均每周参加体育锻炼多少次:(1)6 次及以上 (2)3~5 次 (3)1~2 次 (4)从不锻炼(跳问 D8)
D5	通常体育锻炼的强度是:(1)大强度体育锻炼,如中速跑步、中速游泳、足球、篮球、羽毛球等 (2)中等强度体育锻炼,如快走、慢跑、慢速游泳、太极拳、木兰拳、乒乓球、扇子舞、交谊舞、秧歌等
D6	您最经常参加锻炼项目或健身活动是:(1)球类运动 (2)器械运动 (3)健身操、舞蹈等 (4)游泳 (5)走、慢跑、太极、瑜伽等 (6)其他
D7	您平均每次锻炼多长时间:_____分钟(跳问 D9)
D8	若您不能保证每周参加体育锻炼,主要原因是:(1)从事体力活动,不需要额外运动 (2)没时间锻炼 (3)没有适合场所或不方便 (4)身体好,不需要锻炼 (5)不愿意活动 (6)身体不好,不能运动 (7)其他
D9	通常一天内,您累计有多少时间坐着、靠着或躺着(包括坐着工作、学习、阅读、看电视、用电脑、休息等所有静态行为的时间,但不包括睡觉时间):_____小时
D10	您的卫生保健知识主要是从哪里获得的(最多可选 3 项):(1)医生 (2)电视 (3)广播 (4)报刊书籍 (5)学校 (6)家人 (7)同事或朋友 (8)其他 (9)不知道,说不好
E. 精神状况和社会支持情况(下面的问题都是关于您在过去 **12** 个月里的感觉或者经历,请您尽可能如实回答,所有信息我们都会保密)	
E1	您感觉孤独吗:(1)从未 (2)很少 (3)有时 (4)经常 (5)总是
E2	您会无缘无故感到紧张、担心或者害怕吗:(1)从未 (2)很少 (3)有时 (4)经常 (5)总是
E3	您感觉工作或者生活压力很大:(1)从未 (2)很少 (3)有时 (4)经常 (5)总是
E4	您感觉心情不好,没有兴趣吗:(1)从未 (2)很少 (3)有时 (4)经常 (5)总是
E5	您和家人(如父母、配偶、子女)之间的关系如何:(1)非常好 (2)好 (3)一般 (4)差 (5)非常差 (6)独居无家人

E6	过去12个月内,您有没有遇到对您打击比较大的事情:(1)有 (2)没有(3)拒绝回答
E7	过去12个月里,您有没有试图自杀过:(1)有 (2)没有 (3)拒绝回答
E8	通常您一天的累计睡眠时间有多长:_____小时_____分钟
E9	您认为您的睡眠时间充足吗:(1)不足 (2)一般 (3)充足
E10	您目前是否有入睡困难(开始睡觉之后至少花费30分钟才能入睡):(1)从不 (2)偶尔 (3)有时 (4)经常
E11	您是否入睡后容易醒:(1)从不 (2)偶尔 (3)有时 (4)经常
E12	您需要借助药物来帮助入睡吗:(1)从不 (2)偶尔 (3)有时 (4)经常

表2 居民两周慢性病调查表

F1	近2周内,您是否被医生诊断为患有慢性病(参照B1):(1)是 (2)否(跳问G1)
F2	您自己感觉所患慢性病(病伤)的严重程度:(1)不严重 (2)一般 (3)严重
F3	近2周内,因该病伤卧床休息了_____天(无卧床,填0)
F4	请问您目前是:(1)工作人员 (2)学生(跳问F6) (3)其他(跳问F7)
F5	如您是工作人员,近2周内,因该病伤休工了_____天(无休工,填0)(跳问F7)
F6	如您是学生,近2周内,因该病伤休学了_____天(无休学,填0)
F7	您患病后,是否进行了治疗(包括自我医疗):(1)是(跳问F9) (2)否
F8	如未治疗,最主要的原因是:(1)自感病轻 (2)经济困难 (3)没有时间 (4)交通不便 (5)无有效措施 (6)其他
F9	您是如何治疗的:(1)纯自我医疗(如服药、推拿、按摩等) (2)两周内找医生看过(跳问F12) (3)两周前为治疗本病找医生看过,现在继续治疗中(跳问F16)
F10	如果是纯自我医疗,您吃的药品来源是(最多可选三项):(1)家里已有的 (2)药店买的 (3)医疗机构买的(未就诊) (4)别人给的 (5)其他
F11	您为什么选择自我医疗:(1)按医生的处方进行自我治疗 (2)自感病轻或没必要 (3)经济困难 (4)医院就诊太贵 (5)没有时间 (6)交通不便 (7)医院服务差 (8)其他。(跳问F16)
F12	在2周内为该病看过_____次
F13	第一次就诊是在哪里:(1)私人诊所 (2)村卫生室 (3)社区卫生服务站 (4)社区卫生服务中心 (5)乡镇/街道卫生院 (6)县级医院 (7)市级医院 (8)省级医院 (9)省外医院 (10)其它
F14	选择上述单位就诊的最主要原因是(单选):(1)距离近方便 (2)收费合理 (3)技术水平高 (4)设备条件好 (5)药品丰富 (6)服务态度好 (7)定点单位 (8)有熟人 (9)有信赖医生 (10)根据病情需要 (11)其他
F15	这次就诊后,您是否接受了如下治疗:
F15a	服药治疗:(1)是 (2)否
F15b	肌肉注射:(1)是 (2)否
F15c	输液治疗:(1)是 (2)否
F16	近2周内,您为治疗本疾病总共花费了多少医药费用_____元

F17	这些医药费用主要由谁支付的:(1)个人帐户/家庭帐户 (2)部分报销或减免 (3)全部报销或减免 (4)全部自己支付
F18	近2周内,为看病总共花费了多少交通及其他相关费用_____元

表3 家庭一般情况调查表

本表由调查对象回答,如遇调查对象不能较准确地回答有关问题时,由调查员通过电话或其他方式与最熟悉家庭情况的成员调查完成。

G1	您家共有_____口人(包括户籍人口及近半年内居住在本户的亲戚、保姆等)
G2	近半年内,有_____口人常住在家里
G3	在宝鸡市外务工并且半年内不常在家居住有_____口人(包括随行人员,如配偶、孩子和父母等)
G4	您家住房类型是:(1)楼房 (2)砖瓦平房 (3)土坯平房 (4)其他
G5	您家生活住房建筑面积约_____平方米
G6	您家有_____台电视机
G7	您家电话拥有情况:(1)固定电话 (2)移动电话 (3)二者均有 (4)二者均无
G8	您家饮用水类型:(1)自来水 (2)手压机井水 (3)受保护的水井 (4)雨水收集 (5)受保护的泉水 (6)未受保护的水井 (7)未受保护的泉水 (8)卡车或手推车送水 (9)地表水 (10)罐装水并用上述(1)~(5)做饭和洗手 (11)罐装水并用上述(6)~(9)做饭和洗手 (12)其他
G9	您家厕所类型:(1)完整下水道水冲式 (2)粪尿分集式 (3)三联沼气式 (4)双瓮漏斗式 (5)三格化粪池 (6)双坑交替式 (7)通风改良式 (8)阁楼式 (9)深坑防冻式 (10)有盖板的坑式厕所 (11)无盖板的坑式厕所 (12)粪桶 (13)无设施或灌木丛或田间 (14)其他
G10	离您家最近的医疗单位有多远:(1)不足1公里 (2)1公里以上 (3)2公里以上 (4)3公里以上 (5)4公里以上 (6)5公里及以上
G11	从您家到最近医疗单位需要多少时间:_____分钟(以容易获得的最快方式,如乘交通工具或步行)
G12	您家年收入:_____元(城市地区为家庭现金收入,农村地区为纯收入)
G13	您家前一年生活消费性支出共为_____元,其中:
G13a	食品支出:_____元
G13b	衣着及日用品支出:_____元
G13c	交通、通讯支出:_____元
G13d	住房、水电及燃料支出:_____元
G13e	教育支出:_____元
G13f	文化及娱乐支出:_____元
G13g	药品、医疗服务及用品支出:_____元
G13h	其他支出:_____元
G14	去年您家享受国家或集体的任何形式的补助(粮油、现金、其他物品等)折合成人民币总共是_____元(没有填0)

G15	您家是否被确定为政府的医疗救助对象:(1)是 (2)否 (3)不知道
G16	您家是否被列为本地的贫困户或低保户:(1)贫困户 (2)低保户 (3)两者都是 (4)两者不是(跳问至 H1)
G17	若是,您认为导致经济困难的最主要原因是:(1)劳动力人口少 (2)自然条件差或灾害 (3)因疾病损伤影响劳动能力 (4)因治疗疾病花费太大 (5)失业或无业 (6)人为因素 (7)其他

表 4　饮食情况

过去一年您最常见的就餐地点是(如果当地居民一天只吃两餐,则按早餐和中餐进行调查):

	餐次	a 不吃	b 在家吃	c 带餐	d 单位食堂	e 餐馆或街头
H1	早餐					
H2	中餐					
H3	晚餐					

请回忆在过去一年中,您所摄入的食物,并估计各类食物的食用频率和量(生重可食部分量)。

		a 是否食用 1 是 2 否	b 食用频率(只填其中 1 项)			c 平均每次食用量
			b1 次数/天	b2 次数/周	b3 次数/月	
H4	大米					＿＿＿两
H5	小麦面粉					＿＿＿两
H6	杂粮(小米\高粱\玉米\红豆等)					＿＿＿两
H7	薯类 (红薯\山药\芋头\土豆等)					＿＿＿个
H8	油炸面食(油条\油饼等)					＿＿＿两
H9	猪肉					＿＿＿两
H10	牛、羊肉					＿＿＿两
H11	禽肉					＿＿＿两
H12	内脏类					＿＿＿两
H13	水产品					＿＿＿两
H14	鲜奶					＿＿＿两
H15	奶粉					＿＿＿勺
H16	酸奶					＿＿＿两
H17	蛋类					＿＿＿个
H18	豆腐					＿＿＿两
H19	豆腐丝\千张\豆腐干					＿＿＿两
H20	豆浆					＿＿＿两
H21	干豆类(黄豆\黑豆\青豆)					＿＿＿两
H22	新鲜蔬菜					＿＿＿两
H23	海带、紫菜等海草类					＿＿＿两

H24	咸菜					＿＿＿两
H25	泡菜					＿＿＿两
H26	酸菜					＿＿＿两
H27	糕点					＿＿＿两
H28	新鲜水果					＿＿＿两
H29	果汁饮料					＿＿＿杯
H30	其他饮料					＿＿＿杯

近一年以家庭为单位按月询问

食用油		全家食用量/月
H31	植物油	＿＿＿斤
H32	动物油	＿＿＿斤
调味品		
H33	盐	＿＿＿两
H34	酱油	＿＿＿斤
H35	醋	＿＿＿斤
H36	酱类(黄酱\豆瓣酱\甜面酱等)	＿＿＿两
H37	味精	＿＿＿两
H38	下面我要告诉您一些可能或不可能由高盐高脂饮食引起的健康问题和疾病,就您所知道的情况来看,高盐高脂饮食会不会导致:(1)会 (2)不会 (3)不知道	
H38a	脑卒中	
H38b	肺癌	
H38c	心血管系统疾病(如高血压、冠心病)	
H38d	胃肠道疾病	
H38e	糖尿病	
H38f	白内障	
H38g	流产	
H38h	低出生体重儿	

Time 2 调查结束时间:＿＿＿时＿＿＿分

调查员对调查对象回答情况的评价

I1 您认为调查对象的合作性如何?

1 非常好　　　2 好　　　3 一般　　　4 差　　　5 非常差

I2 您认为调查对象回答的完整性如何?

1 非常好　　　2 好　　　3 一般　　　4 差　　　5 非常差

I3 您认为调查对象回答的准确性如何?

1 非常好　　　2 好　　　3 一般　　　4 差　　　5 非常差

备注:请简单说明上述问题选择"4 差"、"5 非常差"的原因:＿＿＿＿＿＿＿＿＿＿＿＿＿

人体测量结果表

身高和体重			
M1	身高：_____ cm(保留到小数点后一位)		
M2	体重：_____ kg(保留到小数点后一位)		
M3	腰围：_____ cm(保留到小数点后一位)		
血压和心率			
M4	第1次读数 测量对象休息5分钟后第1次测量并记录血压，休息1分钟后第2次测量血压和心率	收缩压	(mmHg)
		舒张压	(mmHg)
		心率	(次/分)
M5	第2次读数 记录第2次测量结果，待测量对象再休息5分钟后第3次测量血压和心率	收缩压	(mmHg)
		舒张压	(mmHg)
		心率	(次/分)
M6	第3次读数 记录第3次测量结果	收缩压	(mmHg)
		舒张压	(mmHg)
		心率	(次/分)
血糖			
M7	空腹血糖：_____ mmol/L(保留到小数点后一位)		

测量员姓名：_____

填表说明

编号

问卷编号采用六位数字编码方式，前两位是县区编码，第三位为街道/乡镇编码，第四位是社区/村编码，后两位是个人编码。

1. 县区编码：渭滨区＝01、金台区＝02、陈仓区＝03、凤翔县＝04、岐山县＝05、扶风县＝06、眉县＝07、陇县＝08、千阳＝09、麟游＝10、凤县＝11、太白＝12。

2. 街道/乡镇、社区/村编码：见附件3。

3. 编号举例：渭滨区(【01】)清姜街道办事处(【1】)金山社区(【2】)第1位被调查者编码为：011201，第80位受检者编码为：011280

A. 个人基本情况

· 性别：如实填写。

· 民族：父母不是同一民族，所生子女的民族可任选填父母一方的民族。表中"其他"项是指除汉族、回族之外的民族，在填写此项时要写出具体的民族名称。

· 出生日期：以户口或身份证的出生年月日为准，按年/月/日格式填入方格内。

· 文化程度：文盲指不识字或识字不多(＜1500字)，不能阅读简单书信、不能写便条者；小学指有小学学历或识字＞1500字，能阅读书信、报纸、写信者；初中指受过初中教育者；高中/技校/中专指受高中、技校、中专教育或具有同等学历者；大专指按国家教委颁布的大学专科教学大纲进行授课的各类大学，其毕业生、肄业生、在校生及通过自学、经国家统一举办的自学考试取得大学专科证者；大学本科指按国家教委颁布的大学本科教学大纲进行授课的各类大学，其毕业生、肄业生、在校生及通过自学、经国家统一举办的自学考试取得大学本科证书者;研究生及以上指获得国家承认的硕士研究生及以上学历者。

·婚姻状况:指调查时婚姻情况。未婚指从未结过婚;已婚指调查时有配偶;同居指无婚姻关系但居住在一起;离婚指已解除婚姻关系且现未婚;丧偶指夫妻一方已死亡;其他指除上述以外。

·职业类型:如曾从事过多种职业,应按当前实际从事的工作(从事该项工作超过 2 年以上)填写职业栏。例如,第一线生产工人因工作需要,调离生产岗位参加生产管理工作 2 年以上,应登记为"干部"。因伤、病、休假、脱产学习、企业调整而暂时未能工作的(不超过 2 年)应按原来从事的工作填报。学徒工按学习的工种填报。工人指在各种类型的企业从事生产的劳动者,包括二年以上工龄的临时工;农民指凡是属于农村户口,又以从事农田劳动为主者均为农民;军人指军队中任职的现役军人包括武装警察,军队干部应列为行政干部;行政干部指国家机关、党群组织、企、事业单位负责人(包括集体和个体公司的经理等);科技人员:指中专以上学历或有技术职称从事科技工作者;医务人员指在医疗、卫生部门工作的护士、医生和相当于护士、医生职称者;教师指大、中、小学教师、专职教育工作人员、正式幼儿班毕业的幼师;金融财务指在银行、交易所或在企、事业单位从事金融、财务人员,包括专职炒股者;商业服务人员指从事个体经营者、各种修理工、商店售货员、餐饮业服务员、售票员、导游员、理发员和党政机关办公室的一般工作人员等;家庭妇女指无工作在家做家务活,如做饭、洗衣、养猪等,仅在家中操持家务,不从事生产性劳动的妇女;离、退休人员指离开工作岗位(时间超过 2 年),没有重新被聘用者;待业指毕业、肆业的学生等待分配工作和寻找工作者;学生指调查时大学、中学的在校生。

B. 患病及医疗情况   按实际情况如实填写,各种慢性病患病必须是由乡镇卫生院或社区卫生服务中心或以上级别医院的医生诊断才有效,自己或亲戚朋友以及个体游医、商业机构测量做出的诊断无效。

C. 健康及行为

·吸烟情况:吸烟者应追问其吸烟年数和吸烟量;戒烟指以前抽烟,现在不抽烟半年以上。戒烟者应追问其吸烟年数及吸烟量和戒烟年。年限取整数,不足半年不计,超过六个月计为 1 年。

·饮酒情况:饮酒指每周饮酒至少一次,连续半年以上。饮酒者应追问其饮酒年数、饮酒种类和饮酒量,年限计算同吸烟年限。戒酒指以前饮酒现在不饮半年以上。

D. 身体活动   请以周为单位,回忆平均每天的身体活动情况,注意避免长假、出差等工作和生活中的特殊情况。工作及休闲、家务活动强度请根据括弧内例子确定。体育锻炼是指国家颁布的各种运动项目每周至少一次,连续半年以上。家务劳动不能算体育锻炼。体育锻炼者应追问其体育锻炼强度和锻炼时间。

E. 精神状况和社会支持情况

E1~E4:"从未"指过去 12 个月里,从来没有某种感觉;"很少"指过去 12 个月里,平均每月有 1~2 天有某种感觉;"有时"指过去 12 个月里,平均每个月有 3~5 天有某种感觉;"经常"指过去 12 个月里,平均每个月有 6~15 天有某种感觉;"总是"指过去 12 个月里,有一半以上的日子都有某种感觉。

E5:只针对调查对象与其他共同生活的家庭成员之间的关系。如果对方表示和某些家人关系较好,而和某些家人关系较差,则请对方描述总体的感觉。

E6:"打击比较大的事情"指对调查对象的日常生活带来负面影响,同时严重影响了他/她的情绪的事情,如突然失业、婚姻关系破裂、重大财产损失、重大疾病、严重的意外伤害或者亲人去世等。

E7:仅指采取了实际行动准备自杀的情况,只是有自杀的想法而没有付诸实施不包括在内。

F. 饮食习惯

F1~F3:调查员按当地习俗进行询问,按被调查人回答的内容进行填写。

F4~F37:请回忆在过去一年里,您是否吃过以下食物,并估计这些食物的平均食用量和次数。

食物频率法了解被调查对象在过去一年中膳食摄入的种类及数量,问卷中的"过去一年"是指自调查之日起的前 12 个月。调查的目的在于了解被调查者全年各种食物的食用次数及平均食用量,并计算营养素的摄入量。"是否食用"一栏从来不吃的在栏内填"2",不填写进食频率和平均每次食用量;在一年内吃过的填1,然后询问食用频率及平均每次食用量。"食用频率"一档包括三个小栏目,每种食物只填其中一栏,根据对每种食物食用次数的多少选择一项填写平均食用次数。平均每天食用一次以上的食物在"每天"一栏填写,每周食用 1～6 次的食物在"每周"一栏填写,每月食用 1～3 次的食物在"每月"一栏填写。"平均每次食用量"一档填写个人每次平均食用量,一般以食物的生重计算(没有生重填熟重),单位为两。例如,调查对象每天吃 2 次大米饭,每次吃 2 碗(一小标准碗合 1.5 两大米),即在表格平均每次食用量一栏的"两"这一列记录"3",在进食次数一栏的"每天"这一列记录"2"。

明显季节性的食物,例如,调查对象在过去一年中有 3 个月(6～8 月)吃西瓜,每次吃 2 斤,平均每周吃 3 次,即在表格平均每次食用量一栏的"两"这一列记录"20",在食用频率一栏的"每年"这一列记录"36";也可将进食次数进行折算,一年中有 3 个月吃西瓜,每周 3 次,也就是年平均每月吃 3 次,所以在进食次数一栏的"每月"这一列记录"3"。

季节不明显,但夏季多一些,冬季少一些,如玉米及一些水果,可平均后填写"次/月"。

便于计算食物的重量,可参照附表的食物重量折算表,表中给出了常见的食物餐具,不同大小的食物所代表的重量。(见附表)

如,小标准碗:1 碗米饭=1.5 两大米的生重;大标准碗:1 碗米饭=3 两大米的生重;杯子:250ml 容积;标准盘:一盘炒蔬菜合生重 1 斤

在主食类一表,应把同类食品合在一起计算。水产品中淡水鱼类和海水鱼类的名称按调查对象的喜好习惯从下面的注释中选择填写。蛋类摄入量以个数为准。蔬菜及鲜豆类的摄入量,首先询问调查对象在过去一年中食用蔬菜(不分种类)的频率和平均每次食用量。食用油和调味品的摄入量以家庭为单位按月询问。由全家食用量折合成个人食用量。家庭成员是指在一起同吃、住的所有人员。

附表 食物重量折算参照表

食物名称	单位	重量(生重)		备注
		克	两	
大米饭	1 小标准碗	75	1.5	碗直径 12cm
	1 大标准碗	150	3	碗直径 16cm
大米粥	1 小标准碗	30	0.6	
	1 大标准碗	50	1	
馒头	1 个	100	2	自制品需看大小折算
面条(湿切面)	1 小标准碗	100(湿面重)	2(湿面重)	每斤湿面折合面粉 0.8 斤,3 两湿面可折算成面粉 2.4 两
	1 大标准碗	150(湿面重)	3(湿面重)	
面条(干切面)	1 小标准碗	75	1.5	干面条按面粉重量计算
	1 大标准碗	100	2	
包子	1 个	50	1	小笼包:3～4 个/两(50 克)
饺子	平均 6 个	50	1	面粉重量,不包括馅
馄饨	9～10 个	50	1	面粉重量,不包括馅
油条	1 根	50	1	
油饼	1 个	70～80	1.4～1.6	
炸糕	1 个	50	1	江(糯)米粉 35 克,红小豆 15 克
豆包	1 个	50	1	面粉 35 克,红小豆 15 克
元宵	3 个	50	1	每个含糖 3 克
烧饼	1 个	50	1	

食物名称	单位	重量(生重)		备注
		克	两	
鸡腿	1个	约220	约4.5	含骨头
鸡翅	1个	约200	约4	含骨头
香肠(广式)	1根	约27	约0.5	
炒蔬菜	1标准盘(9寸盘)	约500	10	指白菜、油菜、豆角、藕片等蔬菜的生重
牛奶	1标准杯	约250	约5	不包括含乳饮料
酸奶	1标准杯	约250	约5	指固体类发酵奶,非酸奶饮料
奶粉	1标准勺	10	0.2	
鸡蛋	1个	60	1.2	
鸭蛋	1个	70	1.4	
鹌鹑蛋	5个	50	1	
豆腐脑、豆浆	1小标准碗	约250	约5	
	1大标准碗	约300	约6	
啤酒	1标准杯	250	5	
花生(带壳)	1小标准碗	约120	约2.4	
花生仁	1小标准碗	约200	约4	
栗子	10个	50	1	

G. 人体测量 仔细按照方案第二部分进行,将检查结果及时填入调查表中。

抽样点名单及编码

县区	街道/乡镇	社区/村
渭滨区【01】	清姜街办【1】	烽火社区【1】、金山社区【2】
	金陵街办【2】	新开路社区【1】、机厂街社区【2】
	高家镇【3】	高家村【1】、塔明村【2】
	石鼓镇【4】	中岩山村【1】
金台区【02】	西关街办【1】	叉车厂社区【1】、太平堡村【2】
	店子街街办【2】	金陵东路社区【1】
	蟠龙镇【3】	晓光村【1】、大槐村【2】
	金河镇【4】	王家坡村【1】
陈仓区【03】	虢镇街办【1】	西街社区【1】、东堡村【2】
	东关街办【2】	洪源村【1】
	周原镇【3】	一村【1】、东王村【2】、中堡村【3】
	赤沙镇【4】	宁里巴村【1】、姚花沟村【2】、西明村【3】

县区	街道/乡镇	社区/村
凤翔县【04】	城关镇【1】	北街村【1】、行司巷村【2】
	横水镇【2】	西方村【1】、紫柏村【2】
	虢王镇【3】	刘淡村【1】、万丰村【2】
	陈村镇【4】	上营村【1】、水沟村【2】
岐山县【05】	凤鸣镇【1】	凤东路社区【1】、凤西路社区【2】
	雍川镇【2】	板塌村【1】、韩家村【2】
	青化镇【3】	童家村【1】、南阳村【2】
	故郡镇【4】	西塬村【1】
扶风县【06】	城关镇【1】	聂堡村【1】、费家村【2】
	绛帐镇【2】	双庙村【1】、南仵村【2】
	天度镇【3】	下寨村【1】、永平村【2】
	召公镇【4】	作里村【1】
眉县【07】	首善镇【1】	北兴村【1】、张赵村【2】
	汤峪镇【2】	钟吕坪村【1】
	齐镇【3】	三星村【1】
	营头镇【4】	黄家村【1】
陇县【08】	城关镇【1】	高堎村【1】、南街村【2】
	东南镇【2】	河沟村【1】、东兴村【2】
	塄底下镇【3】	小沟村【1】
	八渡镇【4】	大力村【1】
千阳县【09】	城关镇【1】	段坊村【1】
	南寨镇【2】	南寨村【1】、龙泉寺村【2】
	柿沟镇【3】	英明村【1】
麟游县【10】	九成宫镇【1】	丰塬村【1】
	崔木镇【2】	三义村【1】、合阳村【2】
	酒房镇【3】	花花庙村【1】
凤县【11】	双石铺镇【1】	双石铺村【1】
	留凤关镇【2】	瓦房坝村【1】、孔家庄村【2】
	河口镇【3】	河口村【1】
太白县【12】	咀头镇【1】	凉峪村【1】
	鹦鸽镇【2】	瓦窑坡村【1】、柴胡山村【2】
	靖口镇【3】	凉水泉村【1】

社区/村人口数统计表

县区：_____ 调查指导员：_____

（每个县区填写一份，各样本街道/乡镇的所有社区/村均应记录，交至市疾控中心。）

样本街道/乡镇	社区/村名称	人口数	样本街道/乡镇	社区/村名称	人口数

社区/村住户登记表

县（区）_____ 乡镇（街道）_____ 村委会（居委会）_____

该村委会（居委会）总户数：_____户，实际参加抽样的户数：_____户。

（每个样本社区或村各填写一份，各户情况均应记录，交至市疾控中心。表中"住户编号"可根据地形地貌情况而定。）

住户编号	户主姓名	家庭住址 （＊＊村＊＊组＊＊门牌号） （＊＊小区＊＊栋＊＊楼＊＊房）	家庭人口数	家庭中是否有15岁以上的常住居民（1:有,2:无）	联系电话
1					
2					
3					
4					
5					
6					
7					
8					
...					

被抽中住户登记表

_____县(区)_____乡镇(街道)_____村委会(居委会)

(陇县、千阳、麟游、凤县、太白每个社区或村抽取 50 户,其余县区每个社区或村抽取 80 户)

住户编号	户主姓名	个人编码	住户编号	户主姓名	个人编码	住户编号	户主姓名	个人编码

抽样操作者:_____ 抽样负责人:_____ 抽样日期:_____

样本户访问记录统计表

(每个样本村或居委会填写一份,各调查户情况均应记录,最后由调查指导员核查验收)

_____县(区)_____乡镇(街道)_____村(居委会)

住户编号	户主姓名	Kish Grid 码	访问次数	访问结果	住户编号	户主姓名	Kish Grid 码	访问次数	访问结果
1					41				
2					42				
3					43				
4					44				
5					45				
6					46				
7					47				
8					48				
9					49				
10					50				
11					51				

续表

住户编号	户主姓名	Kish Grid 码	访问次数	访问结果	住户编号	户主姓名	Kish Grid 码	访问次数	访问结果
12					52				
13					53				
14					54				
15					55				
16					56				
17					57				
18					58				
19					59				
20					60				
21					61				
22					62				
23					63				
24					64				
25					65				
26					66				
27					67				
28					68				
29					69				
30					70				
31					71				
32					72				
33					73				
34					74				
35					75				
36					76				
37					77				
38					78				
39					79				
40					80				

注:1. 访问结果按实际情况填写编码,①完成调查②部分完成③拒绝回答④被调查人不在家⑤其他。2. 本表必须同调查数据一同上交市疾控中心,提交电子版或纸制文件均可。3. 至少3次预约不成功才可放弃该调查户,按照置换原则进行置换。一天中的多次联系只记为1次预约。

调查指导员签名:_____

备用户访问记录统计表

_____ 县(区)_____ 乡镇(街道)_____ 村(居委会)

住户编号	户主姓名	Kish Grid 码	访问次数	访问结果	住户编号	户主姓名	Kish Grid 码	访问次数	访问结果
81					87				
82					88				
83					89				
84					90				
85					91				
86					92				

注:1. 访问结果按实际情况填写编码:①完成调查②部分完成③拒绝回答④被调查人不在家⑤其他。2. 本表必须同调查数据一同上交市疾控中心,提交电子版或纸制文件均可。3. 至少3次预约不成功才可放弃该调查户,按照置换原则进行置换。一天中的多次联系只记为1次预约。

调查指导员签名:_____

质量控制工作组名单

质控组:_____ 市级 _____ 县(区)级

姓名	单位	职称	负责项目*

* 请选择所负责的工作内容并将编号填入负责项目列:1. 抽样 2. 询问调查 3. 血压测量 4. 医学体检

调查问卷填写质量控制检查结果记录表

调查点:_____　　　　　检查日期:_____

质控员:_____　　　　　质控员单位:_____

调查对象编号	调查员姓名	调查内容检查结果			
		缺漏项	逻辑错误	填写不清	其他错误

表格中调查内容检查结果:有填"1",无填"0"。

医学体检质量控制检查结果记录表

调查点：_____ 　　　　　检查日期：_____

质控员：_____ 　　　　　质控员单位：_____

调查对象编号	身高(cm)		体重(kg)		腰围(cm)	
	质控员结果	调查员结果	质控员结果	调查员结果	质控员结果	调查员结果

血压测量质量控制记录表
——血压计检查及维护记录

调查点编号	日期	玻璃管		水银柱位置			水银上升		水银		空气		水银柱内气泡		维修记录	检查者
		干净	不干净	低于零点	零点	高于零点	迅速	缓慢	不漏	漏	不漏	漏	无	有		

血压测量质量控制检查结果记录表

调查点：_____　　　　　　　　调查日期：_____

质控员：_____　　　　　　　　质控员单位：_____

调查对象编号	第一次(SBP/DBP)		第二次(SBP/DBP)	
	质控员结果	调查员结果	质控员结果	调查员结果

血液送样登记表

_____县_____镇_____村送样登记表

送样日期：_____　　样品份数：_____　　送样人：_____

个人编码(6位)	被调查者姓名	家庭地址	联系电话	试管上编号
......				

附　　录

中国慢性病防治核心信息[①]

(1)心脑血管病、癌症、糖尿病和慢性呼吸系统疾病等慢性病发病广、致残致死率高,严重危害健康和生命,给个人、家庭和社会带来沉重负担。

(2)慢性病受经济社会、生态环境、生活方式、遗传等多种因素影响,高血压、高血脂、高血糖、超重肥胖、吸烟、不健康饮食、缺乏运动、过量饮酒是慢性病的重要危险因素。

(3)坚持合理饮食、适量运动、戒烟限酒、心理平衡的健康生活方式可以有效预防慢性病。

(4)每个成年人都应知道自己的身高、体重、腰围、血压、血糖值,定期体检,尽早发现早期征兆,积极采取有效措施,降低慢性病患病风险。

(5)慢性病病人应及时就诊,规范治疗,合理用药,预防并发症,提高生活质量。

(6)防治心脑血管疾病的重要措施是预防和控制高血压、高血脂等危险因素,及早发现冠心病和脑卒中的早期症状,及时治疗。

(7)多数癌症是可以防治的,早发现、早诊断、早治疗是提高治疗效果,改善生活质量的重要手段。

(8)糖尿病的治疗不仅要血糖控制达标,还要求血脂、血压正常或接近正常,保持正常体重,坚持血糖监测。

(9)避免烟草使用,减少室内外空气污染,是预防慢性呼吸系统疾病发生发展的关键。

(10)预防控制慢性病是全社会的共同责任,要做到政府主导,多部门合作,全社会动员、人人参与。

中国居民膳食指南[②]

为了给居民提供最基本、科学的健康膳食信息,卫生部委托中国营养学会组织专家,制订了《中国居民膳食指南(2007)》。《中国居民膳食指南》以先进的科学证据为基础,密切联系我国居民膳食营养的实际,对各年龄段的居民摄取合理营养,避免由不合理的膳食带来疾病具有普遍的指导意义。今后 10～20 年,是中国改善国民营养健康的关键战略时期。希望全社会广泛参与,大力推广和运用《中国居民膳食指南》,科学改善国民营养健康素质,为全面建设小康社会奠定坚实的人口素质基础。

---

① 　来源:原卫生部网站
② 　摘自:中国营养学会编著,《中国居民膳食指南》,西藏人民出版社,2010 年 12 月

第一部分　一般人群膳食指南

一般人群膳食指南适用于 6 岁以上人群,共有 10 个条目。

一、食物多样,谷类为主,粗细搭配

谷类食物是中国传统膳食的主体,是人体能量的主要来源。谷类包括米、面、杂粮,主要提供碳水化合物、蛋白质、膳食纤维及 B 族维生素。坚持谷类为主是为了保持我国膳食的良好传统,避免高能量、高脂肪和低碳水化合物膳食的弊端。人们应保持每天适量的谷类食物摄入,一般成年人每天摄入 250g～400g 为宜。另外要注意粗细搭配,经常吃一些粗粮、杂粮和全谷类食物。稻米、小麦不要研磨得太精,以免所含维生素、矿物质和膳食纤维流失。

二、多吃蔬菜水果和薯类

新鲜蔬菜水果是人类平衡膳食的重要组成部分,也是我国传统膳食重要特点之一。蔬菜水果能量低,是维生素、矿物质、膳食纤维和植物化学物质的重要来源。薯类含有丰富的淀粉、膳食纤维以及多种维生素和矿物质。富含蔬菜、水果和薯类的膳食对保持身体健康,保持肠道正常功能,提高免疫力,降低患肥胖、糖尿病、高血压等慢性疾病风险具有重要作用。推荐我国成年人每天吃蔬菜 300g～500g,水果 200g～400g,并注意增加薯类的摄入。

三、每天吃奶类、大豆或其制品

奶类营养成分齐全,组成比例适宜,容易消化吸收。奶类除含丰富的优质蛋白质和维生素外,含钙量较高,且利用率也很高,是膳食钙质的极好来源。各年龄人群适当多饮奶有利于骨健康,建议每人每天平均饮奶 300ml。饮奶量多或有高血脂和超重肥胖倾向者应选择低脂、脱脂奶。

大豆含丰富的优质蛋白质、必需脂肪酸、多种维生素和膳食纤维,且含有磷脂、低聚糖,以及异黄酮、植物固醇等多种植物化学物质。应适当多吃大豆及其制品,建议每人每天摄入30g～50g 大豆或相当量的豆制品。

四、常吃适量的鱼、禽、蛋和瘦肉

鱼、禽、蛋和瘦肉均属于动物性食物,是人类优质蛋白、脂类、脂溶性维生素、B 族维生素和矿物质的良好来源,是平衡膳食的重要组成部分。瘦畜肉铁含量高且利用率好。鱼类脂肪含量一般较低,且含有较多的多不饱和脂肪酸;禽类脂肪含量也较低,且不饱和脂肪酸含量较高;蛋类富含优质蛋白质,各种营养成分比较齐全,是很经济的优质蛋白质来源。

目前我国部分城市居民食用动物性食物较多,尤其是食入的猪肉过多。应适当多吃鱼、禽肉,减少猪肉摄入。相当一部分城市和多数农村居民平均吃动物性食物的量还不够,还应适当增加。动物性食物一般都含有一定量的饱和脂肪和胆固醇,摄入过多可能增加患心血管病的危险性。

五、减少烹调油用量,吃清淡少盐膳食

脂肪是人体能量的重要来源之一,并可提供必需脂肪酸,有利于脂溶性维生素的消化吸收,但是脂肪摄入过多是引起肥胖、高血脂、动脉粥样硬化等多种慢性疾病的危险因素之一。膳食盐的摄入量过高与高血压的患病率密切相关。食用油和食盐摄入过多是我国城乡居民共同存在的营养问题。为此,建议我国居民应养成吃清淡少盐膳食的习惯,即膳食不要太油腻,

不要太咸,不要摄食过多的动物性食物和油炸、烟熏、腌制食物。

六、食不过量,天天运动,保持健康体重

进食量和运动是保持健康体重的两个主要因素,食物提供人体能量,运动消耗能量。如果进食量过大而运动量不足,多余的能量就会在体内以脂肪的形式积存下来,增加体重,造成超重或肥胖;相反若食量不足,可由于能量不足引起体重过低或消瘦。正常生理状态下,食欲可以有效控制进食量,不过有些人食欲调节不敏感,满足食欲的进食量常常超过实际需要。食不过量对他们意味着少吃几口,不要每顿饭都吃到十成饱。由于生活方式的改变,人们的身体活动减少,目前我国大多数成年人体力活动不足或缺乏体育锻炼,应改变久坐少动的不良生活方式,养成天天运动的习惯,坚持每天多做一些消耗能量的活动。

七、三餐分配要合理,零食要适当

合理安排一日三餐的时间及食量,进餐定时定量。早餐提供的能量应占全天总能量的25%～30%,午餐应占30%～40%,晚餐应占30%～40%,可根据职业、劳动强度和生活习惯进行适当调整。一般情况下,早餐安排在 6:30—8:30,午餐在 11:30—13:30,晚餐在 18:00—20:00 进行为宜。要天天吃早餐并保证其营养充足,午餐要吃好,晚餐要适量。不暴饮暴食,不经常在外就餐,尽可能与家人共同进餐,并营造轻松愉快的就餐氛围。零食作为一日三餐之外的营养补充,可以合理选用,但来自零食的能量应计入全天能量摄入之中。

八、每天足量饮水,合理选择饮料

水是膳食的重要组成部分,是一切生命必需的物质,在生命活动中发挥着重要功能。体内水的来源有饮水、食物中含的水和体内代谢产生的水。水的排出主要通过肾脏,以尿液的形式排出,其次是经肺呼出、经皮肤和随粪便排出。进入体内的水和排出来的水基本相等,处于动态平衡。饮水不足或过多都会对人体健康带来危害。饮水应少量多次,要主动,不要感到口渴时再喝水。饮水最好选择白开水。

饮料多种多样,需要合理选择,如乳饮料和纯果汁饮料含有一定量的营养素和有益膳食成分,适量饮用可以作为膳食的补充。有些饮料添加了一定的矿物质和维生素,适合热天户外活动和运动后饮用。有些饮料只含糖和香精香料,营养价值不高。有些人尤其是儿童青少年,每天喝大量含糖的饮料代替喝水,是一种不健康的习惯,应当改正。

九、如饮酒应限量

在节假日、喜庆和交际的场合,人们饮酒是一种习俗。高度酒含能量高,白酒基本上是纯能量食物,不含其他营养素。无节制的饮酒,会使食欲下降,食物摄入量减少,以致发生多种营养素缺乏、急慢性酒精中毒、酒精性脂肪肝,严重时还会造成酒精性肝硬化。过量饮酒还会增加患高血压、中风等疾病的危险;并可导致事故及暴力的增加,对个人健康和社会安定都是有害的,应该严禁酗酒。另外饮酒还会增加患某些癌症的危险。若饮酒尽可能饮用低度酒,并控制在适当的限量以下,建议成年男性一天饮用酒的酒精量不超过 25g,成年女性一天饮用酒的酒精量不超过 15g。孕妇和儿童青少年应忌酒。

十、吃新鲜卫生的食物

食物放置时间过长就会引起变质,可能产生对人体有毒有害的物质。另外,食物中还可能含有或混入各种有害因素,如致病微生物、寄生虫和有毒化学物等。吃新鲜卫生的食物是防止

食源性疾病、实现食品安全的根本措施。正确采购食物是保证食物新鲜卫生的第一关。烟熏食品及有些加色食品可能含有苯并芘或亚硝酸盐等有害成分,不宜多吃。食物合理储藏可以保持新鲜,避免受到污染。高温加热能杀灭食物中大部分微生物,延长保存时间;冷藏温度常为 4℃～8℃,只适于短期贮藏;而冻藏温度低达－12℃～－23℃,可保持食物新鲜,适于长期贮藏。烹调加工过程是保证食物卫生安全的一个重要环节。需要注意保持良好的个人卫生以及食物加工环境和用具的洁净,避免食物烹调时的交叉污染。食物腌制要注意加足食盐,避免高温环境。有一些动物或植物性食物含有天然毒素,为了避免误食中毒,一方面需要学会鉴别这些食物,另一方面应了解对不同食物去除毒素的具体方法。

第二部分　特定人群膳食指南

特定人群包括孕妇、乳母、婴幼儿、学龄前儿童、青少年以及老年人,根据这些人群的生理特点和营养需要特制定了相应的膳食指南,以期更好地指导孕期和哺乳期妇女的膳食,婴幼儿合理喂养和辅助食品的科学添加,学龄前儿童和青少年在身体快速增长时期的饮食,以及适应老年人生理和营养需要变化的膳食安排,达到提高健康水平和生命质量的目的。

中国孕期妇女和哺乳期妇女膳食指南

孕前期妇女膳食指南
一、多摄入富含叶酸的食物或补充叶酸

妊娠的头 4 周是胎儿神经管分化和形成的重要时期,此期叶酸缺乏可增加胎儿发生神经管畸形及早产的危险。育龄妇女应从计划妊娠开始尽可能早地多摄取富含叶酸的食物及从孕前 3 个月开始每日补充叶酸 $400\mu g$,并持续至整个孕期。

二、常吃含铁丰富的食物

孕前缺铁易导致早产、孕期母体体重增长不足以及新生儿低出生体重,故孕前女性应储备足够的铁为孕期利用。建议孕前期妇女适当多摄入含铁丰富的食物,缺铁或贫血的育龄妇女可适量摄入铁强化食物或在医生指导下补充小剂量的铁剂。

三、保证摄入加碘食盐,适当增加海产品的摄入

妇女围孕期和孕早期碘缺乏均可增加新生儿将来发生克汀病的危险性。由于孕前和孕早期除摄入碘盐外,还建议至少每周摄入一次富含碘的海产食品。

四、戒烟、禁酒

夫妻一方或双方经常吸烟或饮酒,不仅影响精子或卵子的发育,造成精子或卵子的畸形,而且影响受精卵在子宫的顺利着床和胚胎发育,导致流产。酒精可以通过胎盘进入胎儿血液,造成胎儿宫内发育不良、中枢神经系统发育异常、智力低下等。

孕早期妇女膳食指南
一、膳食清淡、适口

清淡、适口的膳食有利于降低怀孕早期的妊娠反应,使孕妇尽可能多地摄取食物,满足其对营养的需要。

二、少食多餐

怀孕早期反应较重的孕妇,不必像常人那样强调饮食的规律性,应根据孕妇的食欲和反应的轻重及时进行调整,采取少食多餐的办法,保证进食量。

三、保证摄入足量富含碳水化合物的食物

怀孕早期应尽量多摄入富含碳水化合物的谷类或水果,保证每天至少摄入 150g 碳水化合物(约合谷类 200g)。

四、多摄入富含叶酸的食物并补充叶酸

怀孕早期叶酸缺乏可增加胎儿发生神经管畸形及早产的危险。妇女应从计划妊娠开始尽可能早地多摄取富含叶酸的食物。受孕后每日应继续补充叶酸 $400\mu g$,至整个孕期。

五、戒烟、禁酒

孕妇吸烟或经常被动吸烟可能导致胎儿缺氧和营养不良、发育迟缓。孕妇饮酒,酒精可以通过胎盘进入胎儿血液,造成胎儿宫内发育不良、中枢神经系统发育异常、智力低下等,称为酒精中毒综合征。

孕中、末期妇女膳食指南

一、适当增加鱼、禽、蛋、瘦肉、海产品的摄入量

鱼、禽、蛋、瘦肉是优质蛋白质的良好来源,其中鱼类还可提供 n‐3 多不饱和脂肪酸,蛋类,尤其是蛋黄,是卵磷脂、维生素 A 和维生素 B_2 的良好来源。

二、适当增加奶类的摄入

奶或奶制品富含蛋白质,对孕期蛋白质的补充具有重要意义,同时也是钙的良好来源。

三、常吃含铁丰富的食物

从孕中期开始孕妇血容量和血红蛋白的增加,同时胎儿需要铁储备,宜从孕中期开始增加铁的摄入量,必要时可在医生指导下补充小剂量的铁剂。

四、适量身体活动,维持体重的适宜增长

孕妇应适时监测自身的体重,并根据体重增长的速率适当调节食物摄入量。也应根据自身的体能每天进行不少于 30 分钟的低强度身体活动,最好是 1 小时～2 小时的户外活动,如散步、做体操等。

五、禁烟戒酒,少吃刺激性食物

烟草、酒精对胚胎发育的各个阶段都有明显的毒性作用,如容易引起早产、流产、胎儿畸形等。有吸烟、饮酒习惯的妇女,孕期必须禁烟戒酒,并要远离吸烟环境。

中国哺乳期妇女膳食指南

一、增加鱼、禽、蛋、瘦肉及海产品摄入

动物性食品如鱼、禽、蛋、瘦肉等可提供丰富的优质蛋白质,乳母每天应增加总量 100g～150g 的鱼、禽、蛋、瘦肉,其提供的蛋白质应占总蛋白质的 1/3 以上。

二、适当增饮奶类,多喝汤水

奶类含钙量高,易于吸收利用,是钙的最好食物来源。乳母每日若能饮用牛奶 500ml,则可从中得到约 600mg 优质钙。必要时可在保健医生的指导下适当补充钙制剂。

三、产褥期食物多样，不过量

产褥期的膳食同样应是多样化的平衡膳食，以满足营养需要为原则，无须特别禁忌。要注意保持产褥期食物多样充足而不过量。

四、忌烟酒，避免喝浓茶和咖啡

乳母吸烟（包括间接吸烟）、饮酒对婴儿健康有害，哺乳期应继续忌烟酒、避免饮用浓茶和咖啡。

五、科学活动和锻炼，保持健康体重

乳期妇女除注意合理膳食外，还应适当运动及做产后健身操，这样可促使产妇机体复原，保持健康体重。哺乳期妇女进行一定强度的、规律性的身体活动和锻炼不会影响母乳喂养的效果。

中国婴幼儿及学龄前儿童膳食指南

0 月～6 月龄婴儿喂养指南

一、纯母乳喂养

母乳是 6 个月龄之内婴儿最理想的天然食品，非常适合于身体快速生长发育、生理功能尚未完全发育成熟的婴儿。纯母乳喂养能满足 6 个月龄以内婴儿所需要的全部液体、能量和营养素。

二、产后尽早开奶，初乳营养最好

初乳对婴儿十分珍贵，对婴儿防御感染及初级免疫系统的建立十分重要。尽早开奶可减轻婴儿生理性黄疸、生理性体重下降和低血糖的发生。产后 30min 即可喂奶。

三、尽早抱婴儿到户外活动或适当补充维生素 D

母乳中维生素 D 含量较低，家长应尽早抱婴儿到户外活动，适宜的阳光会促进皮肤维生素 D 的合成；也可适当补充富含维生素 D 的制剂。

四、给新生儿和 1 月～6 月龄婴儿及时补充适量维生素 K

由于母乳中维生素 K 含量低，为了预防维生素 K 缺乏相关的出血性疾病，应及时给新生儿和 1 月～6 月龄婴儿补充维生素 K。

五、不能用纯母乳喂养时，宜首选婴儿配方食品喂养

婴儿配方食品是除了母乳外，适合 0 月～6 月龄婴儿生长发育需要的食品，其营养成分及含量基本接近母乳。

六、定期监测生长发育状况

身长和体重等生长发育指标反映了婴儿的营养状况，父母可以在家里对婴儿进行定期的测量，了解婴儿的生长发育是否正常。

中国儿童青少年膳食指南

一、三餐定时定量，保证吃好早餐，避免盲目节食

一日三餐不规律、不吃早餐的现象在儿童青少年中较为突出，影响到他们的营养摄入和健康。三餐定时定量，保证吃好早餐对于儿童青少年的生长发育、学习都非常重要。

二、吃富含铁和维生素 C 的食物

儿童青少年由于生长迅速,铁需要量增加,女孩加之月经来潮后的生理性铁丢失,更易发生贫血。即使轻度的缺铁性贫血,也会对儿童青少年的生长发育和健康产生不良影响,为了预防贫血的发生,儿童青少年应注意经常吃含铁丰富的食物和新鲜的蔬菜水果等。

三、每天进行充足的户外运动

儿童青少年每天进行充足的户外运动,能够增强体质和耐力;提高机体各部位的柔韧性和协调性;保持健康体重,预防和控制肥胖;对某些慢性病也有一定的预防作用。户外运动还能接受一定量的紫外线照射,有利于体内维生素 D 的合成,保证骨骼的健康发育。

四、不抽烟、不饮酒

儿童青少年正处于迅速生长发育阶段,身体各系统、器官还未成熟,神经系统、内分泌功能、免疫机能等尚不十分稳定,对外界不利因素和刺激的抵抗能力都比较差,因而,抽烟和饮酒对儿童青少年的不利影响远远超过成年人。

中国老年人膳食指南

一、食物要粗细搭配、松软、易于消化吸收

粗粮含丰富 B 族维生素、膳食纤维、钾、钙、植物化学物质等。老年人消化器官生理功能有不同程度的减退,咀嚼功能和胃肠蠕动减弱,消化液分泌减少。因此老年人选择食物要粗细搭配,食物的烹制宜松软易于消化吸收。

二、合理安排饮食,提高生活质量

家庭和社会应从各方面保证其饮食质量、进餐环境和进食情绪,使其得到丰富的食物,保证其需要的各种营养素摄入充足,以促进老年人身心健康,减少疾病,延缓衰老,提高生活质量。

三、重视预防营养不良和贫血

60 岁以上的老年人由于生理、心理和社会经济情况的改变,可能使老年人摄取的食物量减少而导致营养不良。另外随着年龄增长而体力活动减少,并因牙齿、口腔问题和情绪不佳,可能致食欲减退,能量摄入降低,必需营养素摄入减少,而造成营养不良。60 岁以上老年人低体重、贫血患病率也远高于中年人群。

四、多做户外活动,维持健康体重

老年人适当多做户外活动,在增加身体活动量、维持健康体重的同时,还可接受充足紫外线照射,有利于体内维生素 D 合成,预防或推迟骨质疏松症的发生。

中国儿童青少年零食消费指南*

3～5 岁儿童零食消费指南

(1)零食应是合理膳食的组成部分,不要仅从口味和喜好选择零食。

(2)选择新鲜、易消化的零食,多选用奶类、水果和蔬菜类的食物。

---

*　来源:中国营养学会,《中国儿童青少年零食消费指南(2008)》

(3)吃零食不要离正餐时间太近,不应影响正餐的食量,睡觉前半小时避免吃零食。

(4)少吃油炸、含糖过多、过咸的零食。

(5)多喝白开水,少喝含糖饮料。

(6)吃零食前要洗手,吃完零食要漱口。

(7)注意零食品店的食用安全,避免豆类、坚果类等零食呛入气管。

6～12 岁儿童零食消费指南

(1)零食应是合理膳食的组成部分,不要仅从口味和喜好选择零食。

(2)选择新鲜、易消化的零食,多选用奶类、水果和蔬菜类、坚果类的食物。

(3)学习、了解不同零食的营养特点,不要盲目跟随广告选择零食。

(4)吃零食的时间不要离正餐太近,每天吃零食一般不超过 3 次。

(5)每次吃零食应适量,避免在玩耍时吃零食。

(6)少吃油炸、含糖过多、过咸的零食。

(7)养成多喝白开水的习惯,少喝含糖饮料。

(8)注意饮食卫生及口腔清洁,少吃街头食品。

13～17 岁儿童青少年零食消费指南

(1)零食应是合膳食的组成部分,不要仅从口味和喜好选择零食。

(2)多选用奶类、水果和蔬菜、坚果类等新鲜食物。

(3)认识零食的营养特点,学会选择和购买有益于健康的零食。

(4)根据运动或学习需要,在正餐之间吃适量零食,但每天食用不要太频繁。

(5)在休闲聚会、看电视等情况下,警惕无意识地过量食入零食。

(6)少吃油炸、含糖过多、过咸的零食。

(7)少喝含糖饮料,不喝含酒精饮料。

(8)不要以吃零食的方式来减肥。

(9)注意食品卫生和口腔卫生,少吃街头食品。

慢性病高风险人群特征[①]

慢性病高风险人群为具有以下特征之一者:

1. 血压水平为 130～139/85～89mmHg;

2. 现在吸烟者;

3. 空腹血糖水平为 6.1 mmol/L≤ FBG<7.0mmol/L;

4. 血清总胆固醇水平为 5.2 mmol/L≤ TC<6.2mmol/L;

5. 男性腰围≥ 90cm,女性腰围≥ 85cm。

中国成人血脂异常防治指南(摘要)[②]

我国的队列研究表明,血清总胆固醇(TC)或低密度脂蛋白胆固醇(LDL-C)升高是冠心病

[①] 摘自:《全国慢性病预防控制工作规范》(试行)(卫疾控发〔2011〕18 号)

[②] 摘自:中国成人血脂异常防治指南制门联合委员会,《中国成人血脂异常防治指南》

和缺血性脑卒中的独立危险因素之一。为此,对血脂异常的防治必须及早给予重视。

中国人群血脂水平和血脂异常患病率虽然尚低于多数西方国家,但随着社会经济的发展,人民生活水平的提高和生活方式的变化,人群平均的血清 TC 水平正逐步升高。与此同时,与血脂异常密切相关的糖尿病和代谢综合征在我国也十分常见。调查发现中国人群血清脂质水平和异常率存在明显的地区差异,血清 TC 和 LDL-C 升高率的分布特点是城市显著高于农村,大城市高于中小城市,富裕农村高于贫穷农村,与社会经济发展水平密切相关,提示我们在经济转型期血脂异常防治工作面临的挑战和机遇并存。

本指南由中华医学会心血管病学分会、糖尿病学分会、内分泌学分会、检验分会和卫生部心血管病防治中心血脂异常防治委员会共同起草。指南将作为多学科专家根据目前循证医学的证据而达成的共识来指导我国血脂异常的防治工作。

国内外大规模前瞻性流行学调查结果一致显示,患心血管病的危险性不仅取决于个体具有某一危险因素的严重程度,而且更取决于个体同时具有危险因素的数目,是危险因素的数目和严重程度共同决定了个体发生心血管病的危险程度,称之为多重危险因素的综合危险。

我国流行病学研究资料表明:血脂异常是冠心病发病的危险因素,其作用强度与西方人群相同;我国人群血清总胆固醇水平增高不仅增加冠心病发病危险,也增加缺血性脑卒中发病危险。将血脂异常防治着眼于冠心病的同时也着眼于脑卒中,在我国人群中有重要的公共卫生意义。

监测资料和多个队列随访资料均表明我国缺血性脑卒中事件发病率约为冠心病事件的 2 倍以上。说明如果照搬西方人群仅靠冠心病发病危险作为衡量个体或群体存在的心血管病综合危险是不合适的。为了更为恰当地反映血脂异常对我国人群健康的潜在危害,我国学者提出用"缺血性心血管病"(冠心病和缺血性脑卒中)危险,来反映血脂异常及其他心血管病主要危险因素的综合致病危险。与仅使用冠心病发病危险相比,这一新指标使得高 TC 对我国人群心血管健康绝对危险的估计上升至原来的 3～5 倍,更恰当地显示了血清胆固醇升高对我国人群的潜在危险。因此,本指南所述的"综合危险"包含两重含义:一是指多种心血管病危险因素所导致同一疾病的危险总和,二是指多种动脉粥样硬化性疾病(本指南仅包括冠心病和缺血性脑卒中)的发病危险总和。

根据心血管病发病的综合危险大小来决定干预的强度,是国内外相关指南所共同采纳的原则。因此,全面评价心血管病的综合危险是预防和治疗血脂异常的必要前提。我国人群流行病学长期队列随访资料表明,高血压对我国人群的致病作用明显强于其他心血管病危险因素。建议按照有无冠心病及其等危症、有无高血压、其他心血管危险因素的多少,结合血脂水平来综合评估心血管病的发病危险,将人群进行危险性高低分类,此种分类也可用于指导临床开展血脂异常的干预。

1. 冠心病和冠心病等危症

此类患者在未来 10 年内均具有极高的发生缺血性心血管病事件的综合危险,需要积极降脂治疗。冠心病包括:急性冠状动脉综合征(包括不稳定性心绞痛和急性心肌梗死)、稳定性心绞痛、陈旧性心肌梗死、有客观证据的心肌缺血、冠状动脉介入治疗(PCI)及冠状动脉旁路移植术(CABG)后患者。冠心病等危症是指非冠心病者 10 年内发生主要冠状动脉事件的危险与已患冠心病者同等,新发和复发缺血性心血管病事件的危险>15%,以下情况属于冠心病等危症。

(1)有临床表现的冠状动脉以外动脉的动脉粥样硬化 包括缺血性脑卒中、周围动脉疾病、腹主动脉瘤和症状性颈动脉病(如短暂性脑缺血)等。

(2)糖尿病 过去将糖尿病列为心血管病的危险因素,近年来发现其重要性远不止于此。一项在芬兰的研究发现,1373 例非糖尿病患者,7 年的心肌梗死发生率在有心肌梗死史者为18.8%,无心肌梗死史者为 3.5%;在 1059 例糖尿病患者中,7 年心肌梗死发生率在有心肌梗死史者 45.0%,无心肌梗死史者为 20.21%。由此可见,有糖尿病而无冠心病史者,心血管危险性与有心肌梗死史而无糖尿病者相等。糖尿病患者发生心肌梗死后的病死率比非糖尿病者明显增高。糖尿病患者一旦发生冠心病,其预后比无糖尿病者差。因此,当前将糖尿病列为冠心病的等危症。

(3)有多种危险因素其发生主要冠状动脉事件的危险相当于已确立的冠心病,心肌梗死或冠心病死亡的 10 年危险>20%。

2. 危险评估包括的其他心血管病主要危险因素

本指南用于评价心血管病综合危险的因素除血脂异常外还包括下列具有独立作用的主要危险因素:①高血压[血压≥140/90mmHg(1mmHg=0.133kPa)或接受降压药物治疗;②吸烟;③低 HDL-C 血症[(1.04mmol/L(40mg/dl);④肥胖[体重指数(BMI)≥28kg/m²;⑤早发缺血性心血管病家族史(一级男性亲属发病时<55 岁,一级女性亲属发病时<65 岁);⑥年龄(男性≥45 岁,女性≥55 岁)。

我国已有大量研究资料显示,高血压对我国人群心血管病发病的影响远大于其他危险因素,是我国人群发生心血管病事件的首要危险因素,其独立致病的相对危险为 3.4,人群归因危险百分比为 35%。我国心血管病流行病学两个长期随访队列资料采用相同分析方法的研究结果表明,在任一 TC 水平,仅合并高血压时缺血性心血管病发病的绝对危险已相当于合并3 项其他危险因素时的绝对危险,显示了危险因素在我国人群中致病作用的特点。为了提高对我国人群心血管病综合危险估计的准确性,本指南将高血压单列,等同于任何其他 3 项危险因素的集合。吸烟对我国人群的心血管病致病相对危险约为 2 倍,但人群归因危险百分比高达 32%,仅次于高血压。HDL-C 是能够降低心血管病发病危险的因素,也称"保护性因素"。当个体的 HDL-C 水平≥155mmol/L(60mg/dl)时,综合危险评估时其他危险因素的数目减"1"。

肥胖对心血管病的独立致病作用,早年并不被国际上所重视,然而近年来越来越多的资料,包括我国自己的资料,表明肥胖在心血管病发生中具有独立的作用,必须引起足够重视。根据国人资料,提出超重和肥胖诊断标准,BMI≥24kg/m² 为超重,BMI≥28 kg/m² 为肥胖。

早发缺血性心血管病家族史:男性一级直系亲属在 55 岁前或女性一级直系亲属在 65 岁以前曾发生缺血性心血管者,为有早发缺血性心血管病家族史,参与综合危险评估。

3. 代谢综合征(metabolic syrdrome)

代谢综合征是近年来被认识到的一种临床证候群,是一组代谢起源的相互关联的危险因素的集合,这些因素直接促成动脉粥样硬化性疾病,也增加发生 2 型糖尿病的危险。公认的代谢危险因素为致粥样硬化血脂异常(高 TG 和 apoB、低 HDL-C 和 sLDL 增多)和血糖升高。患者常有促栓状态和促炎状态。上述代谢因素起自以内脏型肥胖和胰岛素抵抗两种基本危险因素,还与增龄、缺少体力活动和内分泌失调相关。已知代谢综合征患者是发生心脑血管疾病的高危人群,与非代谢综合征者相比,其患心血管病的危险和发生 2 型糖尿病的危险均显著增加。代谢综合征的定义在不同国家、地区人群尚不尽一致。2004 年中华医学会糖尿病学分会根据当时已有的我国人群代谢综合征的流行病学资料分析结果,建议中国人代谢综合征的判断标准如下(简称 2004 年 CDS 建议)。具备以下的三项或更多者判定为代谢综合征:①BMI ≥25 kg/m^2;②血 TG≥1.70mmol/L(150mg/dl);③血 HDL-C 男<0.91mmol/L(35mg/dl),女<1.01mmol/L(39mg/dl);④血压≥140/90mmHg;⑤空腹血糖≥6.1mmol/L(110mg/dl)或糖负荷后 2h 血糖≥7.8mmol/L(140mg/dl)或有糖尿病史。近两年新的研究资料表明,空腹血糖在 5.6~6.1 mmol/L(100~110mg/dl)时,糖尿病发生的风险已经增加了 3.4 倍。

　　随着经济发展和生活方式改变,代谢综合征的患病率增高。美国调查发现 70 岁以上人中患病率为 23.7%;中国流行病学调查发现患病率为 14%~16%,随年龄而增高。如上所述,代谢综合征既然是多种心血管危险因素的集合,其致疾病风险的强度必然较高。代谢综合征的主要临床结局是糖尿病和冠心病。中国人群研究表明,有代谢综合征者发生心血管事件的风险比无代谢综合征者显著增高。代谢综合征按照是否伴有糖尿病可分为两个亚型。美国第三次营养调查显示冠心病的发生率在伴有糖尿病的代谢综合征患者中为 19.2%,在不伴有糖尿病的患者中为 13.9%,在既无代谢综合征又无糖尿病者中为 8.7%。有代谢综合征者患冠心病的风险是无代谢综合征者的 2 倍。因此,有代谢综合征者应属于高危,须积极治疗。

4. 其他心血管病主要危险因素

　　缺乏体力活动和致粥样硬化性饮食是缺血性心血管病发病过程中的更上游的 2 项主要危险因素。其致病作用主要通过前述的生物学危险因素如血脂异常、高血压、超重肥胖、糖尿病等,因而不参加缺血性心血管病的综合危险评估,但并非不重要。由于其处于上游,改变其中之一往往可以使几个下游危险因素同时改善,临床上检出直接参与综合评估的危险因素时,应注意了解和评估患者的此 2 项危险因素,以利指导治疗性生活方式干预。

　　致动脉粥样硬化性饮食主要指高饱和脂肪和高胆固醇膳食模式,许多前瞻性研究表明此种膳食模式显著增加缺血性心血管病危险,我国已有的横断面流行病学调查资料也表明,此种膳食模式显著增加血脂异常。另一方面,进食蔬菜、水果、全谷类、不饱和脂肪酸较多的膳食心血管病基础危险较低,且这种低危险不能够被传统危险因素解释。同时,国际上已有多个对膳食疗法荟萃分析的结果表明,合理膳食具有良好的降脂、降压效果。

5. 膳食治疗

　　中国人膳食中饱和脂肪酸主要来源:家畜肉类(尤其是肥肉)、动物油脂、奶油糕点、棕榈油;胆固醇主要来源:蛋黄、蛋类制品、动物内脏、鱼子、鱿鱼、墨鱼;总脂肪主要来源:肉类(尤其肥肉)、动物油脂、植物油(多数植物油固然能提供不饱和脂肪酸,但它和动物油一样能提供较高的热量,有些植物油也含一定量的饱和脂肪酸,故植物油也不应摄入过多)。

中国高血压防治指南要点(2010)[*]

1. 我国人群高血压患病率仍呈增长态势,每5个成人中就有1人患高血压;估计目前全国高血压患者至少2亿;但高血压知晓率、治疗率和控制率较低。

2. 高血压是我国人群脑卒中及冠心病发病及死亡的主要危险因素。控制高血压可遏制心脑血管疾病发病及死亡的增长态势。

3. 我国是脑卒中高发区。高血压的主要并发症是脑卒中,控制高血压是预防脑卒中的关键。

4. 降压治疗要使血压达标,以期降低心脑血管病的发病和死亡总危险。一般高血压患者降压目标为140/90mmHg以下;高危患者血压目标更宜个体化,一般可为130/80mmHg以下。

5. 钙拮抗剂、ACEI、ARB、噻嗪类利尿剂、β滞剂以及由这些药物所组成的低剂量固定复方制剂均可作为高血压初始或维持治疗的药物选择。

6. 高血压是一种"心血管综合征"。应根据心血管总体风险,决定治疗措施。应关注对多种心血管危险因素的综合干预。

7. 高血压是一种"生活方式病",认真改变不良生活方式,限盐、限酒、控制体重,有利于预防和控制高血压。

8. 我国每年新发生高血压1000万,对处于正常高值血压范围内的高血压易患人群,应特别注意改善不良生活方式,预防高血压发生。

9. 关注儿童与青少年高血压,预防关口前移;重视继发性高血压的筛查与诊治。

10. 加强高血压社区防治工作,定期测量血压、规范管理、合理用药,是改善我国人群高血压知晓率、治疗率和控制率的根本。

11. 我国人群50年来高血压患病率呈明显上升趋势。按2010年我国人口的数量与结构推算,目前我国约有2亿高血压患者,每10个成年人中有2人患有高血压。

12. 我国人群高血压流行有两个比较显著的特点:从南方到北方,高血压患病率递增;不同民族之间高血压患病率存在一些差异。

13. 高钠、低钾膳食是我国大多数高血压患者发病的最主要危险因素。超重和肥胖将成为我国高血压患病率增长的又一重要危险因素。

14. 我国高血压患者总体的知晓率、治疗率和控制率明显较低,分别低于50%、40%和10%。

15. 不论采用哪种测量方法,诊室血压、动态血压或家庭血压,血压水平与脑卒中、冠心病事件的风险均呈连续、独立、直接的正相关关系。

16. 与舒张压相比,收缩压与心血管风险的关系更为密切。

17. 目前,冠心病事件迅速增加,但脑卒中仍是我国高血压人群最主要的并发症。

18. 高血压患者诊断性评估主要考虑:确定血压水平及其它心血管危险因素;判断高血压的原因,明确有无继发性高血压;寻找靶器官损害以及相关临床情况。

---

* 摘自:卫生部疾病控制局,高血压联盟(中国),国家心血管病中心,《中国高血压防治指南(第三版)》

19. 血压测量的步骤　要求受试者坐位安静休息 5 分钟后开始测量。选择定期校准的水银柱血压计,或者经过验证的电子血压计,使用气囊长 22cm～26cm、宽 12cm 的标准规格袖带。测量坐位时的上臂血压,上臂应置于心脏水平。以 Korotkoff 第 I 音和第 V 音(消失音)确定收缩压和舒张压水平。至少间隔 1～2 分钟测量两次,若两次测量结果差别比较大(5mmHg 以上),应再次测量。首诊时要测量两上臂血压,以后通常测量较高读数一侧的上臂血压。对疑似有体位性低血压,应测量直立位后血压。在测量血压的同时,应测定脉率。

20. 各种血压测量方法评价　诊室血压目前仍是临床诊断高血压和分级的常用方法。动态血压监测不仅用于高血压的诊断评估,还可:诊断白大衣性高血压,发现隐蔽性高血压,检查顽固难治性高血压的原因,评估血压升高程度、短时变异和昼夜节律。家庭血压监测不仅可测量长期血压变异,也可避免白大衣效应,是 24 小时动态血压监测的重要补充。家庭血压测量,有利于了解常态下的血压水平;有利于改善高血压患者治疗的依从性及达标率。

21. 高血压分类与分层　高血压定义为:在未使用降压药物的情况下,收缩压≥140mmHg 和/或舒张压≥90mmHg。根据血压升高水平,又进一步将高血压分为 1 级,2 级和 3 级。一般需要非同日测量 2～3 次来判断血压升高及其分级,尤其对于轻、中度血压升高。心血管风险分层根据血压水平、心血管危险因素、靶器官损害、临床并发症和糖尿病,分为低危、中危、高危和很高危四个层次。3 级高血压伴 1 项及以上危险因素;合并糖尿病;临床心、脑血管病或慢性肾脏疾病等并发症,属于心血管风险很高危患者。

22. 高血压治疗目标　高血压患者的主要治疗目标是最大程度地降低心血管并发症发生与死亡的总体危险。需要治疗所有可逆性心血管危险因素、亚临床靶器官损害以及各种并存的临床疾病。降压目标:一般高血压患者,应将血压(收缩压/舒张压)降至 140/90mmHg 以下;65 岁及以上的老年人的收缩压应控制在 150mmHg 以下,如能耐受还可进一步降低;伴有肾脏疾病、糖尿病,或病情稳定的冠心病或脑血管病的高血压患者治疗更宜个体化,一般可以将血压降至 130/80mmHg 以下。伴有严重肾脏疾病或糖尿病,或处于急性期的冠心病或脑血管病患者,应按照相关指南进行血压管理。舒张压低于 60mmHg 的冠心病患者,应在密切监测血压的情况下逐渐实现降压达标。

23. 健康的生活方式　健康的生活方式,在任何时候,对任何高血压患者(包括正常高值血压),都是有效的治疗方法,可降低血压、控制其它危险因素和临床情况。生活方式干预降低血压和心血管危险的作用肯定,所有患者都应采用,主要措施包括:减少钠盐摄入,增加钾盐摄入;控制体重;不吸烟;不过量饮酒;体育运动;减轻精神压力,保持心理平衡。

2 型糖尿病防治中三级预防 *

一、2 型糖尿病防治中三级预防概念

一级预防的目标是预防 2 型糖尿病的发生;二级预防的目标是在已诊断的 2 型糖尿病患者中预防糖尿病并发症的发生;三级预防的目标是减少已发生的糖尿病并发症的进展,降低致残率和死亡率,并改善患者的生存质量。

---

* 摘自:中华医学会糖尿病学会,《中国 2 型糖尿病防治指南(2010 版)》

二、2 型糖尿病一级预防的策略

（一）2 型糖尿病的危险因素和干预策略

1.2 型糖尿病发生的风险主要取决于不可改变危险因素和可改变危险因素的数目和严重度（见下表）。

2.由于资源的限制，预防 2 型糖尿病应采取分级干预和高危人群优先干预的策略。

2 型糖尿病的危险因素

不可改变因素	可改变因素
年龄	糖耐量异常或合并空腹血糖受损（极高危）
家族史或遗传倾向	代谢综合征或合并空腹血糖受损（高危人群）
种族	超重肥胖与体力活动减少
妊娠期糖尿病（GDM）史	饮食因素与抑郁
多囊卵巢综合征（PCOS）	可增加糖尿病发生风险的药物
宫内发育迟缓或早产	致肥胖或糖尿病社会环境

（二）糖尿病高危人群的筛查

预防 2 型糖尿病的初级预防方案应包括：①针对高危人群（如糖尿病前期或肥胖患者）的方案；②针对一般人群的方案。因我国人口众多，在全人群中通过血糖检测来筛查糖尿病前期患者并系统性地发现其他高危人群不具有可行性，所以高危人群的发现主要依靠机会性筛查（如在健康体检中或在进行其他疾病的诊疗时）。在条件允许时，可针对高危人群进行血糖筛查。

1.高危人群的定义：①有糖调节受损史；②年龄≥45 岁；③超重、肥胖（BMI≥24kg/m²），男性腰围≥90cm，女性腰围≥85cm；④2 型糖尿病患者的一级亲属；⑤高危种族；⑥有巨大儿（出生体重≥4kg）生产史，妊娠糖尿病史；⑦高血压（血压≥140/90mmHg），或正在接受降压治疗；⑧血脂异常（HDL-C≤0.91mmol/L（≤35mg/dl）及 TG≥2.22mmol/L（≥200mg/dl），或正在接受调脂治疗；⑨心脑血管疾病患者；⑩有一过性糖皮质激素诱发糖尿病病史者；⑪BMI≥28kg/m²的多囊卵巢综合征患者；⑫严重精神病和（或）长期接受抗抑郁症药物治疗的患者；⑬静坐生活方式。

如果筛查结果正常，3 年后应重复检查。IGR 是最重要的 2 型糖尿病高危人群，每年约有 1.5%～10.0%的 IGT 患者进展为 2 型糖尿病。

2.筛查方法：推荐采用 OGTT（空腹血糖和糖负荷后 2h 血糖）。行 OGTT 有困难的情况下可筛查空腹血糖。但仅筛查空腹血糖会有漏诊的可能性。

（三）强化生活方式干预预防 2 型糖尿病

许多研究显示，给予 2 型糖尿病高危人群（IGT、IFG）患者适当干预可显著延迟或预防 2 型糖尿病的发生。中国大庆研究和美国预防糖尿病计划（DPP）研究生活方式干预组推荐，患者摄入脂肪含量<25%的低脂饮食，如果体重减轻未达到标准，则进行热量限制；生活方式干预组中 50%的患者体重减轻了 7%，74%的患者可以坚持每周至少 150 分钟中等强度的运动；生活方式干预 3 年可使 IGT 进展为 2 型糖尿病的风险下降 58%。此外，在其他种族糖耐量异常患者中开展的生活方式干预研究也证实了生活方式干预的有效性。

应建议糖尿病前期患者通过饮食控制和运动来减少发生糖尿病的风险，并定期随访以确保患者能坚持下来；定期检查血糖；同时密切关注心血管疾病危险因素（如吸烟、高血压和血脂紊乱等），并给予适当治疗。具体目标是：①使肥胖或超重者 BMI 达到或接近 $24kg/m^2$，或体重至少减少 5％～10％；②至少减少每日饮食总热量 400～500 千卡；③饱和脂肪酸摄入占总脂肪酸摄入的 30％以下；④体力活动增加到 250～300 分钟/周。

（四）药物干预预防 2 型糖尿病

在糖尿病前期人群中进行的药物干预试验显示，降糖药物二甲双胍、α-糖苷酶抑制剂、TZDs、二甲双胍与 TZDs 联合干预以及减肥药奥利司他等可以降低糖尿病前期人群发生糖尿病的危险性。但因目前尚无充分证据表明药物干预具有长期疗效和卫生经济学益处，因此各国临床指南尚未广泛推荐药物干预作为主要的预防糖尿病手段。鉴于目前我国的经济水平和与预防糖尿病相关的卫生保健体制尚不健全，不推荐使用药物干预的手段预防糖尿病。

三、2 型糖尿病防治中二级预防的策略

（一）血糖控制

糖尿病控制与并发症试验（DCCT）、英国前瞻性糖尿病研究（UKPDS）、日本 Kumomoto 等强化血糖控制的临床研究结果提示，在处于糖尿病早期的糖尿病患者中采用强化血糖控制可以显著减少糖尿病微血管病变发生的风险。UKPDS 研究还显示，二甲双胍在肥胖和超重人群中的使用与大血管病变和死亡发生的风险显著下降相关。对 DCCT、UKPDS 中研究人群的长期随访结果显示早期强化血糖控制与长期随访中糖尿病微血管病变、心肌梗死和死亡发生的风险下降相关。上述研究结果支持在早期 2 型糖尿病患者中进行血糖的强化控制可以减少糖尿病大血管和微血管病变发生的风险。

建议对新诊断和早期 2 型糖尿病患者采用严格控制血糖的策略来减少糖尿病并发症发生的风险。

（二）血压控制、血脂控制和阿司匹林的使用

UKPDS 研究显示，在处于糖尿病早期的糖尿病患者中采用强化的血压控制，不但可以显著减少糖尿病大血管病变发生的风险，还显著减少了微血管病变发生的风险。对高血压最佳治疗试验（HOT）以及其他高血压临床试验中糖尿病亚组的分析也显示，强化的血压控制可以减少无明显血管并发症的糖尿病患者发生心血管病变的风险。英国心脏保护研究－糖尿病亚组试验（HPS-DM）、阿托伐他汀糖尿病协作研究（CARDS）等研究显示，采用他汀类药物降低 LDL-C 的策略可以减少无明显血管并发症的糖尿病患者发生心血管病变的风险。尽管近来在糖尿病人群中采用阿司匹林进行心血管疾病的一级预防临床试验结果未显示出阿司匹林对心血管疾病的保护作用，但对多个临床试验的系统综述结果仍支持在具有高危心血管疾病危险因素的 2 型糖尿病患者中阿司匹林对心血管疾病的保护作用。

建议在没有明显糖尿病血管并发症但具有心血管疾病危险因素的 2 型糖尿病患者中，采取降糖、降压、降脂（主要是降低 LDL-C）和应用阿司匹林来预防心血管疾病和糖尿病微血管病变的发生。

四、2 型糖尿病防治中三级预防的策略

（一）血糖控制

DCCT、UKPDS、Kumomoto、糖尿病与血管疾病行动研究（ADVANCE）和美国退伍军人糖尿病研究（VADT）等强化血糖控制的临床研究结果提示，强化的血糖控制可以减少已经发生的糖

尿病早期糖尿病微血管病变(背景期视网膜病变、微量白蛋白尿)进一步发展的风险。

在已经有严重的糖尿病微血管病变的患者中采用强化血糖控制的措施是否能减少失明、肾功能衰竭和截肢发生的风险尚缺乏临床证据。

ADVANCE、控制糖尿病心血管风险行动研究(ACCORD)和 VADT 试验结果均支持在糖尿病病程较长、年龄较大并具有多个心血管危险因素或已经发生过心血管病变的人群中,采用强化血糖控制的措施不能减少心血管疾病和死亡发生的风险。相反,ACCORD 试验还显示在上述人群中,强化血糖控制与死亡发生的风险增加相关。

建议在年龄较大、糖尿病病程较长和已经发生了心血管疾病的患者中,要充分平衡血糖控制的利弊,在血糖控制目标的选择上采用个体化的策略。

(二)血压控制、血脂控制和阿司匹林的使用 已有充分的临床证据支持在已经发生了心血管疾病的患者中,无论是采用单独的降压、降脂或阿司匹林治疗,还是上述手段的联合治疗,均能减少 2 型糖尿病患者再次发生心血管疾病和死亡的风险。

在糖尿病肾病的患者中采用降压措施,特别是使用血管紧张素转换酶抑制剂(ACEI)和血管紧张素受体 Ⅱ 拮抗剂(ARB)类药物,可以显著减少糖尿病肾病进展的风险。

建议对年龄较大、糖尿病病程较长和已经发生了心血管疾病的 2 型糖尿病患者,应在个体化血糖控制的基础上采取降压、调脂(主要是降低 LDL-C)和应用阿司匹林的措施来减少心血管疾病反复发生和死亡,并减少糖尿病微血管病变发生的风险。

全国慢性病预防控制工作规范(试行)[*]

第一章 机构、职责和人员

慢性病防控工作在卫生行政部门的组织协调下,由疾控机构、基层医疗卫生机构、医院及专业防治机构共同组成慢性病综合防控网络。各有关机构应当根据《医改意见》及疾病预防控制有关文件精神,结合我国基本医疗卫生制度建设要求,内设相应的职能和业务部门,配备足够人员,履行慢性病防控工作职责。

一、职责

(一)卫生行政部门

负责辖区慢性病防控工作的组织领导与协调。主要职责:

1.制定国家、辖区慢性病防控工作有关的公共政策、规划和工作计划,并组织实施。

2.建立完善慢性病防控工作联系机制,加强相关部门间的沟通与协作。

3.建设国家、辖区慢性病防控网络,落实防控责任。

4.组织、监督、管理慢性病防控的重大专项。

5.组织推广成熟的慢性病防控措施。

6.组织开展国家、辖区慢性病防控督导、绩效考核、评价。

---

* 摘自:《卫生部关于印发<全国慢性病预防控制工作规范>(试行)的通知》(卫疾控发〔2011〕18 号)

各级卫生行政部门的职责各有侧重。卫生部侧重于制定国家慢性病防控规划,指导全国工作;省及地级侧重于慢性病防控规划的组织落实、监督、管理和评价;县级侧重于规划的实施、执行和评价。

(二)疾控机构

负责国家、辖区慢性病防控工作的技术管理与指导。主要职责:

1.协助卫生行政部门制订慢性病防控规划和工作计划,为制定和发展政策提供技术支持。

2.负责执行国家、辖区慢性病防控规划和方案,制订本机构慢性病防控工作的年度计划和实施方案,指导实施慢性病综合防控干预策略与措施。

3.组织并开展慢性病及其危险因素的监测和流行病学调查,分析预测慢性病流行形势、疾病负担、危险因素流行和发展趋势,提出慢性病防控对策。

4.组织开展各类目标人群慢性病防控的健康促进活动。

5.承担慢性病防控有关技术规范、指南、标准的制订及推广应用。

6.负责下级疾控机构、基层医疗卫生机构和医院慢性病防控工作的技术指导和培训。

7.承担慢性病防控工作的业务信息管理,防控效果的考核评价。

8.开展慢性病防控相关的科学研究,推动学术交流和国际合作。

各级疾控机构的职责各有侧重。国家级重点负责全国慢性病监测、干预等的组织和实施;汇总分析相关信息,评估全国慢性病和相关危险因素的流行情况与变化趋势、防控能力与应对、防控效果等;发布国家慢性病综合评估报告;开展政策策略研究,为国家制订相关政策提供技术支持;研究制订和推广技术规范、指南和适宜技术;开展科学研究和国际合作。

省级和地级重点负责辖区慢性病监测数据收集汇总,发布慢性病综合评估报告,为辖区相关政策的制订提供技术支持;组织辖区慢性病及相关危险因素的干预控制工作,开展常规督导和评估;结合辖区特点开展科学研究,推广技术规范和技术指南;培训辖区慢性病防控队伍,提高慢性病监测和干预工作的质量。

县级重点负责完成上级下达的慢性病防控任务,负责辖区内慢性病防控具体工作的管理和落实;收集汇总辖区慢性病监测数据,完成综合评估报告;组织实施健康促进项目;制订辖区慢性病干预的工作计划;指导基层医疗卫生机构实施慢性病防控工作,并考核评估防控效果。

(三)基层医疗卫生机构

基层医疗卫生机构包括城市社区卫生服务中心和服务站、农村乡镇卫生院和村卫生室。主要职责:

1.承担35岁以上患者首诊测血压工作;承担辖区慢性病高风险人群发现、登记、指导和管理工作。

2.承担明确诊断的高血压、糖尿病等慢性病患者的建档、定期干预指导和随访管理。

3.承担辖区居民慢性病及其所致并发症和残疾的康复工作,提供康复指导、随访、治疗、护理等服务。

4.开展辖区健康促进工作,开设健康课堂,组织健康日宣传活动。

5.建立居民健康档案,并根据其主要健康问题和服务提供情况填写相应记录。

6.承担国家、辖区慢性病监测任务,有条件的地区开展死亡登记和死因调查、恶性肿瘤发病登记、新发脑卒中和心肌梗死病例报告等。

7. 与上级医院建立双向转诊机制。

8. 城市社区卫生服务中心和农村乡镇卫生院承担对社区卫生服务站和村卫生室慢性病防控的指导和管理。

（四）医院

医院包括城市二级及以上医院和县级医院。负责执行国家、辖区慢性病防控规划和方案要求的慢性病防控工作。主要职责：

1. 承担35岁以上患者首诊测血压工作。

2. 对有关慢性病病例进行登记和报告，包括死亡登记、恶性肿瘤发病登记、新发脑卒中和心肌梗死病例报告等。

3. 开展慢性病有关的健康咨询、健康教育和知识宣传，包括院内板报和宣传画张贴、宣传日活动、健康课堂、诊疗过程中的咨询教育等。

4. 承担对辖区基层医疗卫生机构的技术指导和培训。

5. 与基层医疗卫生机构建立双向转诊机制。

（五）专业防治机构

包括国家心血管病中心、国家癌症中心和各级各类防治办公室等专业机构。承担专病防治工作。主要职责：

1. 协助卫生行政部门制订相关疾病防治规划，参与有关政策的研究，编制防治指南、技术规范和有关标准。

2. 在国家或辖区疾病预防控制信息平台基础上，构建相关慢性病信息管理系统，收集、分析、发布国家或辖区有关慢性病专病防治报告，评价防控效果和预测疾病发展趋势。

3. 构建全国或辖区慢性病综合防控网络，示范、推广适宜有效的防治技术和措施。

4. 开展慢性病专病基础、临床、预防及管理的培训活动。

5. 开展科学研究、学术交流和国际合作。

二、人员配备

各级卫生行政部门和各级各类慢性病防控相关机构应当根据《医改意见》及疾病预防控制有关文件精神，结合我国基本医疗卫生制度建设要求，内设慢性病防控相应的职能和业务部门，按照职责设置岗位，配备足够人员从事慢性病防控工作。

疾控机构依据其职责和工作任务，结合所在地域服务人口、服务半径、交通状况、慢性病流行情况等，按照职责设置岗位，根据工作需要配备专职人员，从事慢性病防控工作。

慢性病防控专业技术人员应当具备履行岗位职责的相应专业资质和执业资格，并经过县级以上业务主管部门组织的专业技术和业务培训。

第二章 工作计划和实施方案

疾控机构、基层医疗卫生机构、医院和专业防治机构应当根据各自的职责和任务制订工作计划和实施方案。

一、目标

按照各级政府或卫生行政部门的工作要求，制订本单位年度工作计划与实施方案，明确年度慢性病防控工作目标、重点内容、相关措施、预期成果与时间安排，确保机构履行职责和慢性病预防控制工作的有序开展。

二、内容和方法

（一）工作计划

根据上级或辖区政府卫生政策、慢性病防控规划、机构职责，结合辖区特点，确定本单位慢性病防控工作重点，制订年度或阶段工作计划。内容一般包括：

1.背景与依据：工作计划制订的现实意义与政策依据。

2.工作目标与指标：工作计划期望达到的效果与阶段性指标。

3.主要任务：为达到工作目标需要完成的工作任务。

4.具体措施：为完成主要工作任务需要采取的措施。

5.保障措施：人、财、物等方面的管理与保障措施。

6.时间进度：各项具体工作步骤与时间安排。

7.考核与评价：明确考核与评价的执行部门、主要内容和方法等。

（二）实施方案

根据工作计划，针对特定工作明确具体实施措施与办法、步骤流程。包括目标、所需资源、负责人和时间进度安排。内容一般包括：

1.目标：工作期望达到的阶段性目标、具体指标和效果。

2.内容与方法：需要完成的各项具体工作、方法及要求。

3.实施步骤：工作执行的流程、关键环节、时间进度等。

4.组织落实：责任人以及保证实施的人、财、物等方面的管理与保障。

5.质量控制：对各个环节工作质量控制的定性、定量指标与方法。

6.时间进度：完成各阶段工作目标的时间安排。

7.评估：对工作开展的过程、产出和效果进行评估。

三、任务

（一）卫生行政部门

依据慢性病预防控制规划和辖区慢性病防控实际情况，制订并下达年度工作计划。

（二）疾控机构

1.根据本级工作职责和卫生行政部门年度计划，于每年年初制订本单位年度慢性病防控工作计划和辖区慢性病防控相关工作实施方案、质量控制考核与评价计划。

2.指导下级疾控机构或基层医疗卫生机构制订慢性病防控工作计划和实施方案。

3.协助卫生行政部门对慢性病防控工作计划和实施方案的执行情况进行考核与评价。

（三）基层医疗卫生机构

1.根据上级计划、自身职责和实际需要，于每年年初制订本单位年度慢性病防控工作计划、实施方案，并通报需要协作开展工作的相关部门、机构。

2.考核与评价本单位相关工作计划、方案执行情况，并接受和配合疾控机构对有关工作的考核与评价。

（四）医院

1.根据工作计划、自身职责和实际需要，于每年年初制订本单位年度慢性病防控工作计划、实施方案，并通报需要协作开展工作的相关部门、机构。

2.考核与评价本单位相关工作计划、方案执行情况,并接受和配合疾控机构对有关工作的考核与评价。

(五)专业防治机构

1.根据工作计划、自身职责和实际需要,于每年年初制订本单位年度慢性病防控工作计划、实施方案,并组织实施。

2.根据工作任务和职责,制订对自身和下级机构开展相关慢性病防控工作执行情况的考核与评价计划。

3.指导下一级机构或基层医疗卫生机构或医院制订相关的慢性病防控工作计划和实施方案。

四、流程和步骤

(一)成立工作计划和实施方案起草工作组。组长由该机构领导或分管领导担任,相关部门人员参与起草,可邀请卫生系统内外有关领导和专家参加,指定专人负责起草工作。

(二)收集有关政策和技术资料,结合辖区慢性病流行形势和防控现状,明确计划年度慢性病防控工作目标、内容、重点、完成任务数量、质量要求和所需资源。

(三)编制慢性病预防控制工作计划初稿。

(四)组织论证、完善慢性病预防控制工作计划。

(五)工作计划经主管部门审定批准并下发有关部门执行。

(六)组织各有关部门根据工作计划,对各项具体工作制订相应的实施方案。

(七)定期、不定期对计划实施情况进行检查、督导。

制订工作计划的流程图(略)

五、质量控制(略)

六、考核和评价

(一)资料收集的完整性与全面性。

(二)工作目标的科学性。

(三)工作流程制订的规范性。

(四)策略和措施的可行性。

(五)时间安排的合理性。

(六)保障措施可及性。根据考核结果、上级督导检查的结论以及工作人员和社会各方面的反映,对年度工作计划和实施方案的执行情况给予总体评价。

第三章 监测与调查

建立和完善慢性病监测系统,开展慢性病监测与调查是动态掌握慢性病发病、患病、死亡及危险因素的流行状况和变化趋势,确定慢性病预防控制优先领域,制订政策和评价干预措施效果的重要基础。

慢性病监测包括:死因监测、慢性病危险因素监测、发病和患病登记等。居民营养监测、国民体质监测、特定人群(孕产妇、儿童、青少年)营养或行为监测及人口和出生信息等资料也是慢性病监测重要的信息来源。慢性病监测信息统一纳入疾病预防控制信息系统维护管理。

一、死因监测

（一）目标

建立和完善死因监测系统,掌握居民死亡情况,确定主要死因分布及其变化趋势,为确定慢性病防控优先领域,制订政策和评价干预效果提供科学依据。

（二）内容和方法

1.完善死因监测工作规范。根据死因监测技术要求和工作现状,结合相关领域最新进展,不断完善死因监测工作规范。

2.建立和完善工作网络。建立覆盖国家、省、地、县级疾控中心,所有医院和基层医疗卫生机构的死因监测工作网络。完善与公安、民政、妇幼和计生部门的合作机制。

3.开展死因监测常规工作。各级各类医院和基层医疗卫生机构均为死因监测工作的责任报告单位。

（1）院内死亡,由临床医生填写死亡医学证明书,并由专人通过网络直报系统填报死亡个案信息。

（2）院外死亡,应当建立村（居）委会、乡镇（街道）、县（区）逐级死因数据报告网络,由村医或社区卫生服务站医生向乡镇卫生院或社区卫生服务中心防保人员报告死亡数,防保人员和临床医生负责开展死因流行病学调查,填写死亡医学证明书,并通过网络直报系统填报死亡个案信息。

各级疾控中心按照规范要求审核死亡卡片信息,并定期向下级反馈核查结果,开展经常性的培训工作,促进死亡医学证明书填写质量的提高。

4.培训与督导。编写和更新死因监测、漏报调查、督导检查等培训教材,包括教程、试卷等,定期培训监测工作人员,提高监测技能。制订死因监测工作督导方案,统一工作流程,分级组织督导与检查责任单位的死因监测工作,并及时向相关部门书面报告反馈督导检查情况。

5.漏报调查。制订漏报调查实施方案,定期抽取样本,了解数据的完整性,复查死因诊断的准确性,评估漏报情况。合理使用漏报调查结果调整常规监测数据,评价死因监测工作的质量。

6.资料的管理与利用。按照数据管理要求定期备份、长期保存监测数据;制订数据分析方案,定期分析监测数据,完成常规分析报告,及时上报和反馈监测信息。建立数据共享和使用制度,按照规定使用数据和提供信息咨询服务。

（三）任务

1.疾控机构

各级疾控机构依据基本职责,在卫生行政部门的组织协调下,承担如下任务:

（1）负责建立健全死因监测系统,制订、完善、执行死因监测工作规范和技术方案。

（2）制订培训计划,分级组织开展死因监测工作的培训和对疾病监测点监测人员的培训。

（3）对下级和监测点死因监测工作提供技术指导,开展现场督导检查,了解死因监测现场工作开展情况,及时发现和解决问题。

（4）及时审核网络报告数据,定期（月、季度、半年、年）对死亡数据、人口资料进行质量评价,编制质量分析报告,促进提高死因网络报告数据质量。

（5）负责疾病监测点死因数据的收集、管理和分析,按照月、季和年度对监测数据进行整理,并形成数据分析报告,及时逐级反馈数据报告地区。

(6)定期对疾病监测点死因监测工作进行漏报调查,对辖区死因监测漏报情况进行评估,调整监测结果。

(7)负责死因登记信息系统的维护,数据备份,确保数据安全;编写监测报告,及时发布数据,并为专业机构和相关部门提供技术支持。

(8)开展国际、地区间合作和应用性科学研究。

2.基层医疗卫生机构

(1)社区卫生服务中心和乡镇卫生院 指定专门人员负责所辖街道的死因监测管理工作;收集所辖服务站、卫生室的死因登记信息,统一上报;对死因明确的个案进行网络直报;对死亡原因不明的个案,开展死因推断并进行网络直报;及时复核辖区疾控机构反馈的有关死亡原因不明的个案;配合收集所辖街道、乡镇上一年度分年龄和性别的人口等资料,并提供给辖区疾控机构。

(2)社区卫生服务站和村卫生室 指定专门人员负责出具死亡证明,按照要求定期上报到所属社区卫生服务中心、乡镇卫生院;及时复核上级反馈的信息或死因不明的个案。

3.医院

依据死因监测规范,建立院内死因登记报告流程和步骤,规范填写死亡医学证明书,定期进行院内考核和评价。指定专门人员定期收集、审核本医院出具的死亡医学证明书,审核合格后通过网络进行直报,并及时复核辖区疾控机构反馈的信息。

(四)流程和步骤(略)

(五)质量控制

1.建立死因监测质量控制工作体系:制订完善质量控制工作制度、标准流程、评价指标体系,规范质量控制工作,确保死因诊断准确和死亡案例报告完整。

2.网络报告资料质量控制:通过网络对死因监测数据进行及时审核,对各报告地区存在的问题进行定期或不定期通报,督促改进工作中存在的问题。

3.现场质量控制:开展漏报调查、现场督导检查与考核评价、专项培训等。

(六)工作考核和评价(略)

二、慢性病危险因素监测

慢性病危险因素监测主要包括吸烟、饮酒、膳食、身体活动等行为危险因素,身高、体重、腰围、血压、血糖、血脂等身体测量和生化指标及社会、经济、文化等社会决定因素。

各级疾控机构应当从本地区的实际情况出发,逐步建立起能反映本地区慢性病危险因素流行水平及变化趋势的慢性病危险因素监测系统。

(一)目标

建立和完善慢性病危险因素监测系统,动态掌握居民慢性病相关危险因素的流行状况和变化趋势,预测慢性病流行趋势,为制订相关政策和评价慢性病干预效果提供科学依据

(二)内容和方法

1.制订和完善各级监测方案。通过组织专家论证,开展现场预试验等方式,依据辖区实际情况,修订和完善监测方案。监测的核心内容应当包括:

(1)人口统计学信息。

（2）慢性病主要行为危险因素状况（吸烟、膳食、身体活动和饮酒等）。

（3）主要慢性病如高血压、糖尿病、心脑血管事件、慢性阻塞性肺病等的自报患病状况、知晓、治疗和控制状况等。

（4）身体测量指标（身高、体重、腰围、血压等）。

（5）有条件的地区可检测血糖、血脂等生化指标。

2. 监测前准备

（1）监测工具准备。按照方案要求准备，包括调查表、工作手册和测量工具。当监测内容涉及实验生化指标时，应当统一实验耗材和实验方法、标准要求。

（2）抽样。收集并核实各监测点抽样基础信息，根据抽样方案进行抽样。

3. 培训。使用标准化的培训教材对调查员开展培训。监测覆盖范围较广的地区，可采用两级培训的方式。

4. 现场调查与督导。成立现场调查工作组，由培训合格的调查员按照监测实施方案，组织开展现场调查工作。根据现场调查的进度安排制订督导计划和方案，开展督导工作并撰写督导报告。

5. 数据清理、分析与反馈。制订数据清理和分析方案；组织录入调查表数据，按照标准数据管理程序进行数据清理和分析；详细记录清理和分析过程，存档原始和过程文件；上报和反馈清理后数据库。

6. 监测结果利用。完成监测数据分析报告，评价和总结监测工作质量，并提出控制危险因素、防控慢性病的建议。

（三）任务

慢性病危险因素监测工作主要由各级疾控机构在医院和基层医疗卫生机构的配合下完成。

1. 疾控机构

（1）国家级负责制订、修订全国监测方案，组织开展全国监测工作，并指导下级单位制订监测方案。地方各级参照上级监测方案，制订并实施辖区监测计划和方案。统一协调和安排辖区监测工作。

（2）国家级的监测工作至少每3年开展1次。地方各级监测不低于国家、上级方案要求的频率，并尽量保证调查时间一致。

（3）设立专家咨询委员会和技术指导组，为监测工作提供技术咨询和指导，并参与现场督导、质量控制和评价。

（4）按照监测方案收集有关信息，确定监测点，负责监测抽样。开展现场调查、质控与评价，及时向上一级报告现场出现的问题。

（5）国家级制订全国培训方案和计划，编制各类培训资料，组织开展分级培训，并提供技术指导。

（6）及时汇总、分析监测资料，编制监测报告，按时上报并反馈有关部门和各监测点。

（7）制订监测数据分级管理要求，并负责辖区监测资料和数据的保存与管理。

2. 医院和基层医疗卫生机构

配合疾控机构，按照方案要求参与相关的调查监测工作，收集、报告有关信息。各级医院和基层医疗卫生机构为监测工作提供必要的技术支持。

(四)流程和步骤(略)。

(五)质量控制(略)。

(六)考核和评价(略)。

三、肿瘤登记报告

(一)目标

建立和完善符合我国国情的肿瘤登记报告系统,反映我国城乡不同地区、不同人群的居民肿瘤发病、死亡、生存状态,为国家和辖区肿瘤防治提供相关信息。

(二)内容和方法

1.制订肿瘤登记工作方案,组织培训。制订肿瘤登记工作方案,建立肿瘤新发和死亡病例登记报告制度,规范工作程序,明确肿瘤登记报告单位和管理单位职责、工作内容和质量控制要求,统一印制报告卡片及有关表格,分级培训登记报告相关人员。

2.登记资料的收集。建立健全人口死因登记报告制度,收集肿瘤登记资料,包括人口资料、新发病例资料和死亡资料。肿瘤新病例的报告范围是全部恶性肿瘤(ICD-10 :C00.0-C97)和中枢神经系统良性肿瘤(D32.0-D33.9)。死亡资料主要用于补充发病资料和评价登记质量等。

3.登记资料的验收和编码。检查卡片书写情况,剔除非恶性肿瘤和非本地区常住户口的病例。统一采用世界卫生组织(WHO)编制的国际疾病分类第 10 版(ICD-10)中肿瘤部分或国际疾病分类肿瘤学分册(ICD-O)系统编码规则,对主要人口学项目和肿瘤分类项目进行编码。

4.死亡补充发病和剔除重复卡。肿瘤登记报告管理单位每年应当将收集的肿瘤死亡资料与肿瘤报告资料进行核对。

(1)补填肿瘤发病卡。对只有死亡卡而没有病例报告卡的发病漏报病例,应当进行追溯调查,获得肿瘤的部位、病理学类型、诊断日期等诊断信息后,及时按规范补填。

(2)剔除重复报告卡。

5.肿瘤病例的随访。肿瘤报告管理单位应当按属地化管理原则组织肿瘤患者户籍所在地的社区卫生服务中心(站)或乡镇卫生院(村卫生室)定期随访,进行健康促进与干预。随访要有记录,并及时归档或录入电脑。

6.肿瘤登记质量与审核督导。肿瘤报告管理单位负责分级定期考核及督导。按照规范,对登记报告实施过程、数据质量进行评价,发现问题及时指导改进。

7.登记资料的保存与利用。登记资料定期备份。登记报告卡经编码、剔重录入并完成年度统计后,应当按照规则存放、备份,以备核查。各级肿瘤登记报告管理单位应当及时整理分析资料,编写肿瘤登记分析报告,并向同级卫生行政部门和上级业务机构报告。各级卫生行政部门应当定期发布辖区肿瘤发生、死亡情况。

(三)任务

由辖区卫生行政部门按职责分工,明确辖区所属疾控机构或肿瘤防治办公室为肿瘤登记报告管理单位;医疗机构为肿瘤登记报告单位。具体任务如下。

1.肿瘤登记报告管理单位

(1)国家癌症中心。为国家级技术支持单位,负责项目方案的制订,技术培训,督导检查和项目验收等工作。

具体任务：制订、修订全国肿瘤登记报告工作、质控、评价、漏报调查等方案和制订年度工作计划，定期组织对省级的质控、登记点现场督导、评价，组织开展肿瘤登记工作人员分级培训，提供技术指导；汇总、分析登记资料，按照规定编制各种报表，分析上报并反馈有关部门。及时出版《中国肿瘤登记年报》。

（2）省级。根据国家方案结合实际，制订实施方案、工作计划；按国家统一的工作规范，组织开展辖区肿瘤登记报告工作；定期培训，对合格人员及时登记注册；组织开展日常技术指导、督导，定期质量检查和漏报调查，并协调解决登记工作中出现的问题；及时收集辖区肿瘤登记数据，审核数据质量，并及时上报上级业务管理机构；定期分析辖区登记数据，报告卫生行政部门和反馈有关基层单位。

（3）地级和县级。组织和指导登记报告单位开展肿瘤登记报告；负责收集登记审核分析、整理编码、查重录入新发病例报告；开展新发病例核实，组织督导、质控和考核，撰写工作报告，及时反映评估结果；定期对有关人员进行技术培训和指导；根据当地死因统计部门获得的死亡资料，及时做好死亡补发病工作；定期与当地公安、统计部门获取人口资料；按时编制分析上报辖区各类统计报表、登记资料，并按照国家档案管理有关规定，对各种新发病例原始资料、统计报表等相关资料归档保存。

2.肿瘤登记报告单位

（1）具有肿瘤诊治能力的医疗机构按规范填写肿瘤登记报告卡。明确诊治肿瘤病例的责任医生，在病例确诊1周内填写肿瘤登记报告卡；配备专人负责肿瘤登记报告卡收集、登记、上报及计算机录入。协助肿瘤登记报告管理单位确诊肿瘤病例相关资料的核对、随访。

（2）社区卫生服务中心或乡镇卫生院明确专人填写报告新发肿瘤病例报告卡及完成相关资料的核对、上报，并建立档案，定期随访。

（3）村卫生室乡村医生填写报告户籍所在地新发肿瘤病例报告卡及完成相关资料的核对、上报和随访。

（四）流程和步骤（略）

（五）质量控制

1.质量控制贯穿肿瘤登记报告工作的全过程。

2.肿瘤登记报告和管理单位应当按照自身特点，就工作的各方面、各环节制订规范，明确质量控制要求，定期召开肿瘤登记工作会议，分析资料质量，通报工作情况，部署今后工作重点。逐级组织肿瘤登记培训班，对登记点进行全面督导检查，及时审核辖区登记点《报告卡》填写、ICD编码质量和上报的肿瘤登记数据，发现问题及时解决。

3.省级及以上单位每年至少组织一次，地、县级单位每季度至少组织一次辖区内督导、质控和培训，并将情况报上级相关单位。

4.建立内部质控制度，指定专人负责肿瘤登记报告资料的质量管理工作。每年至少进行一次漏报调查工作。

5.质控指标

（1）统一"发病"、"偶发"诊断、分类与编码、死亡证明等标准或定义，评价可比性。

（2）通过数据溯源、独立病例的发现、历史数据方法、死亡/发病比、死亡医学证明书（DCN）、只有死亡证明（DCO）的病例、组织学诊断确认的比例、病例的来源数与报告单位数等,评价辖区目标人群发病病例发现的程度和数据的完整性。

(3)引用病理诊断率(HV%)和DCO% 评价年龄/出生日期、性别/部位、部位/组织学、部位/组织学/年龄、原发部位不详或未特指的病例占登记病例的百分比、年龄不明所占的百分比、再摘录与再编码等内部一致性。

(六)考核和评价

1.定性指标

(1)有肿瘤登记技术和实施方案。

(2)有相关工作计划、规定和实施细则。

(3)有技术培训计划和实施方案。

(4)落实人员配置和基础设备。

(5)覆盖所辖全部户籍人口和辖区有肿瘤诊断能力的二级以上医院。

(6)有相关肿瘤登记流程和考核措施。

(7)及时发布和利用数据。

2.定量指标

(1)上报医疗单位登记报告漏报率<5%。

(2)数据录入错误率<2%。

(3)人员培训合格率≥95%。

(4)病理诊断率>66%;DCO%<12%;0.6<死亡/发病比(MI 比例)<0.8;原发部位不明<2%。

(5)定期开展随访工作,随访率>80%。

(6)数据上报及时率≥95%。

四、脑卒中和心肌梗死病例报告

(一)目标

对辖区内的急性心肌梗死和心脏性猝死、脑卒中(包括原发性脑实质出血、脑栓塞、脑血栓形成、蛛网膜下腔出血)病例进行报告,为分析评价疾病发生、流行、控制、预后和预防控制效果、卫生决策、科学研究提供数据支持。

(二)内容和方法

1.报告病种。以具有重大公共卫生意义,并较容易确诊的急性心肌梗死(I21-I22)、心脏性猝死(I46.1)、脑卒中(I60-I64)(指:原发性脑实质出血、脑栓塞、脑血栓形成、蛛网膜下腔出血)等心脑血管事件作为报告病种,并用 ICD-10 进行编码。

2.报告方法和方式。建立脑卒中和心肌梗死的病例登记报告网络。采用卡片或(和)网络报告的方式。有条件的地区从医院信息管理系统(HIS)抽取相关信息。

3.报告对象和范围。对本辖区医院就诊的所有病例进行登记报告。

(三)任务

1.疾控机构

(1)中国疾控中心会同国家心血管病中心、全国脑防办等组织制订脑卒中和心肌梗死病例报告工作方案,开展技术培训、督导检查,及时分析和发布数据。

(2)省级及以下各级疾控机构依据国家计划、方案,制订并实施辖区工作计划和方案,负责本辖区的培训、督导、质量检查,定期开展漏报调查,审核数据质量,剔重,死亡补发病,并及时整理上报数据;定期分析报告数据,并及时上报疾控机构和本级卫生行政部门,反馈有关报病机构;做好本级报告数据的保存和管理。

2.登记报告单位

(1)县级及城市二级以上医疗机构,按照辖区疾控机构要求,负责本规范规定疾病的登记报告工作。包括门急诊、住院和来院已死亡病例。将数据定期上报给属地疾控机构。

(2)基层医疗卫生机构。在疾控中心提供的病例报告基础上,负责辖区内病例的核实和漏报病例的补报。对辖区内的病例进行核实、登记、随访,并定期向辖区疾控机构上报登记、随访情况。

(四)流程和步骤(略)

(五)质量控制

1.组织专家论证脑卒中和心肌梗死病例报告工作方案。

2.培训有关人员。

3.督导检查各阶段工作。

4.审核报告数据真实性、完整性。

(六)考核和评价

1.组织管理。

(1)有工作计划、规章制度、总结及质量控制记录等。

(2)各种原始资料、统计资料分类管理,符合档案管理要求。

(3)有定期例会、培训记录。

(4)有与相关机构协调工作记录。

(5)有年度报告。

2.考核评价指标

数据上报及时率、漏报率、重复报告率、卡片填报完整率和录入符合率等指标。

(1)网络报告单位的考核指标。死亡病例同时具有发病报告的比例≥90%、病例漏报率≤10%、报告信息完整率≥90%、报告信息准确率≥98%、报告及时率≥98%。

(2)随访确认的考核指标。随访及时率100%、随访信息填报完整性100%、随访信息填报准确率≥98%、随访信息重报率≤2%。

(3)数据汇总分析的考核指标。按规定及时完成数据汇总和分析报告。

五、专题调查

按照具体工作方案执行。方案必须明确调查目标、对象、内容和方法、主要任务、流程和步骤、质量控制和效果考核评价体系。

第四章　干预与管理

慢性病的干预与管理需要疾控机构、基层医疗卫生机构、医院和专业防治机构的密切协作,需要卫生系统外其他部门或单位的支持,需要社会和民众的积极参与。干预工作要面向三类人群:一般人群、高风险人群和患病人群;重点关注三个环节:危险因素控制、早诊早治和规范化管理;注重运用三个手段:健康促进、健康管理和疾病管理。围绕心脑血管疾病、恶性肿瘤、慢性呼吸系统疾病和糖尿病等重点慢性病,积极开展社区防治和健康教育,重视高风险人群管理,控制社会和个人危险因素,推广有效防治模式,努力减少疾病负担。根据我国慢性病及其危险因素流行特征,结合世界卫生组织《烟草控制框架公约》《饮食、身体活动与健康全球战略》等战略目标,现阶段慢性病危险因素干预与管理重点包括:烟草使用、不合理膳食、身体活动不足三种行为危险因素;超重/肥胖、血压升高、血糖升高和血脂异常四种指标异常。

慢性病综合防治示范区及其他有条件的地区,在有效开展上述工作基础上,可扩大慢性病干预与管理的范围。

一、危险因素控制

(一)目标

通过政策倡导、环境建设、技术支持、健康教育和健康促进活动的开展,营造健康生活方式支持环境,促进全民健康生活方式培养,降低人群慢性病危险因素水平,预防慢性病的发生和发展。

(二)内容和方法

1. 健康生活方式行动

根据《卫生部办公厅关于开展全民健康生活方式行动的通知》精神,开展全民健康生活方式行动。

(1)政府倡导与推动。充分发挥领导示范和政府相关部门的作用,积极推进各类活动开展,促进有利于全民健康生活方式行动的政策、策略和措施的出台。

(2)创造支持环境。营造有利于健康的生活环境和工作环境。参考《全民健康生活方式行动示范创建工作指导方案(试行)》(卫办疾控函〔2009〕825 号),积极开展健康生活方式示范社区、单位、食堂/餐厅等示范创建活动。鼓励相关企业和团体参与健康生活方式行动,形成全社会支持、参与健康生活方式行动的环境和氛围。

(3)普及健康知识。根据不同人群特点,充分利用电视、广播、报纸、期刊及网络等群众喜闻乐见和易于接受的方式,普及健康生活方式的有关知识。积极动员社区、工作单位和学校等开展健康教育行动。

(4)开发和推广适宜技术。开发和推广简便易行适用于个人、家庭和集体单位的支持工具,支持社区、学校、单位和公共场所开展控烟、合理膳食和适当运动等健康生活方式活动;相关部门积极为个人、家庭和集体人群提供咨询和有关技术服务。

2. 烟草控制

(1)加强政策倡导,促进出台室内公共场所和工作场所禁止吸烟法律、法规和制度,禁止烟草广告、促销和赞助制度等。

(2)采取多种手段,开展系统的烟草危害宣传与健康教育,改变社会敬烟送烟的陋习,提高人群烟草危害知识水平。

(3)开展吸烟人群戒烟指导和干预,重点加强医生培训,促进医生对病人的戒烟教育。

(4)指导医院、学校、政府机关、公共场所、社区、家庭创建无烟环境。

(5)加强对青少年、妇女、公务员、医务人员等重点人群的健康教育和管理,重点预防青少年吸第一支烟、医务人员和妇女吸烟。

3.合理膳食

(1)制订和落实合理膳食的支持性政策。落实《营养改善工作管理办法》和《食品营养标签管理规范》,促进学生营养午餐、餐饮业健康膳食宣传等相关制度的制订和实施。

(2)建设有利于合理膳食的支持环境。引导食品生产企业开发和生产低盐、低脂食品;餐饮行业研制健康食谱;专业技术部门开发合理膳食的支持工具和技术,并进行推广。

(3)开展合理膳食有关的健康教育和健康促进活动。推广和普及《中国居民膳食指南》(2007 版),多途径宣传合理膳食的知识和技能,推广合理膳食支持工具。针对不同人群,如慢性病高风险人群和患者开展合理膳食指导。

4.身体活动促进

(1)政策倡导与支持性环境建设。宣传和推进《全民健身条例》;建设居民方便、可及和安全的健身设施环境;出台鼓励步行或骑车出行的交通政策、单位职工参加身体活动和锻炼的政策(如工间操制度);培养健身指导员以指导公众健身。

(2)开展身体活动健康教育活动。编制并多途径宣传和普及身体活动关键信息。

(3)开展身体活动健康促进活动。在单位、学校、社区等不同场所,开展形式多样、参与性强的大众健身活动。

(三) 任务

1.疾控机构

(1)制订健康生活方式行动、烟草控制、合理膳食、身体活动促进的工作计划和实施方案,并指导实施和总结。

(2)组织实施相关政策宣传、倡导、提案、议案和媒体深度报道。

(3)确定健康教育核心信息,设计并推广宣传资料,组织开展辖区内大型健康教育和健康促进活动。

(4)编制相关技术文件,开发推广健康促进适宜工具和技术。

(5)指导健康生活方式示范创建工作,不断扩大示范社区、示范单位、示范食堂、示范餐厅等的覆盖范围。

(6)组织实施试点或典型研究,总结推广成熟技术和经验。

(7)对相关部门、下级疾控机构、基层医疗卫生机构进行技术培训、业务指导和考核评价。

2.基层医疗卫生机构

(1)制订辖区内健康教育和健康促进工作计划、实施方案,并组织实施。

(2)配备专人负责辖区内健康教育和健康促进工作。

(3)参与辖区健康生活方式示范社区、示范单位和示范餐厅/ 食堂等的创建工作。

(4)参与辖区健康促进工作的考核与评价,完成辖区工作自我总结与评价。

3.医院

(1)协助当地卫生行政部门和疾控机构制订健康教育和促进规划和计划。

(2)参与健康教育核心信息、技术规范和支持工具的制订和开发。

(3)以各种形式开展院内健康生活方式知识宣传,并在门诊常规开展针对个体的健康生活方式指导。

(4)在健康生活方式、高血压、糖尿病等健康宣传主题日,组织开展宣传活动。

(5)创建无烟医院、健康生活方式示范医院等。

（6）协助开展辖区基层医疗卫生机构的业务培训和指导。

（四）流程和步骤

1.根据当地慢性病防治规划，因地制宜，制订慢性病危险因素控制工作计划和实施方案。

2.获取可能的政策、技术、人力和经费支持。

3.按计划实施健康生活方式行动、烟草控制、合理膳食、身体活动促进等活动。

4.督导、评价和总结健康教育和健康促进工作。

（五）质量控制

1.依据工作计划、实施方案明确的质量控制要求，制订质量控制实施细则。

2.明确质量控制的具体负责人、内容、关键控制点、基本要求、奖惩办法。

3.质控贯穿计划制订、组织建设、活动开展、工作总结、效果评估等全过程各环节。

（六）考核和评价（略）

二、高风险人群的早期发现与管理

（一）目标

积极发现慢性病高风险人群，通过健康管理和强化生活方式干预，降低个体慢性病危险水平，防止和延缓慢性病的发生。

（二）内容和方法

1.高风险个体发现

（1）创造方便发现慢性病高风险人群的条件和政策环境，宣传高风险人群早期发现的重要性和方法，鼓励在家庭、社区、单位、公共场所提供便利条件，发现高风险人群。

（2）医疗卫生机构可通过日常诊疗、健康档案建立、单位职工和社区居民的定期体检、从业人员体检、大型人群研究项目等途径发现高风险人群。

（3）慢性病高风险人群特征。

慢性病高风险人群为具有以下特征之一者：

① 血压水平为 130～139/85～89mmHg；

② 现在吸烟者；

③ 空腹血糖水平为 6.1 mmol/L≤ FBG＜7.0mmol/L；

④ 血清总胆固醇水平为 5.2 mmol/L≤ TC＜6.2mmol/L；

⑤ 男性腰围≥ 90cm，女性腰围≥ 85cm。

2.高风险人群的健康管理

为防止或延缓高风险人群发展为慢性病患者，高风险人群需要加强健康管理，定期监测危险因素水平，不断调整生活方式干预强度，必要时进行药物预防。针对具有任何 1 项高风险人群特征者，可以通过公众群体的健康管理（可参考"危险因素控制"相关内容），促进其对自身进行动态监测和生活方式自我调整；针对具有 3 项及以上高风险人群特征者，应当纳入个体健康管理范围。

（1）动态监测危险因素指标变化。对于血压在 130～139/85～89mmHg 之间者，每半年测量血压一次；男性腰围≥ 90cm，女性腰围≥ 85cm，每季度测量体重及腰围一次；空腹血糖水平为 6.1 ≤ FBG＜7.0mmol/L，每年测血糖一次；血清总胆固醇水平为 5.2 mmol/L≤ TC＜6.2 mmol/L，每年测量一次。医疗卫生机构通过健康教育等方式指导具有任何 1 项高风险人群特征者按照上述要求主动监测自身指标变化情况。对具有 3 项及以上高风险人群特征者,基层医疗卫生机构应当将其纳入管理,定期随访其指标变化情况。此外,对于吸烟者,每半年询问一次吸烟情况。对伴有多种危险因素和同时伴有其他慢性病的患者,监测频率还需加强。

(2)生活方式自我调整和强化干预。对具有任何 1 项高风险人群特征者通过健康教育,促进其对自身的生活方式进行自我调整。对具有 3 项及以上高风险人群特征者,基层医疗卫生机构应当对其开展强化干预。

干预的内容主要包括合理膳食、减少钠盐摄入、适当活动、缓解心理压力、避免过量饮酒等。

强化生活方式干预需要坚持以下原则:

① 强度适中,循序渐进:需针对个体情况,医患共商,确定干预可能达到的阶段性目标。

② 长期坚持,形成习惯:长期坚持良好的生活方式,逐步形成习惯,才能取得良好的效果。

③ 亲友互助,强化习惯:强化干预需要家人和朋友的配合。首先,亲友的配合为实现戒烟、合理膳食等行为提供支持;其次,亲友的支持有助于增进感情,使家庭和睦社会和谐;第三,高风险个体的家人甚至是同事往往具有相似的行为习惯,共同培养健康生活方式有助于亲友的健康。

④ 同伴共勉,提高信心和技能:发挥同伴教育的作用,充分运用"自我管理"技能。如参加"兴趣俱乐部"等,有助于同伴间交流经验,增强信心,长期坚持,降低成本。

强化生活方式干预需遵循以下步骤:

① 确定个体存在的危险因素和所处水平,了解其知识、态度和行为改变状况。

② 分析控制各种危险因素对预防慢性病作用的大小,提出循证医学建议。

③ 结合实际情况,综合考虑各种危险因素控制的难度和可行性,制订危险因素控制优先顺序、阶段目标和干预计划。

④ 创造方便的危险因素监测、咨询和随访管理的支持性环境;鼓励高风险个体争取亲友、同事的配合,积极参与有关活动组织。

⑤ 结合经常性的监测与评价,适时调整干预策略和措施。

(3)控制其他并存的疾病或危险。高风险个体在监测危险因素、生活方式自我调整和强化干预(包括控烟)的同时,尚需加强对体重、血糖和血脂等指标的控制。

(三)任务

1.疾控机构

(1)以循证医学为基础,组织确定各类慢性病高风险人群发现的执行标准和工作策略。

(2)开发并推广高风险人群发现、健康教育和强化生活方式干预适宜技术。

(3)组织辖区医院和基层医疗卫生机构制订高风险人群发现、管理工作方案和技术文件,并指导实施。

(4)开展群体水平高风险人群的健康教育。

(5)定期对工作质量和效果进行考核评价。

2.基层医疗卫生机构

(1)依据上级的方案,参与制订辖区高风险人群干预和管理工作计划。

(2)为居民提供方便的危险因素监测环境和设备条件。

(3)多种形式开展群体水平健康教育,宣传危险因素监测方法和高风险及患病状态的判断标准,鼓励自我监测危险因素水平。

(4)通过各种途径发现慢性病高风险人群,做好建档和随访工作,指导高风险个体进行强化生活方式干预。

(5)对辖区慢性病高风险人群的干预和管理工作进行评估。

3.医院

(1)为制订高风险人群判定标准、发现和管理技术方案提供技术支持。

(2)通过培训和指导,协助辖区基层医疗卫生机构高风险人群的发现和管理。

(3)多种途径向就诊者宣传高风险个体发现的意义和方法。

(4)在医院的诊疗服务中,积极发现高风险个体并提供健康生活方式指导。

(四)流程和步骤

1.参照上级标准,结合辖区具体情况,制订慢性病高风险人群的执行标准,高风险人群发现、健康教育和强化生活方式干预工作计划和实施方案。

2.倡导高风险人群发现支持政策,开发支持技术,争取人、财、物力支持。

3.按计划实施高风险人群的发现、干预和管理。

4.对工作进行督导和评价,总结和汇报工作经验和效果。

(五)质量控制

1.结合工作计划、实施方案和本地工作实际,制订具体质量控制实施细则。

2.明确质量控制的具体负责人、内容流程、关键点、基本要求、奖惩办法。

3.质量控制应当遵照循证原则贯穿计划制订、组织建设、活动开展、工作总结和评估等各环节。

(六)考核和评价(略)

三、高血压和糖尿病患者的早期发现与管理

(一)目标

早期发现和管理高血压和糖尿病患者,提高知晓率、治疗率和控制率,减少或延缓心血管病事件等严重并发症的发生。

(二)内容和方法

1.患者筛查。根据诊断标准,利用以下各种途径筛查和早期诊断高血压和糖尿病患者。

(1)有计划地测量辖区成年人的血压和血糖。

(2)在日常诊疗过程中检测发现血压和血糖异常升高者。

(3)在各种公共活动场所,如老年活动站、单位医务室、居委会等测量血压;通过各类从业人员体检、健康体检、建立健康档案、进行基线调查等机会筛查血压和血糖。

(4)在各种公共场所安放半自动或全自动电子血压计,方便公众自测血压。

2.患者的健康教育。通过各种方式开展针对高血压和糖尿病患者的健康教育,指导养成健康的生活方式,掌握血压和血糖的监测方法,提高患者的遵医行为。

3.患者的管理。被检出的高血压和糖尿病患者,纳入规范化管理,有效控制血压和血糖,预防和减少并发症的发生。提倡高血压和糖尿病患者自我管理。争取村(居)委会支持,由专业人员指导,组织患者建立自我管理小组,学习健康知识和防治技能,交流经验,提高自我管理效能,改变危险行为,促进管理效果。

（三）任务

1.疾控机构及专业防治机构

（1）联合基层医疗卫生机构和医院制订慢性病患者规范化管理信息标准、慢性病早期发现和规范化管理工作规范；编制慢性病患者生活方式干预和自我管理宣传资料；制订有关工作考核评估标准。

（2）对医院和基层医疗卫生机构开展相关业务指导。

（3）组织实施或参与辖区慢性病患者早期发现、规范化管理和信息管理、慢性病基本公共卫生服务项目考核评估，完成评估报告。

2.基层医疗卫生机构

（1）制订辖区慢性病患者筛查和管理计划，积极发现慢性病患者，建立健康档案，按照《中国高血压防治指南（2009年基层版）》《中国糖尿病防治指南》《高血压患者健康管理服务规范》《2型糖尿病患者健康管理服务规范》要求，实施规范化管理，提高高血压和糖尿病等慢性病患者的知晓、治疗和控制水平。

（2）开展辖区健康教育与健康促进活动，提高慢性病患者健康生活方式行为能力和自我管理的知识和技能。

（3）为高血压、糖尿病等慢性病的早期发现提供血压、体重、血脂、血糖等指标监测的有利环境和条件。

（4）促进"病友俱乐部"等活动小组的建立，为患者康复提供交流和共同参与的平台，并派出专门人员定期进行指导。

（5）充分利用门诊、家庭访视等机会对慢性病患者进行个体化危险评估和生活方式指导。

（6）按要求收集、管理和上报慢性病患者发现和随访管理信息。

（7）做好辖区居民慢性病及其所致并发症和残疾的康复工作。

（8）对有关工作进行自我评估。

3.医院

（1）以多种形式开展慢性病防治知识宣传，有效传播慢性病防治知识。

（2）实施35岁以上患者首诊测血压制度，利用各种诊疗机会发现高血压和糖尿病患者，并协助纳入属地管理。

（3）建立健全双向转诊制度，为高血压、糖尿病等慢性病患者提供规范化诊疗服务。

（4）指导基层开展高血压、糖尿病防治服务，提高基层人员技术水平。

（四）流程和步骤

1.制订高血压、糖尿病等慢性病早期发现和管理工作计划。

2.广泛宣传高血压、糖尿病早期发现和规范管理的方法和意义。

3.营造高血压、糖尿病早期发现和规范化管理的支持环境。

4.有计划地开展早期发现和管理工作。

5.落实标准化信息收集、管理和上报工作。

6.实施相关工作的督导、评估和总结。

（五）质量控制

1.依据工作计划、实施方案，结合本地工作实际，制订具体的过程质量控制实施细则。

2.明确质量控制的具体负责人、内容流程、关键点、基本要求，奖惩办法。

3.质量控制应当贯穿计划制订、组织建设、活动开展、工作总结和评估等全过程各环节。

(六)考核和评价(略)

四、重点癌症的早诊早治

(一)目标。以早诊早治工作为载体,提高主要癌症的早期诊断率、早期治疗率、五年生存率,降低死亡率;提高技术队伍水平,加强基层能力建设;建立合理、可行的费用分担机制,保证绝大部分患者得到及时治疗;逐步全面开展癌症的综合防治工作。

(二)内容和方法

1.确定优先开展早诊早治的癌症。依据危害严重、筛查成本低、技术成熟、人群受益面广的原则,确定优先开展早诊早治的病种:如食管癌/贲门癌、大肠癌、乳腺癌、子宫颈癌、胃癌、肝癌和鼻咽癌等。

2.制订早诊早治工作计划和实施方案。各地卫生行政部门应当根据当地癌症流行特点,组织制订适合本地情况的早诊早治工作计划和具体实施方案。科学确定开展早诊早治工作的癌症种类、人群范围、技术指导及工作承担单位,建立健全包括流行病学、临床检查及组织病理诊断等多学科协作的早诊早治技术队伍。

3.规范早诊早治工作。根据国家相关癌症诊疗规范,结合本地区卫生资源状况,统一辖区内医疗卫生机构癌症早诊早治工作流程,统一培训医疗卫生人员,落实癌症规范化诊疗,切实保证癌症患者有效早诊早治,提高治疗效果、生存质量。

(三)任务

1.疾控机构及专业防治机构

(1)依据国家相关规划、计划及方案,制订辖区癌症筛查及早诊早治技术方案,发展和推广重点癌症早诊早治的适宜技术。

(2)组织发动早诊早治工作,开展流行病学调查,收集筛查对象信息,建立癌症综合防治示范区,逐步推动癌症综合防治工作。

(3)开展癌症健康知识普及工作,提高人民群众对癌症防治知识的知晓程度及在癌症防治工作中的主动参与意识。

(4)承担对开展癌症筛查和早诊早治工作的各级各类机构的技术指导和相关人员培训。

(5)组织和参与早诊早治工作质量和效果的评估考核。

2.基层医疗卫生机构

(1)做好健康教育,动员辖区居民参与癌症筛查工作,协助上级医院开展癌症筛查工作。

(2)在上级医院指导下,参与部分癌症的筛查和早诊早治工作。

3.医院

(1)执行癌症筛查及早诊早治技术方案,按照分地区、分阶段、有计划、有重点的原则逐步开展癌症筛查和早诊早治工作。

(2)指导基层医疗卫生机构开展癌症筛查和早诊早治,培养基层医疗卫生机构技术队伍。

(四)流程和步骤

1.制订筛查技术路线。

2.确定筛查对象范围。

3.明确参与机构职责和任务。

4. 时间进度安排。

5. 早诊早治的保障措施。

6. 参与早诊早治人员的技能培训。

7. 确定质量控制措施与评价指标。

（五）质量控制

1. 广泛开展健康教育和宣传动员，提高群众的参与程度和依从性。

2. 认真开展人员培训，提高技术水平，提高早诊率。

3. 政策保障措施到位，提高治疗率。

（六）考核和评估（略）

第五章　信息管理

一、目标

将慢性病有关信息作为疾病预防控制或区域卫生信息平台建设的重要组成部分。建立和完善慢性病信息管理系统，规范慢性病信息管理，逐步实现跨部门跨单位间的信息共享，为慢性病预防控制工作提供信息支持和服务。

二、内容和方法

（一）信息管理内容

1. 基础信息：人口、环境、社会经济、气候、地理、医疗卫生机构等基础信息。

2. 慢性病监测与调查：死因监测、慢性病危险因素监测、慢性病发病/患病报告、慢性病防控能力和应对调查、慢性病专题调查等信息。

3. 业务管理信息：慢性病政策、规划、干预、管理、评估、培训、科研项目等相关资料。

4. 日常工作信息：工作计划、总结、报告、会议、文件等日常管理资料。

（二）信息收集渠道

1. 基础信息类资料主要来自有关部门的统计信息。

2. 慢性病监测类资料主要来自执行各项监测工作的疾控机构、基层医疗卫生机构和医院，以及民政、公安、社保、妇幼保健等相关部门。

3. 业务管理信息和日常工作信息类资料主要来自相关机构和部门的信息登记报告，相关报表和日常工作记录。

4. 辖区区域卫生信息或医疗卫生系统信息平台、居民健康档案、医院诊疗体检形成的有关慢性病防控信息。

（三）信息系统建设

1. 依据国家疾病预防控制或区域卫生信息化规划，将慢性病信息作为子系统纳入，统一规划建设。

2. 依据国家信息管理规范，编制慢性病信息管理规范，统一标准、统一规范、统一管理，建立数据库共享机制，保证纵向、横向数据交换。

3. 依据"统一规划、满足需要、网络互联、数据挖掘、信息共享、分段实施"的原则，逐步构建统一、规范、安全可信的慢性病信息管理子系统。

（四）信息管理与利用

1.信息资料规范化管理

（1）制订慢性病信息管理制度，规范慢性病信息收集、汇总和上报的流程和方法。

（2）基础信息的收集每年至少1次，业务和日常工作资料等非结构化信息应当随时做好收集和整理，统一分类、建立目录，及时整理归档，逐步实现电子档案管理，电子档案应当保留相应的备份。

（3）调查与监测等数据库资料，应当按照方案要求的工作频率和数量及时完成收集、审核和上报，原始资料应当妥善保管，数据库资料应当随时备份保存。

2.建立和维护慢性病数据库，实现数据共享。建立和维护慢性病数据库，定期更新信息，对不同来源数据开展质量评估，确保数据安全，实现数据共享。

3.信息交流与报告。及时向卫生行政部门上报，向下级机构反馈和交流信息，并为公众提供准确、科学的慢性病信息，定期开展慢性病信息交流活动，为政府和社会提供慢性病信息服务。

三、任务

（一）疾控机构

1.负责制订并指导实施国家、辖区慢性病信息管理工作方案、技术规范和信息标准。

2.建立、完善和管理慢性病信息管理系统。

3.构建和及时更新辖区慢性病数据库，审核、分析、反馈、上报、备份数据，实现数据共享，妥善保管原始资料，确保数据安全。

4.负责评价与报告辖区慢性病信息数据库数据质量，对下级疾控机构数据管理工作进行核查。对属地医院和基层医疗卫生机构等责任报告单位的慢性病信息登记和报告工作进行督导和检查。

5.负责疾控机构信息管理的逐级培训和技术支持。

6.及时上报和反馈信息，定期编印慢性病信息工作动态，开展信息交流。

（二）基层医疗卫生机构

1.承担辖区内慢性病信息的收集、整理和上报工作。

2.按照国家档案管理规定，做好慢性病相关资料档案保存和管理工作，长期保存有关证明书、登记表等。

3.适时更新、维护辖区居民慢性病健康档案。

（三）医院

1.承担本院慢性病诊疗信息的收集、整理和上报工作。

2.按照国家档案管理规定，做好慢性病相关资料保存和管理工作，长期保存有关证明书、登记表等。

3.医院信息管理系统应当参照慢性病信息数据标准预留数据交换接口，保障信息实现共享。

四、流程和步骤

（一）制订工作方案。按照工作目标制订慢性病信息管理工作方案，并制订相应的年度工作计划。

（二）统一慢性病信息技术规范。依据国家慢性病信息管理规范,执行全国慢性病基本数据集标准,统一数据编码,统一慢性病信息收集、汇总、上报和交换的方法和标准,对慢性病相关信息管理的各项内容提出相应的规范要求。

（三）技术培训。逐级对从事慢性病信息管理的人员进行专业知识和技能培训,定期更新相关知识。

（四）信息收集。建立健全相关制度,规范数据的收集、汇总、上报、备份,以及各环节的工作内容、方法和流程。

（五）数据库维护与安全保障。定期对数据库及系统安全性进行审核、评价、更新、完善。

（六）数据共享。建立数据共享机制,提供信息数据的交换和共享服务。

（七）信息交流。定期开展信息交流,及时上报和反馈相关信息,定期编印慢性病信息工作动态。

五、质量控制

（一）建立信息质量管理体系,由各级疾控机构、基层医疗卫生机构和医院主管领导负责,制订质量控制实施细则,明确质量控制责任人与基本要求。

（二）建立健全慢性病信息管理制度。

（三）专人负责慢性病信息管理工作,督促保证各类资料收集的规范性、及时性、完整性、准确性。

（四）信息资料严格审核,并进行质量评估,将合格的信息数据纳入慢性病信息数据库。

（五）定期数据备份保存和系统安全评价,确保数据安全。

六、考核和评价

（一）慢性病数据标准的统一性、完整性。

（二）信息资料收集和上报的及时性、完整性。

（三）信息资料管理的规范性。

（四）数据库更新的及时性。

（五）数据共享利用程度。

（六）信息交流和报告的及时性、准确性。

（七）信息系统与数据的安全性、有效性。

第六章　能力建设

慢性病防控能力是指各级各类慢性病防控相关机构有效、高效、可持续执行慢性病防控领域中适当任务的能力。慢性病防控能力建设是指为促进慢性病防控各类工作的有效开展而发展的相关知识、技能、组织机构、体系及领导能力。

一、目标

通过对各级疾控机构、基层医疗卫生机构、医院和专业防治机构的慢性病防控资源和能力进行评估,确定能力建设的重点,优化资源配置、开展技术指导和培训,提高各级疾控机构、基层医疗卫生机构、医院和专业防治机构防控慢性病的能力,整体提升各地慢性病防控工作的水平。

二、内容和方法

(一)开展能力评估

1.评估内容

(1)慢性病防控相关的政策、策略、行动计划制订、执行、评价和调整情况。

(2)慢性病防控的基础设施情况。包括慢性病防控机构设置、人员配置、经费配置。

(3)慢性病信息报告系统情况。报告系统中是否包括死因、慢性病疾病登记、危险因素等。

(4)核心职责的履行情况。疾控机构开展死因登记报告和管理、慢性病及危险因素监测、社会心理行为等危险因素干预、指导基层医疗卫生机构建立居民健康档案开展疾病综合防控及效果评估的情况。基层医疗卫生机构规范治疗、管理和危险因素健康促进与干预情况。医疗机构引用适宜技术、设备和基本药物,合理检查、治疗、用药及其危险因素健康促进与干预、指导培训基层的情况。专业防治机构开展专病防治及相关慢性病专病基础、临床、预防的培训情况。

(5)各类慢性病防控相关机构在慢性病防控政策制订及相关工作中的参与情况。

(6)技术指导和培训情况、科研情况。

(7)慢性病防控中的多部门合作情况、慢性病预防控制健康信息传播与多部门的交流沟通情况。

2.评估方法

(1)专项调查。

(2)文献回顾。

3.结果的利用。撰写慢性病防控能力评估报告,提出优化资源配置和慢性病防控的政策建议。及时将报告上报同级卫生行政部门和上级疾控机构。

(二)优化资源配置

依据慢性病防控需要,逐步整合、优化资源,提高慢性病防控能力,满足慢性病防控形势需要。各级疾控机构、基层医疗卫生机构、医院和专业防治机构应当:

1.按本规范第一章对机构和人员设置的要求,安排人员,完善科室设置。

2.每年按项目管理要求,安排慢性病防控业务经费,保证年度计划任务如期完成。

(三)技术指导和培训

1.确定培训目标和指导主题。根据慢性病防控工作需求、慢性病防控能力现状和慢性病防控领域的新进展,结合工作任务,确定技术指导和培训内容,制订相应计划和方案。

2.针对不同对象逐级分层培训和指导。

(1)疾控机构

慢性病防控相关业务知识:死因监测;慢性病危险因素监测;慢性病患者和高风险人群的干预和规范化管理;居民健康档案建立;生活方式相关危险因素知识;ICD-10 分类、肿瘤编码等。

慢性病相关理论及实用技能:健康教育和健康促进有关理论与方法;慢性病防控能力评估方法;现场调查方法(抽样方法、调查表编制、调查方法等);慢性病及危险因素干预管理技能;慢性病信息管理软件使用;数据利用的方法和技能;各类慢性病防治指南等。

慢性病防控综合能力:进行政策倡导、社区动员、多部门合作、信息传播和交流能力的培训和技术指导。

(2)基层医疗卫生机构

慢性病防控相关业务知识:高血压、糖尿病等慢性病患者和高风险人群的干预和规范化管理;慢性病筛查及早诊早治;居民健康档案的建立;生活方式相关危险因素知识等。

慢性病相关理论和实用技能:健康教育和健康促进有关理论与方法;生活方式相关危险因素的干预技能;慢性病信息管理软件使用;交流技能(问卷调查、访谈及社会动员)等。

(3)医院和专业防治机构

流行病学、健康教育和健康促进有关理论、方法、技能;生活方式相关危险因素干预技能;慢性病信息管理软件使用;交流技能(问卷调查、访谈及社会动员)等。

进行政策倡导、社区动员、多部门合作、信息传播的技能。

相关专病的基础、临床、预防知识:相关专病适宜的防治技术及新技术、新方法;相关专病早期的诊断和筛查;相关专病发病、死亡、生存及危险因素的信息收集;全人群中相关专病防治知识的宣传和教育。

三、任务

(一)疾控机构

1.制订和修订辖区慢性病防控能力评估方案,并负责组织实施。

2.在能力评估的基础上,依据国家慢性病防控要求,制订辖区加强能力建设的工作实施方案,并组织实施。

3.根据能力建设方案,制订技术培训指导计划和实施方案。

4.组织编制培训教材和发展培训相关技术,按计划举办技术培训班,对省级慢性病防控人员进行岗位培训和师资培训,对部分地、县疾控机构进行针对性的技术培训。

5.组织辖区慢性病防控业务指导,对下级基层防控工作提供针对性的技术支持。

6.在卫生部疾病控制专家委员会基础上建立国家专家库,省级慢性病防控专家咨询委员会和专家库。

7.培养慢性病防控队伍。

(二)基层医疗卫生机构

1.执行辖区提高慢性病防控能力建设方案,逐步提高工作质量和服务水平。

2.按照慢性病防控工作计划要求,参加慢性病防控工作培训。

3.依据辖区慢性病防控要求和本单位实际情况,制订年度继续教育和岗位培训计划,定期组织技术培训、人员进修。

(三)医院和专业防治机构

1.参与辖区慢性病防控能力评估,并落实评估报告提出的政策建议。

2.根据慢性病防控工作要求,参加上级部门组织的慢性病防控工作培训。

3.依据辖区慢性病防控要求和本单位实际,制订年度继续教育和岗位培训计划,定期组织技术培训、人员进修。

4.指导基层医疗卫生机构慢性病防控能力建设,并承接下级医疗机构的进修任务。

四、流程和步骤

(一)依据国家有关规定,制订并实施慢性病防控能力评估方案。

（二）在能力评估的基础上，制订并实施能力建设工作实施方案。

（三）制订并实施优化资源配置方案。

（四）制订技术培训计划和实施方案，并举办培训班。

（五）根据工作需要，提供经常性的技术指导。

（六）过程和效果评估。

五、质量控制

（一）各级疾控机构负责慢性病防控能力建设的质量控制。国家至少每3年开展1次全国性的能力评估工作，地方根据辖区实际情况可适当增加。

（二）根据能力建设工作实施方案和本地实际情况，制订质量控制实施细则，明确质量控制的负责人、内容、关键点、基本要求、进度、经费安排和奖惩办法。

六、考核和评价

（一）工作指标

1. 有慢性病防控能力评估工作方案。

2. 有加强能力建设的工作计划和实施方案。

3. 有技术培训计划和实施方案。

4. 有资源配置相关文件。

5. 有关过程记录等。

（二）效果指标

1. 能力评估问卷填写完整率≥95%。

2. 能力培训覆盖率≥95%。

3. 能力培训合格率≥95%。

4. 技术指导满意率≥85%。

5. 慢性病防控工作经费较上一年度增加。

6. 履行职责，开展慢性病防控工作的能力和质量提高。

第七章　综合评估

本章所指的综合评估是对国家、一定辖区范围内的慢性病防控情况，包括慢性病流行情况、防控工作情况和防控效果等开展综合评估。

一、目标

综合分析与评估慢性病的流行现状及变化趋势、应对策略及效果，为指导慢性病预防控制工作的开展、相关政策和规划的制订提供科学依据。

二、内容和方法

（一）评估内容

1. 慢性病流行情况

（1）慢性病的流行形势。死亡率、死因构成；高血压、糖尿病等主要慢性病的患病情况；冠心病、脑卒中、恶性肿瘤等发病情况。

（2）危险因素的流行形势。吸烟、饮酒、膳食不合理、身体活动不足；超重/肥胖、血压升高、血糖升高、血脂异常等;慢性病相关的社会决定因素。

2.慢性病防控工作情况

(1)政策的制订与执行。有关公共政策的出台及其对慢性病发生的可能影响;慢性病防控政策的出台及执行情况等。多部门合作情况。

(2)工作项目的实施。慢性病监测的内容及覆盖面;适宜干预技术的开发及应用;主要干预措施的实施情况;技术指南的制订与推广情况;科学研究等。

3.机构能力建设情况

慢性病防控机构的设置、人员配备、工作经费(包括国家专项经费、地方政府拨款以及其他来源的经费),能力培训等。

4.慢性病防控效果

包括危险因素流行水平、疾病、健康管理,疾病管理和针对特定干预项目的指标等。

(二)评估指标

根据慢性病综合评估的需要,核心指标包括:

1.慢性病流行形势的评估指标

(1)高血压患病率、糖尿病患病率。

(2)恶性肿瘤发病率、脑卒中发病率、急性心肌梗死发生率。

(3)慢性病总死亡率及占居民总死亡的构成比、恶性肿瘤死亡率、心血管病死亡率、脑血管病死亡率、慢性呼吸系统疾病死亡率。

2.危险因素的评估指标

(1)预防和控制慢性病的核心知识知晓率、健康行为形成率。

(2)新建居民小区安置健身器材和设施的比例、居民步行 10 min 内可到达健身场地的比例。

(3)吸烟率、青少年尝试吸烟率、医务人员吸烟率、女性吸烟率。

(4)人均每日钠盐摄入量、食用油摄入量、新鲜蔬菜水果摄入量。

(5)城乡居民经常参加体育锻炼的人数比例。

(6)成人超重和肥胖现患率、血压正常高值现患率、糖尿病前期现患率、血脂异常现患率。

3.健康管理的评估指标

(1)成人每年血压测量率,成人高血压知晓率、治疗率、控制率、规范管理率。

(2)35 岁以上成人每年血糖检测率,成人糖尿病知晓率、治疗率、控制率、规范管理率。

(3)35 岁以上成人每年血脂检测率。

4.慢性病防控工作的评估指标

(1)制订与执行的政策。所颁布、修订和执行与慢性病防控有关的法律法规的数量和情况;慢性病预防控制综合规划、部门规划、慢性病预防控制专项行动计划等的制订与执行情况。

(2)开展工作的情况。监测工作的覆盖人群、干预工作的开展情况、指南或规范的制订种类及执行情况。

5.能力建设的评估指标

疾控机构慢性病防控科(所)的设置、人员数量及人员占单位人员总数的比例;接受和举办技术培训班的数量和培训的人(次)数、人员进修的人(次)数和比例。

6. 慢性病防控效果的评估指标

(1)危险因素流行水平指标。

(2)疾病指标。

(3)健康管理和疾病管理指标。

(4)针对特定干预项目的指标。

(三)收集信息

1. 收集现有监测、患病报告数据，如死因与危险因素监测结果、患病或发病数据等。

2. 文献回顾资料，如专题调查结果、历年统计年鉴等。

3. 专题调查资料，如收集慢性病相关政策，调研慢性病预防控制工作开展情况等。

(四)数据分析

开发、完善分析技术和方法，围绕目标与评估指标进行横向、纵向以及与目标差距综合分析。

(五)完成报告

评估的产出，最终形成综合评估报告。

三、任务

(一)疾控机构

各级疾控机构负责国家、辖区范围内的综合评估工作。

1. 制订国家、辖区评估计划和方案，每三年至少组织一次慢性病防控综合评估。

2. 研究、完善、调整和优化综合评估相关方法、技术、指标等。

3. 按方案逐级开展综合评估的技术指导和培训。

4. 撰写、上报和反馈辖区慢性病综合评估报告。

(二)基层医疗机构和医院

1. 参与各级综合评估计划和方案的制订和实施。

2. 配合疾控机构研究完善综合评估相关方法、技术、指标等。

3. 参与各级综合评估的技术指导和培训。

四、流程和步骤

(一)制订评估计划和方案：包括评估内容、评估指标、分析方法、选点和抽样方法、信息采集方法、人员培训方案、质量控制，时间进度等。

(二)培训人员：依据培训方案对参与评估人员就数据收集整理、指标界定与指标值计算以及统计分析方法与技术进行培训，统一标准和方法。

(三)实施评估：按照评估计划和方案，组织实施评估工作。

(四)完成评估报告：利用结果指导慢性病预防控制工作，及时向公众发布重要信息，并向有关部门提出政策建议。

五、质量控制(略)

六、考核和评价

主要考核和评价：

(一)评估方案的科学性、可行性。

（二）定性及定量指标的可获得性、可操作性。

（三）现场调查工作质量以及数据资料记录的真实性、完整性。

（四）评估报告及其完整性、科学性。

中国慢性病防治工作规划(2012—2015 年)*

为贯彻落实《中共中央 国务院关于深化医药卫生体制改革的意见》，积极做好慢性病预防控制工作，遏制我国慢性病快速上升的势头，保护和增进人民群众身体健康，促进经济社会可持续发展，根据我国慢性病流行和防治情况，特制定《中国慢性病防治工作规划(2012—2015年)》。

一、背景

影响我国人民群众身体健康的常见慢性病主要有心脑血管疾病、糖尿病、恶性肿瘤、慢性呼吸系统疾病等。慢性病发生和流行与经济社会、生态环境、文化习俗和生活方式等因素密切相关。伴随工业化、城镇化、老龄化进程加快，我国慢性病发病人数快速上升，现有确诊患者2.6亿人，是重大的公共卫生问题。慢性病病程长、流行广、费用贵、致残致死率高。慢性病导致的死亡已经占到我国总死亡的85%，导致的疾病负担已占总疾病负担的70%，是群众因病致贫返贫的重要原因，若不及时有效控制，将带来严重的社会经济问题。

国内外经验表明，慢性病是可以有效预防和控制的疾病。30多年来，我国经济社会快速发展，人民生活不断改善，群众健康意识提高，为做好慢性病防治工作奠定了基础。多年来在我国局部地区和示范地区开展的工作已经积累了大量成功经验，并初步形成了具有中国特色的慢性病预防控制策略和工作网络。但是，慢性病防治工作仍面临着严峻挑战，全社会对慢性病严重危害普遍认识不足，政府主导、多部门合作、全社会参与的工作机制尚未建立，慢性病防治网络尚不健全，卫生资源配置不合理，人才队伍建设亟待加强。"十二五"时期是加强慢性病防治的关键时期，要把加强慢性病防治工作作为改善民生、推进医改的重要内容，采取有力有效措施，尽快遏制慢性病高发态势。

二、基本原则

（一）坚持政府主导、部门合作、社会参与。以深化医药卫生体制改革精神为指导，逐步建立各级政府主导、相关部门密切配合的跨部门慢性病防治协调机制，健全疾病预防控制机构、基层医疗卫生机构和医院分工合作的慢性病综合防治工作体系，动员社会力量和群众广泛参与，营造有利于慢性病防治的社会环境。

（二）坚持突出重点、分类指导、注重效果。充分考虑不同地区社会经济发展水平和慢性病及其危险因素流行程度，制定适合不同区域的具体防治目标和控制策略，关注弱势群体和流动人口，提高慢性病防治的可及性、公平性和防治效果。

（三）坚持预防为主、防治结合、重心下沉。以城乡全体居民为服务对象，以控制慢性病危险因素为干预重点，以健康教育、健康促进和患者管理为主要手段，强化基层医疗卫生机构的

---

*　来源：卫生部等15个部门关于印发《中国慢性病防治工作规划(2012—2015)的通知(卫疾控发〔2012〕34 号)》

防治作用,促进预防、干预、治疗的有机结合。

三、目标

进一步完善覆盖全国的慢性病防治服务网络和综合防治工作机制,建立慢性病监测与信息管理制度,提高慢性病防治能力,努力构建社会支持环境,落实部门职责,降低人群慢性病危险因素水平,减少过早死亡和致残,控制由慢性病造成的社会经济负担水平。到2015年达到以下具体目标:

——慢性病防控核心信息人群知晓率达50%以上,35岁以上成人血压和血糖知晓率分别达到70%和50%。

——全民健康生活方式行动覆盖全国50%的县(市、区),国家级慢性病综合防控示范区覆盖全国10%以上县(市、区)。

——全国人均每日食盐摄入量下降到9克以下;成年人吸烟率降低到25%以下;经常参加体育锻炼的人数比例达到32%以上;成人肥胖率控制在12%以内,儿童青少年不超过8%。

——高血压和糖尿病患者规范管理率达到40%,管理人群血压、血糖控制率达到60%;脑卒中发病率上升幅度控制在5%以内,死亡率下降5%;

——30%的癌症高发地区开展重点癌症早诊早治工作。

——40岁以上慢性阻塞性肺病患病率控制在8%以内。

——适龄儿童窝沟封闭覆盖率达到20%以上,12岁儿童患龋率控制在25%以内。

——全人群死因监测覆盖全国90%的县(市、区),慢性病及危险因素监测覆盖全国50%的县(市、区),营养状况监测覆盖全国15%的县(市、区)。

——慢性病防控专业人员占各级疾控机构专业人员的比例达5%以上。

四、策略与措施

(一)关口前移,深入推进全民健康生活方式。充分利用大众传媒,广泛宣传慢性病防治知识,寓慢性病预防于日常生活之中,促使人们自觉养成良好的健康行为和生活方式。卫生部门建立国家和省级慢性病信息和知识权威发布平台,定期发布健康核心信息,配合广电、新闻出版等部门,组织主要媒体设立健康专栏,科学传递慢性病防治知识;各级工会、共青团、妇联、科协、工商联、老龄委和各类社会学术团体发挥各自优势,按照规范信息,有组织地开展公益宣传和社会动员活动。

科学指导合理膳食,积极开发推广低盐、低脂、低糖、低热量的健康食品。农业部门调整和改善食物生产结构,引导生产安全、营养、方便、多样的农产品;工业和信息化部门引导并支持食品加工企业改进生产工艺,推动实施预包装食品营养标签通则,促进健康食品开发和生产;商务部门倡导和鼓励食品销售企业开设健康食品专柜,引导消费者选择健康食品;食品企业、集体供餐和餐饮单位组织业务骨干人员学习掌握合理营养膳食知识并知晓不良饮食危害,逐步推行营养成分标识,提供健康食品和餐饮。

积极营造运动健身环境。体育部门加强群众性体育活动的科学指导,逐步提高各类公共体育设施的开放程度和利用率;教育部门保证中小学生在校期间每天至少参加1小时的体育锻炼活动;环境保护部门加强环境质量监测与评价,强化环境污染综合治理;机关、企事业单位建立工间操制度;社区积极推广健康生活方式指导员和社会体育指导员工作模式。

切实加强烟草控制工作,履行世界卫生组织《烟草控制框架公约》。推动地方加快公共场所禁烟立法进程和国家层面法律法规的出台。继续加大控烟宣传教育力度。全面推行公共场所禁烟,党政机关、医疗卫生机构、教育机构等要率先成为无烟单位。鼓励医疗机构设立规范的戒烟门诊,提供临床戒烟服务,加强对医务人员的培训,提高戒烟服务能力和水平。宣传过量饮酒危害,开展心理健康教育,普及心理健康知识。

(二)拓展服务,及时发现管理高风险人群。扩大基本公共卫生服务项目内容和覆盖人群,加强慢性病高风险人群(血压、血糖、血脂偏高和吸烟、酗酒、肥胖、超重等)检出和管理。基层医疗卫生机构要全面履行健康教育、预防、保健、医疗、康复等综合服务职能,建立规范化居民电子健康档案,及时了解社区慢性病流行状况和主要问题,有针对性地开展健康教育,免费提供常见慢性病健康咨询指导。各级各类医疗机构对 35 岁以上人群实行首诊测血压制度。80%以上的乡镇卫生院开展血糖测定,30%以上的乡镇卫生院开展简易肺功能测定,40%的社区卫生服务中心和 20%的乡镇卫生院开展口腔预防保健服务。政府机关、企业事业单位积极推行健康体检制度,将慢性病核心指标和口腔检查作为必查项目,建立动态管理档案,加强指导管理。有条件的机关、单位建立健康指标自助检测点,提供体格测量简易设备。零售药店在慢性病防控宣传教育中要发挥积极作用。

基层医疗卫生机构和单位医务室对健康体检与筛查中发现的高风险人群,进行定期监测与随访,实施有针对性的干预,有效降低发病风险。各级疾病预防控制、健康教育机构开发并推广高风险人群发现、强化生活方式干预的适宜技术,并进行督导和评价。

开发癌症高发地区重点癌症筛查适宜技术,开展早期筛查和治疗,结合国家免疫规划政策,加强对癌症高风险人群乙型肝炎、人乳头瘤病毒等疫苗的预防接种。有条件的地区开展慢性阻塞性肺病和脑卒中高风险人群发现和干预工作。

(三)规范防治,提高慢性病诊治康复的效果。心脑血管病、肿瘤、糖尿病等专病防治机构要推广慢性病防治适宜技术,及时对本机构各级专科诊治从业人员进行诊治规范培训,逐步实现慢性病的规范化诊治和康复。各级各类医院要严格遵照卫生行政部门制定的诊疗技术规范和指南,完善专科医师的专业化培训制度,注重康复治疗的早期介入。在提供规范化诊断、治疗和康复的同时,要加强对患者及家属的咨询指导和科普宣传。

基层医疗卫生机构加强高血压、糖尿病、慢性阻塞性肺病等慢性病患者管理服务和口腔保健服务,对癌症患者开展随访和康复指导等工作,积极推广儿童窝沟封闭等口腔疾病预防适宜技术。随着基本公共卫生服务均等化投入的增加,不断拓展服务范围,深化服务内涵,积极推广慢性病患者的自我管理模式,努力提高患者规范管理率和控制率。积极探索全科医生家庭服务模式。

在慢性病防治工作中,坚持中西医并重,充分发挥中医药"简、便、验、廉"和"治未病"的特点。卫生部门要进一步巩固完善基本药物制度,适当增加基本药物目录中慢性病用药品种,建立基本药物短缺监测信息处理协同机制,完善国家基本药物储备制度,确保为慢性病患者提供适宜的治疗药物。食品药品监督管理部门要严格审批慢性病防治药品,加强监督检查,确保药品安全。

(四)明确职责,加强慢性病防治有效协同。完善慢性病防控网络,优化工作格局,整合专业公共卫生机构、医院和基层医疗卫生机构功能,打造上下联动、优势互补的责任共同体,促进慢性病防治结合。卫生行政部门要创新工作方式,提高管理水平;省市县各级疾病预防控制机构和公立医院设置专门科室和人员,履行慢性病防治工作职责;基层医疗卫生机构强化慢性病防控职能,提高服务能力。

建立疾病预防控制机构、医院、专病防治机构、基层医疗卫生机构在慢性病防治中的分工负责和分级管理机制,明确职责和任务。疾病预防控制机构和专病防治机构协助卫生行政部门做好慢性病及相关疾病防控规划和方案的制定和实施,提供业务指导和技术管理;医院开展慢性病相关信息登记报告,提供慢性病危重急症病人的诊疗、康复服务,为基层医疗卫生机构开展慢性病诊疗、康复服务提供技术指导;建立和基层医疗卫生机构之间的双向转诊机制;基层医疗卫生机构负责相关慢性病防控措施的执行与落实。

健康教育机构负责研究慢性病健康教育策略方法,传播慢性病防治核心信息,并指导其他机构开展慢性病健康教育活动。妇幼保健机构负责提供与妇女儿童有关的慢性病预防咨询指导。

(五)抓好示范,提高慢性病综合防控能力。积极创建慢性病综合防控示范区,注重开展社区调查诊断,明确本地区主要健康问题和危险因素,应用适宜技术,发展适合当地的慢性病防控策略、措施和长效管理模式。各地要定期总结推广示范区建设经验,带动慢性病综合防控工作。到2015年,全国所有省(区、市)和东部省份50%以上地级市均建有国家级慢性病综合防控示范区。

充分发挥各级爱国卫生运动委员会和各地现有的健康促进工作委员会的作用,丰富和深化卫生创建活动的健康内涵。以卫生创建、健康创建为平台,加强慢性病综合防控的组织协调,将慢性病防控作为卫生城镇考核标准和健康城市及区域性健康促进行动的重要内容,创建国家卫生城市的地区须建成1个以上国家级慢性病综合防控示范区。通过政策引导,改善环境质量,增加绿地面积和健身场所,建设健康环境;促进合理膳食、适量活动、控烟限酒,培育健康人群。

继续推进省级地方政府与卫生部开展慢性病综合防控合作项目,通过省部共建,在慢性病综合防控的政策研究、宣传教育、干预控制、监测评价、能力建设、科研攻关和国际交流等方面进行深入合作,共同提高项目合作省份的慢性病综合防控水平。

(六)共享资源,完善慢性病监测信息管理。统筹利用现有资源,提高慢性病监测与信息化管理水平,建立慢性病发病、患病、死亡及危险因素监测数据库,健全信息管理、资源共享和信息发布等管理制度。逐步建成慢性病综合监测点,规范人口出生与死亡信息管理,组织开展辖区脑卒中、急性心肌梗死、恶性肿瘤发病及死因登记报告。建立慢性病与健康影响因素调查制度,定期组织开展慢性病及危险因素、居民营养与健康等专项调查。结合居民健康档案和区域卫生信息化平台建设,加强慢性病信息收集、分析和利用,掌握慢性病流行规律及特点。

(七)加强科研,促进技术合作和国际交流。加强慢性病基础研究、应用研究和转化医学研究。科技部门在相关科技计划中加大对慢性病防治研究的支持,提高慢性病防治的科技支撑能力。加强慢性病防治研究和转化基地建设,重点加强慢性病防治技术与策略、诊疗器械、新型疫苗和创新药物的研究,开发健康教育与健康促进工具,加强科研成果转化和利用,推广慢性病预防、早诊早治早康和规范治疗等适宜技术。

加强国内外交流与合作,积极参与慢性病防治全球行动,与国际组织、学术研究机构和院校在人员培训、技术合作和科学研究等方面开展广泛协作。加强与发展中国家的交流,建立合作共赢的国际合作机制。

五、保障措施

(一)加强组织领导,推进规划实施。各地将促进全民健康作为转变发展方式、实现科学发展的新战略,融入各项公共政策,加强对慢性病防治工作的组织领导,将慢性病防治工作纳入当地经济社会发展总体规划,建立目标责任制,实行绩效管理。中国疾病预防控制中心、国家癌症中心、国家心血管病中心制订专项行动计划,指导各地推进规划实施。各地要围绕规划总体目标和重点工作,结合实际,制订本地防治规划和年度工作计划,认真研究推进规划目标实现的政策和措施,切实解决防治工作中的问题和困难,落实政策保障、人员配备、资金投入、监督奖励等措施,大力加强社会动员,努力形成政府社会防治工作合力。

(二)履行部门职责,落实综合措施。加强部门间协调沟通,建立慢性病防治工作部际联席会议制度,健全分工明确、各负其责、有效监督的工作机制,协调解决慢性病防治工作重大问题,落实各项防治措施。

卫生部门制订慢性病防治方案,将慢性病防控作为基本公共卫生服务均等化核心内容,做好新型农村合作医疗与公共卫生服务的衔接,实现防治有效结合。研究建立慢性病综合防控重大专项,做好组织协调、技术指导、健康教育与行为干预、预防治疗和监测评估。评价防治效果,推广适宜技术,指导社会和有关部门开展慢性病预防工作。

发展改革部门将慢性病防治相关内容纳入经济与社会发展规划,加强慢性病防治能力建设,保障慢性病防治工作的基本条件。

教育部门将营养、慢性病和口腔卫生知识纳入中小学健康教育教学内容,监督、管理和保证中小学生校园锻炼的时间和质量。

民政部门进一步完善贫困慢性病患者及家庭的医疗救助政策,逐步加大救助力度,对符合当地医疗救助条件的,积极纳入医疗救助范围。

财政部门根据经济社会发展水平以及疾病谱的转变和疾病负担的变化,安排必要的慢性病防控经费。

人力资源社会保障部门积极完善基本医疗保险政策,做好基本医疗保险与公共卫生服务在支付上的衔接,逐步提高保障水平,减轻参保人医疗费用负担。

体育部门贯彻落实《全民健身条例》,积极推行《全民健身计划(2011—2015 年)》,指导并开展群众性体育活动。

科技、工业和信息化、环境保护、农业、商务、广电、新闻、食品药品监督管理等部门要按照职能分工,密切配合、履职尽责。

(三)增加公共投入,拓宽筹资渠道。建立慢性病防治工作的社会多渠道筹资机制。发挥公共财政在慢性病防治工作中的基础作用,根据经济社会发展水平和慢性病流行程度,不断增加公共财政投入,逐步扩大服务范围,提高服务标准,加大对西部和贫困地区慢性病防控工作支持力度,完善投入方式,评估投入效果,提高资金效益。鼓励社会各界投入,引导国际组织、企事业单位和个人积极参与,为防控慢性病提供公益性支持。

(四)加强人才培养,提高服务能力。实施卫生中长期人才规划,建设一支适应慢性病防治工作需要的医学专业与社会工作相结合的人才队伍。加强基层慢性病和口腔疾病防治实用型人才培养,提高基层医疗卫生人员服务能力,切实加强政策保障,使基层医疗卫生人才引得进、用得上、留得住;加强慢性病防治复合型人才培养,特别注重培养既掌握临床医学技能又熟悉公共卫生知识的人才,在全科医生、住院医师和公共卫生医师规范化培训中,强化慢性病防治内容,提高防治技能;加强对康复治疗人员的培养力度,提高慢性病患者的康复医疗服务水平,降低慢性病致残率和残疾程度;加强学术带头人和创新型人才培养,全面提高慢性病科学防治水平。鼓励和支持社会工作人才参与慢性病防治工作。

(五)强化监督监测,实行考核评价。建立规划实施情况监测通报制度,制定规划实施监测指标体系,加强监督检查,及时发现问题,不断完善政策。实行规划实施进度和效果考核评价制度,卫生部将会同有关部门建立评价体系,针对规划落实情况,组织开展考核评价,科学分析投入产出效益,综合评价政策措施效果。

慢性非传染性疾病防控刻不容缓

——时任卫生部部长陈竺在第 64 届世界卫生大会上一般性辩论发言
（2011 年 5 月 16 日　瑞士日内瓦）

尊敬的主席先生、尊敬的总干事女士，各位部长、各位同事：

首先请允许我对主席先生的当选表示祝贺。我相信在您的领导下，本届大会一定能够取得圆满成功。

我愿借此机会对在日本地震和海啸、美国飓风灾害中失去亲人、遭受不幸的家庭表示同情和慰问。这些事件说明在遭遇自然灾害时，人类是如此脆弱，因此，我们需要在人与自然、发展与环境实现和谐。当前，全球化使各国相互联系、相互依存、利益交融达到前所未有的程度，携手合作、同舟共济符合各国共同利益。在此，我祝贺成员国政府间工作组历时 4 年就《共享流感病毒以及获得疫苗和其他利益大流行流感防范框架》达成共识。广大发展中国家将不仅只提供流感病毒，并且在《框架》的安排下，合理、合法、公平地分享流感疫苗和抗病毒药物的利益。这充分体现了各国的团结与合作，必将为今后国际社会共同应对威胁人类自身安全的公共卫生挑战树立一个典范。

女士们，先生们，

根据中国最新的人口普查数据，中国 60 岁及以上人口占 13.26%，人口老龄化进程加快。中国已成为世界上首个"未富先老"的发展中大国。中国有 2 亿高血压患者，每年新发 280 万癌症患者，糖尿病患病率已达到 9%。慢性非传染性疾病占中国人群死因构成升至 85%，每年约 370 万人因慢性非传染性疾病过早死亡。慢性非传染性疾病已经给社会经济发展造成了巨大的威胁。防控慢性非传染性疾病，任重道远。

中国政府高度重视慢性非传染性疾病防控工作，参照世界卫生组织的"全球战略行动计划"，坚持预防为主，降低发病率；坚持早发现，减少经济负担；坚持以人为本，提高生活质量；坚持政府主导，全社会共同参与。中国当前进行的医药卫生体制改革正在实现基本医疗卫生服务全民覆盖，包括为全民建立健康档案，为 35 岁以上人群提供高血压、糖尿病健康管理服务，为 65 岁以上老年人提供健康检查服务等。中国政府已在"十二五"经济社会发展规划中将人均期望寿命提高 1 岁列为核心指标。我们深知，要实现这一目标，实现慢性非传染性疾病的有效防控是关键，为此，我们还将以创建健康城市为抓手，积极开展健康促进、控烟、提高社会服务综合管理能力，并进一步加强以全科医师为重点的基层医疗卫生队伍建设，提高综合服务能力。卫生改革正在为人们带来看得见、摸得着的实惠。

主席先生，各位同事，

慢性非传染性疾病防控是一项刻不容缓的工作。如果控制不好，未来 20～30 年，全球将会出现慢性非传染性疾病的"井喷"。必须重视导致慢性非传染性疾病的健康社会决定因素。国际社会必须增强使命感和紧迫感，必须坚定地实施慢性非传染性疾病全球战略行动计划。我愿提出如下建议：

第一，各国将慢性非传染性疾病防控纳入到衡量本国社会经济发展状况的核心指标，国际社会进一步推动将慢性非传染性疾病防控指标纳入千年发展目标。慢性非传染性疾病是"社会传染病",各国政府要像重视 GDP 一样重视慢性非传染性疾病预防控制工作,将其纳入当地经济社会发展总体规划,建立部门间协调机制,加强社会动员,共同参与。国际社会要积极筹措资金,保障经费投入。

第二,进一步加强卫生体系建设。强有力的卫生体系不仅是应对传染病以及突发公共卫生事件的基础,更是防控慢性非传染性疾病的关键。各国政府应将卫生体系建设作为重点工作内容。发达国家和国际组织应将加强卫生体系建设作为对外援助的一个重要领域,增加援助力度,帮助发展中国家建设卫生体系。

第三,充分发挥世界卫生组织在全球卫生发展日程中的领导作用,支持陈冯富珍总干事领导秘书处的改革进程。希望世界卫生组织在今年 9 月联合国关于慢性非传染性疾病峰会的筹备中发挥领导作用,在全球建立统一明确的慢性非传染性疾病防控目标与评价指标,制订清晰的行动路线,协调整合国际资源,建立广泛的国际合作和伙伴关系。

主席先生,各位同事,

在此,我也要对总干事陈冯富珍女士表示祝贺,感谢您带领世界卫生组织秘书处,为全球卫生改革和发展发挥的卓越领导和协调作用。

谢谢大家。

专业名词注释

1. **疾病预防控制机构** 简称疾控机构,指国家、省(自治区、直辖市)、地(辖区市)、县(区)级疾病预防控制中心和未更名的卫生防疫站。

2. **基层医疗卫生机构** 指城市社区卫生服务中心(包括服务站)、农村乡镇卫生院以及村卫生室。

3. **医院** 指对群众或特定的人群进行治病防病的场所,备有一定数量的病床设施、相应的医务人员和必要的设备,通过医务人员的集体协作达到对住院或门诊病人实施科学的和正确的诊疗目的的医疗事业机构。

4. **专业防治机构** 指包括国家心血管病中心、国家癌症中心和各级各类慢性病防治办公室(中心)等具有独立法人资质的专业机构,承担专病防治工作。

5. **慢性非传染性疾病** 简称慢性病,是对一类起病隐匿、病程长且病情迁延不愈、缺乏明确的传染性生物病因证据、病因复杂或病因尚未完全确认的疾病的概括性总称。主要指心脑血管疾病、恶性肿瘤、慢性呼吸系统疾病及糖尿病。

6. **高血压** 在未用抗高血压药的情况下,收缩压≥ 140mmHg 和(或)舒张压≥90mmHg,按血压水平将高血压分为 1、2、3 级。收缩压≥ 140mmHg 和舒张压<90mmHg 单列为单纯性收缩期高血压。患者既往有高血压史,目前正在用抗高血压药,血压虽然低于 140/90mmHg,亦应当诊断为高血压。

7. **糖尿病** 是由于人体内胰岛素缺乏或相对缺乏所致的一种慢性内分泌代谢性疾病,以糖代谢紊乱为突出表现,未治疗状态下,高血糖为主要特征,并伴有蛋白质及脂肪代谢异常。

8. **血脂异常** 指血液脂质代谢异常,目前主要指血中总胆固醇(total cholesterol,TC)和甘油三酯(triglyceride,TG)水平过高,以及高密度脂蛋白胆固醇(high density lipoprotein cholesterol,HDL-C)水平过低。

9. **超重和肥胖** 指人体能量的摄入超过能量消耗以致体内脂肪过多蓄积的结果。以体重指数(BMI,kg/m²)对肥胖程度分类,体重指数在 24.0～27.9 为超重,大于等于 28.0 为肥胖。

10. **慢性病基本公共卫生服务项目** 指国家基本公共卫生服务项目中提出的"对高血压、糖尿病等慢性病高风险人群进行指导,对确诊高血压和糖尿病患者进行登记管理,定期进行随访"。随着国家或地方慢性病基本公共卫生服务项目内容的不断扩大,这一概念内涵也将随之延伸。

11. **死因监测** 指通过持续、系统地收集人群死亡资料,并进行综合分析,研究死亡水平、死亡原因及变化趋势和规律的一项基础性工作。

12. **现在吸烟者** 一生中连续或累积吸烟 6 个月或以上者,且在调查前 30 天内吸过烟的人。

13. **被动吸烟** 指不吸烟者吸入吸烟者呼出的烟雾及卷烟燃烧产生的烟雾,也称为"非自愿吸烟"或"吸二手烟"。

14. **合理膳食** 指多种食物构成的膳食,这种膳食不但要提供给用餐者足够的热量和所需的各种营养素,以满足人体正常的生理需要,还要保持各种营养素之间的比例平衡和多样化的食物来源,以提高各种营养素的吸收和利用,达到平衡营养的目的。

15. **身体活动** 指需要消耗能量且产生渐进性健康益处之骨骼肌所形成的身体活动,包括家居活动、工作、运动活动、休闲活动等。

16. **过量饮酒** 指成年男性一天饮用酒的酒精量超过 25 克,成年女性超过 15 克。

17. **健康教育** 指通过有计划、有组织、有系统地传播健康相关知识,促使人们自愿地改变不良的健康行为和影响健康行为的相关因素,消除或减轻影响健康的危险因素,预防疾病,促进健康和提高生活质量。

18. **健康促进** 指一个增强人们控制影响健康的因素,改善自身健康的能力的过程。《渥太华宪章》确定了健康促进的 3 项基本策略,即为创造保障健康的若干必要条件所进行的倡导;为人们最充分地发挥健康潜能而向他们的授权;为了实现健康目标的共同协作,在社区各利益相关者之间进行的协调。上述策略由 5 项重点行动领域给予支持,即建立促进健康的公共政策;创造健康支持环境;增强社区的能力;发展个人技能;调整卫生服务方向。

19. **社会动员** 指一种有规模地发动众多人员和社会众多部门参与并通过他们自身努力来实现特定发展目标的运动。

20. **慢性病预防控制能力** 指各级各类慢性病防控相关机构,有效、高效可持续执行慢性病防控领域中适当任务能力。

21. **慢性病预防控制能力建设** 指为促进慢性病防控各类工作的有效开展而发展的相关的知识、技能、组织机构、体系及领导能力。

22. **灾难性医疗支出** 根据世界卫生组织关于家庭"灾难性医疗支出"的定义,一个家庭强制性医疗支出,大于或者超过家庭一般消费的 40%,就被认为出现了医疗灾难性支出。

参考文献

[1]詹思延. 流行病学进展[M]. 北京:人民卫生出版社,2010:1-7.

[2]郑全庆. 流行病学基本原理与方法[M]. 西安:陕西科学技术出版社,2007:246.

[3]WHO. Innovative care for chronic conditions: building blocks for action [R]. Globalreport,Geneva: WHO, 2002.

[4]WHO. Preventing chronic diseases: a vital investment [R]. Global report, Geneva: WHO, 2005.

[5]李鹏. 慢性病现状流行趋势国际比较及应对策略[J]. 天津医药,2009,37(4): 254-257.

[6]Ong K L, Cheung B M, Man Y B, et al. Prevalence, awareness, treatment, and control of hypertension among Untied States adults 1999-2004[J]. Hypertension, 2007, 49 (1): 69-75.

[7]Fezeu L, Kengne A P, Balkau B, et al. Ten-year change in blood pressure levels and prevalence of hypertension in urban and rural cameron [J]. J Epidemiol Community Health, 2010, 64(4):360-365.

[8]Erem C, Hacihasanoglu A, Kocak M, et al. Prevalence of prehypertension and hypertension and associated risk factors among Turkish adults: Trabzon hypertension study[J]. J Public Health(Oxf), 2009, 31(1): 47-58.

[9]Damasceno A, Azevedo A, Silva-Matos C, et al. Hypertension prevalence awareness treatment and control in, Mozambique: urban/rural gap during epidemiological transition [J]. Hypertension, 2009, 54(1): 77-83.

[10]卫生部统计信息中心. 2008 中国卫生服务调查研究:第四次家庭健康询问调查分析报告 [M]. 北京:中国协和医科大学出版社,2009.

[11]纪艳. 农村地区慢性病流行现状及防治对策研究[J]. 中国全科医学. 2010,13(9): 147-149.

[12]Pritchett E. Matching funds from the federal government for Medicaid disease management: dietitians as recognized providers [J]. J Am Diet Assoc, 2004, 104(9): 1345-1348.

[13]中华预防医学会慢性病预防与控制分会. 慢性病的流行形势和防治对策[J]. 中国慢性病预防与控制,2005,13(1):1-3.

[14]张人杰,张新卫,张学海,等. 浙江省疾病预防控制机构 2011 年度人力资源现状分析[J]. 中国公共卫生管理. 2013,29(3):332-335.

[15]崔颖,刘军安,叶健莉,等. 贫困农村地区高血压及其合并症病人家庭灾难性卫生支出分析 [J]. 中国初级卫生保健, 2011,25(3):37-39.

[16]吴群红,李叶,徐玲,等.医疗保险制度对降低我国居民灾难性卫生支出的效果分析[J].中国卫生政策研究.2012,5(9):62-66.

[17]闫菊娥,郝妮娜,廖胜敏.新医改前后农村家庭灾难性卫生支出变化及影响因素——基于陕西省眉县的抽样调查[J].中国卫生政策研究,2013,6(2):30-33.

[18]高新军.陕西麟游县住院看中医不花钱[N].中国中医药报,2010-11-5(01).

[19]孔灵芝.关于当前我国慢性病防治工作的思考[J].中国卫生政策研究,2012,5(1):2-5.

[20]梁浩材.防控慢性病是发展问题和政治问题[J].健康研究,2012,32(2):81-84.

[21]胡建平,饶克勤,钱军程,等.中国慢性非传染性疾病经济负担研究[J].中国慢性病预防与控制,2007,15(3):189-193.

[22]Wang L, Kong L, Wu F, et al. Preventing chronic diseases in China[J]. Lancet, 2005, 366 (9499): 1821-1824.

[23]Marquez P,王世勇.2011年中国慢性病流行现状及预防[R].华盛顿:世界银行,2011:1-46.

[24]Lim S S, Vos T, Flaxman A D, et al. A comparative risk assessment of burden of disease and injury attributable to 67 risk factors and risk factor clusters in 21 regions, 1990—2010: a systematic analysis for the Global Burden of Disease Study 2010[J]. Lancet, 2012, 380(9859): 2224-2260.

[25]翟铁民,魏强,李忠原,等.天津市慢性非传染性疾病防治费用核算研究[J].中国卫生经济,2012,31(5):9-13.

[26]刘庆敏,项海青,金丰达.慢性病防治可持续发展筹资模式的探讨[J].中国卫生经济,2007,26(6):45-47.

[27]孔灵芝.我国儿童慢性非传染性疾病的流行现状与预防[J].中国学校卫生,2003,24(5):428-432.

[28]党勇,李卫平.西部地区农村居民慢性病患病率多因素分析[J].中国卫生资源,2008,11(4):165-172.

[29]姜黎黎,黄巧云,李伟明,等.云南省楚雄州农村居民慢性病患病现状及影响因素分析[J].卫生软科学,2010,24(5):458-463.

[30]李小芳,梁淑英,田庆丰.河南省农民慢性病患病现状及影响因素分析[J].中国卫生经济,2006,6(25):69-71.

[31]杨曙辉,宋天庆,欧阳作富,等.我国农村生态环境问题及主要症结[J].农业科技管理,2009,28(2):9-13.

[32]王良锋,王英,韩婕,等.2007年上海市静安区部分居民主要慢性非传染性疾病患病情况调查[J].预防医学论坛,2008,14(7):586-588.

[33]罗伟,李学军.遗传因素在2型糖尿病发病中的作用及其一般遗传模式[J].中国当代医药,2012,19(9):180-181.

[34]喻文雅,刘君卿,李四凯,等.遗传因素在缺血性脑血管病发病中的作用[J].职业与健康,2010,26(7):790-791.

[35]王亚东,孔灵芝.慢性非传染性疾病的防治技术和策略研究[J].中国全科医学,2008,11(1A):40-42.

[36]孔灵芝. 慢性非传染性疾病流行现状、发展趋势及防治策略[J]. 中国慢性病预防与控制，2002,10(1):1-19.

[37]王国军,张亮,田庆丰,等. 河南省农村居民慢性非传染疾病经济负担研究[J]. 中国卫生经济，2008,27(10):33-35.

[38]World Economic Forum. Global Risks 2009, A Global Risk Network Report[R]. Geneva: World Economic Forum, 2009.

[39]WHO. 预防和控制非传染病全球战略行动计划[R]. Geneva: WHO, 2008.

[40]孙晓筠,Adrian. Sleigh,李士雪,等. 新型农村合作医疗对乡镇卫生院的影响研究[J]. 中国卫生经济，2006,25(05):23-25.

[41]刘国琴,杨晓苏,黄华玲,等. 贵州省新型农村合作医疗制度对乡镇卫生院影响的实证分析[J]. 遵义医学院学报，2009,32(2):187-190.

[42]黄宵,王琼,顾雪非,等. 新型农村合作医疗门诊统筹补偿方案对居民就诊机构选择影响研究[J]. 中国卫生经济，2012,31(4):48-51.

[43]马桂峰,盛红旗,马安宁,等. 新型农村合作医疗实施前后乡镇卫生院效率变化的研究[J]. 中国卫生经济，2012,31(4):52-55.

[44]伍碧,刘俊荣. 我国乡镇卫生院医疗资源配置现状分析[J]. 中国卫生资源，2012,15(4):338-340.

[45]胡晓,周典,吴丹,等. 新医改背景下我国乡镇卫生院人力资源配置现状研究[J]. 卫生经济研究，2011,11(293):25-27.

[46]袁敏,吕军,程亮,等. 乡镇卫生院医疗服务能力的变迁分析[J]. 中国初级卫生保健，2011,5(25):17-19.

[47]应亚珍. 乡镇卫生院服务量下降问题值得重视[J]. 中国卫生，2012,2:24-25.

[48]刘庭芳. 基层医改衍生的新问题值得重视[J]. 中国卫生，2012,3:28-29.

[49]贾金忠,谢一萍,段琳,等. 基本药物制度实施与乡镇卫生院补偿机制转变[J]. 中国医院管理，2011,31(10):37-39.

[50]李凯,孙强,左根永,等. 山东省基本药物制度对乡镇卫生院服务量及患者费用的影响研究:基于倍差法的分析[J]. 中国卫生经济，2012,31(4):62-64.

[51]孙强,左根永,李凯,等. 实施基本药物制度是否降低了农村居民的医药费用负担:来自安徽三县区的经验[J]. 中国卫生经济，2012,31(4):65-67.

[52]尹爱田,李新泰. 山东基本药物制度对乡镇卫生院门诊服务的影响研究[J]. 中国卫生经济，2011,30(4):21-22.

[53]钟要红,王国敬,毛建勋,等. 浙江省四个发达地区乡镇卫生院经济运行情况调查分析[J]. 中国卫生经济，2012,31(8):75-76.

[54]刘海英,张纯洪. 我国城乡公共卫生资源投入不足还是配置失衡[J]. 中国卫生经济，2012,31(8):12-15.

[55]徐杰. 冷静回头看理智向前走——乡镇卫生院补偿机制改革的回顾与展望[J]. 卫生经济研究，2012,5:53-56.

[56]姚淑梅,姚静如. 金砖国家的崛起及其发展前景[J]. 宏观经济管理，2012,8:84-86.

[57]陈先奎. 不能否定人均 GDP 的意义[N]. 环球时报，2011-02-25(1).

[58]邓峰,高建民.我国医疗资源与利用相关情况回顾分析[J].中国卫生经济,2013,32(2)：83-85.

[59]刘东亮.大型公立医院与基层医院对接的思考与实践探索[J].中国卫生经济,2012,31(10)：43-44.

[60]徐州,王高玲,徐佩,等.以医疗机构设置规划为契机推动卫生事业的发展[J]].中国卫生事业管理,2009(8)：539-540.

[61]余宇新,杨大楷.我国医疗资源配置公平性的理论与实证研究[J].经济体制改革,2008(8)：160-163.

[62]王淑,王恒山,王云光.面向资源优化配置的区域医疗协同机制及对策研究[J].科技进步与对策,2010,27(20)：38-42.

[63]孙经杰,邱枫林,王爱杰,等.山东省总费用分配下的医疗资源利用效率研究[J].中国卫生经济,2012,31(8)：29-32.

[64]王昕,郑昂.对保障农村拥有优质医疗资源的思考[J].中国卫生经济,2012,31(5)：54-55.

[65]The Health Administration Society of Urban and Rural. Public health management [M]. New York：Basic Books，1989. 23-28.

[66]刘洋,高国顺,李汝德.解析公共卫生内涵推进政府管理职能转变[J].中国医院管理,2006,26(5)：5-7.

[67]Thomas B. L, Hardy C, Philips N, et al. The institutional effects of interorganizational collaboration：The emergency of proto-Institutions[J]. Acad Manage J,2002,45(1)：281-290.

[68]John M. Bryson，Barbara C. Crosby，Melissa Middleton Stone. The design and implementation of cross-sector collaborations：propositions from the literature[J]. Public AdmRev,2006，66(1)：44-55.

[69]Kamensky J M.，Thomas J. B, Abramson M A.. Networks and partnerships：Collaborating to achieve results no one can achieve alone[A]. In collaboration：Using networks and partnerships [M]. Kamensky John M, and Burlin ThomasJ. (ed.). Lanham, Maryland：Rowman&Littlefield Publishers,2004：8-15.

[70]Donald F Kettl. Managing boundaries in American administration：The collaborative imperative[J]. Public Adm Rev, 2006，66(1)：10-19.

[71]Johan M Berlin, Eric D Carlstrom. The 90-second collaboration：A critical study of collaboration exercisesat extensive accident sites[J]. Journal of Contingencies and Crisis Management，2008,16(4)：177-185.

[72]Michael McGuire. Collaboration public management：Assessing what we know and how we know It[J]. Public Adm Rev. 2006，66(1)：33-43.

[73]John M. Bryson，Barbara C. Crosby，Melissa Middleton Stone. The design and implementation of cross-sector collaborations：Propositions from the literature[J]. Public Adm Rev. 2006,66(1)：44-55.

[74]Rosemary OLeary, Catherine Gerard, Lisa Blomgren Bingham. Introduction to the symposium

on collaborative public management [J]. Public Adm Rev, 2006, 66(1)：6-9.

[75]吕志奎,孟庆国. 公共管理转型:协作性公共管理的兴起[J]. 学术研究. 2010,12:31-58.

[76]王陇德. 弥合临床医学与公共卫生的裂痕提高卫生工作的效能与效益[J]. 中国预防医学杂志，2010,(11)1:3-4.

[77]阿格拉诺夫,麦圭尔. 协作性公共管理:地方政府新战略[M]. 李玲玲,鄞益奋. 北京:北京大学出版社,2007:2.

[78]吕志奎. 罗斯玛丽·奥利瑞、丽莎·布洛姆格伦·宾哈姆:《协作性公共管理者:21世纪的新思维》[J]. 公共管理评论,2010,(2).

[79]Robert Agraoff, Michael McGuire. Collaborative public management：new strategies for local governments[M]. Washington, D. C. ：Georgetown University Press, 2003:4-15.

[80]WHO. 预防和控制非传染病:全球战略行动计划[R]. 日内瓦：WHO,2008.

[81]杨功焕. 中国医改进程中的慢性病预防控制[J]. 医学与哲学(人文社会医学版),2010,31(1):13-16.

[82]杨功焕. 国际烟草控制框架公约与国内政策的差距分析[J]. 中国卫生政策研究,2009,2(3)：1-9.

[83]WHO. 世界卫生组织饮食、身体活动与健康全球战略[R]. 日内瓦：WHO,2004.

[84]WHO. 世界卫生组织饮食、身体活动与健康全球战略:国家监测和评价实施情况的框架[R]. 日内瓦：WHO,2004.

[85]WHO. Global status report：alcohol policy[R]. Geneva：WHO, 2004.

[86]司向,尹香君,施小明. 全国疾控系统慢性病预防控制人力资源现状分析[J]. 中华疾病控制杂志, 2010,14(9):892-895.

[87]邓峰,高建民,吕菊红. 陕西省医疗资源与利用相关情况回顾分析[J]. 中国卫生资源,2013,16(3):233-235.

[88]邓峰,高建民,吕菊红. 宝鸡市医疗资源相关情况比较分析[J]. 中国卫生资源, 2013,16(5):30-32.

[89]韩颖,李莉,冯维萍,等. 新型农村合作医疗大病统筹基金使用效果评价[J]. 中国卫生资源，2009,12(3):110-112.

[90]梦婕,梁鑫. 每年有60万医学毕业生仅10万穿上"白大褂"[N]. 中国青年报, 2012-8-13(03).

[91]Macinko J, Dourado I, Aquino R, et al. Major expansion of primary care in Brazil linked to decline in unnecessary hospitalization[J]. Health Affairs, 2010,29(12)：2149-2160.

[92] Brixi, H. China：urban services and governance [R]. Washington, DC：World Bank,2009.

[93]杨洪伟,张岩,张悦,等. 天津市某区慢性病防治费用核算案例研究[J]. 卫生软科学,2010, 24(3)：11-14.

[94]邓峰,高建民,吕菊红. 我国乡镇卫生院资源与利用情况回顾分析[J]. 中国初级卫生保健,2013,27(4):14-16.

[95]Woolf S H. The need for perspective in evidence-based medicine[J]. JAMA, 1999, 282 (24): 2358-2365.

[96]吴松林,王静.美国卫生的主要问题及其评价[J].中国农村卫生事业管理,2011,31(5): 468-472.

[97]Woolf S H, Stange K C. A sense of priorities for the health care commons[J]. Am J Prev Med. 2006, 31(1): 99-102.

[98]栗成强,朱坤.美国卫生服务系统亟待改进[J].中国卫生政策研究,2010,3(8):18.

[99]Ostbye T, Greenberg G N, Taylor D H, et al. Screening mammography and Pap tests among older American women 1996-2000: results from the Health and Retirement Study (HRS) and Asset and Health Dynamics Among the Oldest Old (AHEAD)[J]. Ann Fam Med, 2003, 1(4): 209-217.

[100]The Secretary of State for Health. Our health, our care, our say: a new direction for community services[R]. London: Department of Health, 2006.

[101]任苒.国际健康目标与卫生改革的新导向[J].医学与哲学(人文社会医学版),2010,31 (4):5-8.

[102]Butterfield R, Henderson J, Scott R. Public health and prevention expenditure in England[R]. London: Department for Health, 2009.

[103]Julian Le Grand. Incentives for Prevention[R]. London: The national reference group for health and wellbeing, 2009.

[104]Goodwin N. The long term importance of English primary care groups for integration in primary health care and deinstitutionalization of hospital care[J]. Int J Integr Care, 2001, 1: e19.

[105]孙树菡,闫蕊.英国医疗卫生事业的转型——从"治病救人"到"预防优先"[J].兰州学刊, 2010,8:64-71.

[106]Editorials. In Economics as well as medicine prevention is better than cure[J]. Aged and Aging, 2004, 33(3): 217-218. [107]杨存,郑晓瑛,陈曼莉.意大利医疗保障体系建设及启示[J].中国卫生经济,2011,30(5):94-96.

[108]刘硕,张士靖.美国健康战略及其对健康中国 2020 的启示[J].医学信息学杂志,2011, 32(9):2-6.

[109]李立明.流行病学[M].北京:人民卫生出版社,2010:2-6.

[110]韩启德.中国卫生事业发展仍面临严峻挑战[J].中国卫生政策研究,2010,3(5):41.

[111]李立明.深化医改要工作有重点政策有倾斜[J].宏观经济管理,2013,4:36-47.

[112]李立明,余灿清,吕筠.现代流行病学的发展与展望[J].中华疾病控制杂志,2010,14 (1):1-4.

[113]Asaria P, Chisholm D, Mathers C, et al. Chronic disease prevention: Health effects and financial costs of strategies to reduce salt intake and control tobacco use[J]. Lancet, 2007, 370 (9604): 2044-2053.

[114]Lim S S, Gaziano T A, Gakidou E, et al. Prevention of cardiovascular disease in high-risk individuals in low-income and middle-income countries: Health effects and costs

[J]. Lancet，2007，370(9604)：2054-2062.

[115]Jamison D T，Breman J G，Measham A R，et al. Disease control priorities in developing Countries[M]. New York：Oxford University Press，2006.

[116]Sims M，Maxwell R，Bauld L，et al. Short terms impact of smoke-free legislation in England：retrospective analysis of hospital admissions for myocardial infarction[J]. BMJ，2010，340：(c2)：161.

[117]Li G，Zhang P，Wang J，et al. The long-term effect of lifestyle interventions to prevent diabetes in the China Da Qing Diabetes Prevention Study：A 20-year follow-up study [J]. Lancet，2008，371(9626)：1783-1789.

[118]WHO. Closing the gap in a generation：health equity through action on the social determinants of health. Commission on Social Determinants of Health Final Report[R]. Geneva. WHO，2008.

[119]Puska P，Vartiainen E，Laatikainen T，et al. The North Karelia Project：From North Karelia to national action[M]. Helsinki：Helsinki University Printing House，2009.

[120]Baicker K，Cutler D，Song Z. Workplace wellness program can generate savings[J]. Health Aff(Millwood)，2010，29(2)：304-311.

[121]Wu X G，Gu D F，Wu Y F，et al. An evaluation on effectiveness of worksite based intervention for cardiovascular disease during 1974-1998 in Capital Iron and Steel Company of Beijing[J]. Journal of China Preventive Medicine，2003，37 (2)：93-97.

[122]汤春红. 英国医疗模式对上海闵行区实施医疗联合体的启示[J]. 中国卫生资源，2013，16(2)：148-150.

[123]马翠，姚萱，张向阳. 中国与俄罗斯医疗卫生状况的比较[J]. 新疆医科大学学报，2011，34(7)：770-773.

[124]冯显威，王慧，程刚. 巴西医疗卫生体制改革及其对我国的启示[J]. 医学与社会，2007，20(12)：30-32.

[125]刘佳琦，陈英耀. 新加坡、韩国和日本卫生技术评估发展概况及启示[J]. 中国卫生质量管理，2011，18(1)：14-16.

[126]李久辉，樊民胜. 法国医疗保险制度的改革对我们的启示[J]. 医学与哲学(人文社会医学版). 2010，31(8)：44-78.

[127]胡爱忠，李建刚. 英国医疗卫生体系特点及对中国的借鉴[J]. 卫生软科学，2012，26(2)：84-85.

[128]杨存，郑晓瑛，陈曼莉. 意大利医疗保障体系建设及启示[J]. 中国卫生经济，2011，30(5)：94-96.

[129]杨颖华，DavidZakus，张天晔，等. 加拿大卫生改革现状、发展趋势及其对我国的启示[J]]. 中国卫生政策研究，2010，3(3)：51-57.

[130] Boenheimer T，Wagner E，Grumback K. Improving primary care for patients with chronic illness[J]. JAMA，288(4)：1775-1779.

[131]Boaden R，Dusheiko M，Gravelle H，et al. Evercare Evaluation：Final Report[M]. Manchester：National Primary Care Research and Development Centre，2006.

[132]Hu T W，Mao Z，Shi J．Recent tobacco tax rate adjustment and its potential impact on tobacco control in China[J]．Tobacco Control，2010，19(1)：80-82.

[133]Hu T W，Mao Z，Shi J，et al．The role of taxation in tobacco control and its potential economic impact in China[J]．Tobacco Control，2010，19(1)：58-64.

[134]王培安.让流动人口尽快融入城市社会[J]].求实,2013,7:52-53.

[135]陈刚,吕军.关于我国流动人口公共卫生管理的思考[J].医学与哲学,2005,26(8)：14-19.

[136]胡连鑫,陈燕燕.我国流动人口的公共卫生现状[J].现代预防医学,2007,34(1):96-98.

[137]张志斌.我国流动人口公共卫生服务体系建设审视[J].中国农村卫生事业管理,2011,31(5):441-443.

[138]李晨,李晓松.我国流动人口卫生服务利用现状及影响因素[J].中国卫生事业管理,2010,6:422-424.

[139]黎慕,徐缓.我国流动人口基本公共卫生服务研究进展[J]].现代预防医学,2010,37(19):3675-3677.

[140]孔伟艳.当前我国流动人口管理的难点与对策[J].宏观经济管理,2012,10:38-50.

[141]邓峰.公立医院回归公益性的路径要素层级分析[J].中国公共卫生管理,2012,28(6)：705-707.

[142]Koivusalo M．The state of health in all policies (HiAP) in the European Union：potential and pitfalls[J]．J Epidemiology Community Health，2010，64(6)：500-503.

[143]Zeidner R．．Fitness On the Job[N]．The Washington (DC) Post，August 17.2004(HE01).

[144]He F J，Jenner K H，Macgregor G A．WASH-World action on salt and health[J]．Kidney International，2010，78(8)：745-753.

[145]Saltman B，Busse R，Figueras J．Social health insurance systems in western Europe[M]：Berkshire：Open University Press，2004：189-206.

[146]Zon R，Towle E，Ndoping M,et al．Reimbrusement of preventive counseling services[J]．J Oncol Pract，2 (5)：214-218.

[147]Nolte E ，Knai C ，McKee M ．Managing chronic conditions：Experience in eight Countries ［M］．Copenhagen：World Health Organization Regional Office for Europe，2008.

[148]Wagner E H．Chronic disease management：What will it take to improve care for chronic illness? [J]．Eff Clin Pract,1998，1(1)：2-4.

[149]Gillian E Caughey，Agnes I Vitry，Andrew L Gilbert，et al．Prevalence of comorbidity of chronic diseases in Australia[J]．BMC Public Health，2008，8(221):2-13.

[150]Gillman M W．Developmental origins of health and disease[J]．N Engl J Med，2005，353 (17)：1848-1850.

[151]Creswell J，Raviglione M，Ottmani S，et al．2010．Tuberculosis and no communicable diseases：neglected links，missed oppo-rtunities[J]．Eur Respir J，2011，37(5)：1269-1282.

［152］Warren E. Todd，David Nash. Disease management：A systems approach to improving patient outcomes［M］. Chicago：American Hospital Publishing，1997.

［153］Busse R. Disease management programs in Germany's statutory health insurance system［J］. Health Aff (Millwood)，2004,23 (3)：56-67.

［154］Stock S，Drabik A，Büscher G. German diabetes management programs improve quality of care and curb costs［J］. Health Aff (Millwood)，2010,29 (12)：2197-2205.

［155］Tran K，Polisena J，Coyle D，et al. Home telehealth for chronic disease management［M］. Ottawa：Canadian Agency for Drugs and Technologies in Health，2008.

［156］Marleen H van den Berg，Johannes W Schoones，Theodora PM Vliet Vlieland. Internet-based physical activity interventions：A systematic review of literature［J］. J Med Internet Res，2007，9(3)：26.

［157］Rojas S V，Gagnon M P. A systematic review of the key indicators for assessing tele-homecare cost effectiveness［J］. Telemed J E Health，2008,14(9)：896-904.

［158］Akesson K M，Saveman B I，Nilsson G. Health care consumers' experience of information communication technology：A summary of literature［J］. Int J Med Inform，2007，76(9)：633-645.

［159］Goldzweig C L，Towfigh A，Maglione M，et al. Costs and benefits of health information technology：New trends from the literature［J］. Health Aff (Millwood)，2009，28 (2)：w282 -93.

［160］Garg，A X，Adhikari N K J，McDonald H，et al. Effects of computerized clinical decision support systems on practitioner performance and patient outcomes：a systematic review［J］. JAMA，2005；293(10)：1223-1238.

［161］Darnton-Hill I，Nishida C，James W P. A life course approach to diet，nutrition and the prevention of chronic diseases［J］. Public Health Nutr，2004，7 (1A)：101-121.

［162］Pear，R. Obama Signs Children's Health Insurance Bill.［N］. The New York Times，February 4，2009.

［163］Vande Ven W P，Beck K，Van de Voorde C，et al. Risk adjustment and risk selection in Europe：6 years later［J］. Health Policy，2007,83(2-3)：162-179.

［164］Eastman R C，Javitt J C，Herman W H，et al. Model of complications of NIDDM. II-Analysis of the health benefits and cost-effectiveness of treating NIDDM with the goal of normoglycemia［J］. Diabetes Care,1997，20(5)：735-744.

［165］Ford E S，Ajani U A，Croft J B，et al. Explaining the decrease in U. S. deaths from coronary disease，1980-2000［J］. N Engl J Med，2007,356 (23)：2388-2398.

［166］Castro-Ríos A，Doubova S V，Martínez-Valverde S，et al. Potential savings in Mexico from screening and prevention for early diabetes and hypertension［J］. Health Aff (Millwood)，2010，29(12)：2171-2179.

［167］Roland M. The quality and outcomes framework：too early for a final verdict［J］. Br J Gen Pract，2007，57(540)：525-527.

［168］Smith P C，York N. Quality incentive：The case of U. K. general practitioners［J］.

Health Aff (Millwood)，2004，23(3)：112-118.

[169] Richard B. Saltman，Reinhard Busse，Josep Figueras. Social health insurance systems in western Europe[M]. Berkshire：Open University Press，2004(207-226).

[170] Nolte E，Knai C，McKee M. Managing chronic conditions：Experience in eight countries[M]. Copenhagen：World Health Organization Regional Office for Europe，2008：55-74.

[171] Dennis S M，Zwar N，Griffiths R，et al. Chronic disease management in primary care：from evidence to policy[J]. Med J Aust，2008，188 (8)：53

[172] Taylor S J，Candy B，Bryar R M，et al. Effectiveness of innovations in nurse led chronic disease management for patients with chronic obstructive pulmonary disease：systematic review of evidence[J]. BMJ，2005，331：485.

[173]Hammond W E，Bailey C，Boucher P，et al. Connecting information to improve health [J]. Health Aff (Millwood)，2010，29(2)：284-288.

[174]张冬娟. 移动医疗引发英国医疗服务新变革[J]. 中国信息界(e 医疗)，2011，12：18-19.

[175]孙通海. 庄子[M]. 北京：中华书局，2007，3.

[176]孙慧，倪依克. 传统养生文化与现代休闲理念的契合[J]. 体育文化导刊，2007，(1)：58.

[177]熊常初.《老子》中的中医养生之道[J]]. 光明中医，2013，28(1)：1-2.

[178]孙艳红. 儒家的养生哲学与传统养生文化[J]. 商丘师范学院学报，2006，22(1)：13-14.

[179]王国轩. 中庸大学[M]. 北京：中华书局，2011，3.

[180]张卫平，朱翠贞，艾卫平."与时偕行"——浅谈《周易》"时"的审美意识与《内经》养生思想 [J]. 江西中医学院学报，2013，25(1)：17-19.

[181]张立文. 和境——易学与中国文化[M]. 北京：人民出版社，2005：231.

[182]贾中，雷春浓. 中国传统养生文化与现代医疗环境[J]. 中国医院建筑与装备，2006，4：44-48.

[183]邓沂.《黄帝内经》饮食养生与食疗药膳探析[J]. 中国中医基础医学杂志，2003，9 (5)：70.

[184]杨静. 论传统体育养生观及其对发展体育保健的启示[J]. 广西师范大学学报，2010，46 (5)：9-131.

[185]张君昌，许卫红. 2010 年中国慢运动传播研究报告[J]. 现代传播，2010(11)：37-42.

[186]唐颐. 图解黄帝内经[M]. 西安：陕西师范大学出版社，2008(12)：10.

[187]赵志芳，郭清. 中医治未病与健康管理的相融性研究进展[J]. 浙江中医杂志，2013，48 (5)：386-387.

[188]黄思敏，传统养生文化视角下的健康生活方式的构建[J]. 民族传统体育，2013，3(11)：131-133.

[189]Zhao L，Shen J. A whole-body system approaches for gut micro biota-targeted，preventive healthcare [J]. J Biotechnol，2010，149(3)：183-190.

[190]王月云，尹平. 亚健康的流行现状与研究进展[J]. 中国社会医学杂志，2007，24(2)：140-141.

[191]孙涛. 以"治未病"理念为指导，发挥中医药调治亚健康优势——积极探索构建中医特色

预防保健服务体系的一点思考[J].中医药管理杂志,2009,17(1):12-15.

[192]李文川.积极、健康、幸福——《2008 美国人身体活动指南》新启迪[J].中国体育科技,2012,48(6):91-96.

[193]刘赞,李海宇,王伟.发展中医药建立有中国特色的社区健康管理模式[J].中国医药指南,2013,11(7):377-379.

[194]丁继华.中国传统养生珍典[M].北京:人民体育出版社,1992:2.

[195]鲍丽颖,汪洋,刘俊荣.健身气功"八段锦"对不同血脂水平中老年人肺活量的影响[J].中国老年学杂志,2013,33:1140-1141.

[196]马龙,周英武,刘如秀.论情志养生对高血压病防治的意义[J].吉林中医药,2013,33(7):649-651.

[197]吴萍.家庭病床高血压患者实施中医养生指导和健康宣教干预的临床观察[J].现代中西医结合杂志,2013,22(9):928-930.

[198]胡亦萍,杨佩,胡洪芳,等.开展社区 2 型糖尿病中医养生指导的效果评价[J].护理与康复,2013,12(5):464-466.

[199]林长伟.利用中医养生康复理论护理 80 例缺血性脑卒中患者的临床观察研究[J].中国保健营养,2013,4:1862.

[200]王瑞云,李红.糖尿病患者的中医养生[J].中国疗养医学.2012,21(12):1108-1110.

[201]王发渭,孙炽东,许成勇,等.试论中医学养生保健观[J].中华保健医学杂志.2011,13(6):512-513.

[202]王侠,王霞.我国近 10 年中医养生研究的文献计量学分析[J].河北中医.2013,35(7):1065-1072.

[203]金凤,沈桂根.中医药如何应对慢性病防控[J].中医临床研究,2013,5(7):94-95.

[204]黄芬.中国特色的健康管理——浅谈中医养生与疾病预防[J].大家健康.2013,7(3):159-160.

[205]李忠原,李斌,张毓辉,等.中医慢性非传染性疾病防治费用核算体系研究[J].中国卫生经济,2012,31(5):5-8.

[206]赖昭瑞,汪冬梅.山东农村全面小康社会建设的实证研究[J].山东省农业管理干部学院学报.2006,22(5):20-23.

[207]王雨其.专家纵论全面小康社会的健康素质新概念[J].医院管理论坛.2003,6:5-8.

[208]贺铿.关于总体小康水平和全面小康社会的设想[J].管理评论.2003,15(3):3-7.

[209]Puska P. Successful prevention of NCDs:25 year experience with North Karelia Project in Finland[J]. J Public Health Med,2002,4(1):5-7.

[210]Patricio V. Marquez, Lead Health Specialist, et al. Dying too young. Addressing premature mortality and ill health due to non-communicable diseases and injuries in the Russian Federation[M]. Washington,DC:The World Bank,2005.

致　谢

　　岁月如梭，转眼数年即逝。个人力量有限，团队力量无穷。如果说本研究多少有点建树，那主要是得益于大家的鼎力支持与帮助，我们研究小组只是做了一些具体的力所能及的工作而已。本研究开展以来，得到了许多方面的大力支持与帮助，这是本研究能够圆满完成的坚强后盾和力量源泉，在此表示诚挚的谢意。

　　感谢陕西省政府副秘书长、省卫生厅党组书记戴征社厅长的关怀和支持，感谢宝鸡市政府刘桂芳副市长的关心和帮助，感谢陕西省卫生厅疾病预防控制处马光辉、张宝弟等处室领导的关心与支持，感谢西安交通大学公共政策与管理学院高建民教授的悉心指导，感谢陕西省疾病预防控制中心王敬军主任、刘峰副主任的指导及帮助，感谢陇县卫生局曹大革局长、余全海书记在全市慢性病预调查现场会筹备等方面给予的大力支持，感谢宝鸡市渭滨区卫生局、金台区卫生局、陈仓区卫生局、扶风县卫生局、眉县卫生局、岐山县卫生局、凤翔县卫生局、麟游县卫生局、千阳县卫生局、陇县卫生局、凤县卫生局、太白县卫生局、高新区卫生计生局、各县区疾控中心及有关基层医疗卫生机构在"宝鸡市慢性病现场抽样调查"中给予的积极配合与支持。同时也要感谢研究小组同仁们长期以来的辛勤付出与努力，感谢研究小组成员的家人们对本研究的理解与支持。

　　研究的过程，也是学习的过程。虽然我们不敢有丝毫懈怠，但深知能力有限。我们将以此为新的契机，常怀感恩之心，常思支助之情，常想基层之不易，持续深入地开展相关方面工作，尽我们绵薄之力，为实现居民健康梦，打造医改升级版作出积极的贡献！我们也殷切地希望，在今后的工作中继续得到有关方面的大力支持与帮助！再次感谢大家！

邓　峰

2013 年 11 月

正文彩图

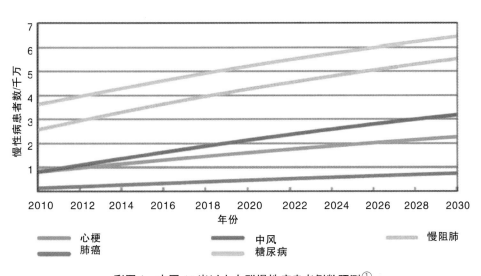

彩图 1　中国 40 岁以上人群慢性病患者例数预测①

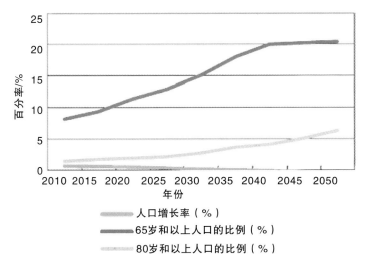

彩图 2　2010—2050 年中国 65 岁以上和 80 岁以上人口数量增长及比例变化②

---

① 资料来源：中国慢性非传染性疾病危险因素监测，2007
② 资料来源：联合国秘书处经济与社会事务部人口处，世界人口展望：2008 年修订版

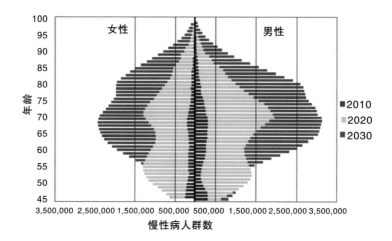

彩图 3　老龄化对中国未来患有一种及以上慢性病人群数量的影响①

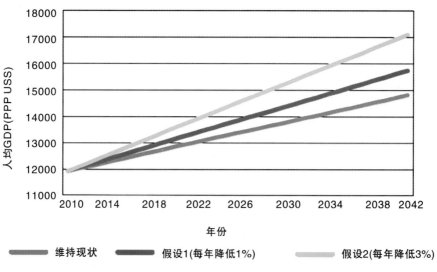

彩图 4　模拟 2010—2040 年中国人均 GDP 增长趋势

---

① 来源:世界银行(WB),《创建健康和谐生活,遏制中国慢性病流行》报告

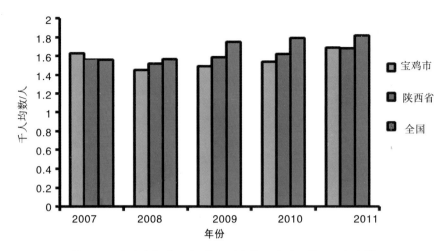

彩图 5　宝鸡市与陕西省、全国千人执业或助理执业医师比较

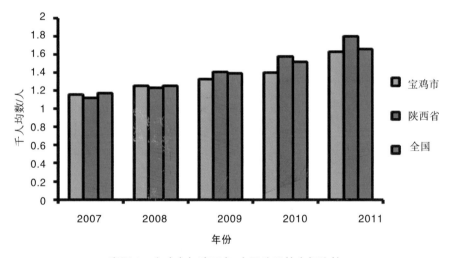

彩图 6　宝鸡市与陕西省、全国注册护士相比较

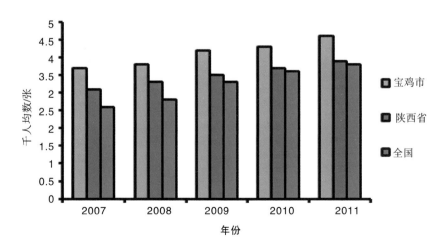

彩图 7　宝鸡市与陕西省、全国千人床位数比较

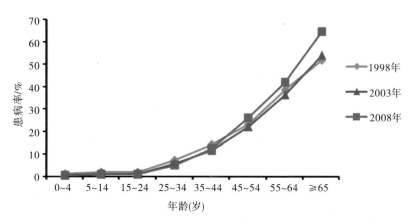

图 8　中国慢性病患病率年龄别变化情况(％)

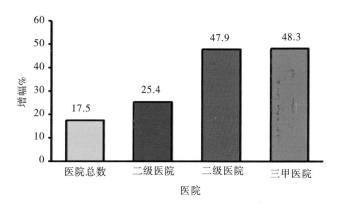

彩图 9　2005—2011 年中国医院数涨幅

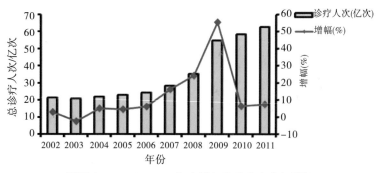

彩图 10　2002—2011 年中国年总诊疗人次与增幅

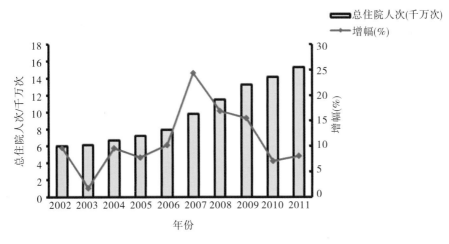

彩图 11　2002—2011 年中国居民年总住院人次与增幅

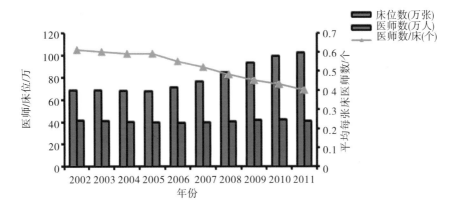

彩图 12　中国乡镇卫生院床位数、医师数及平均每张床位医师数变化

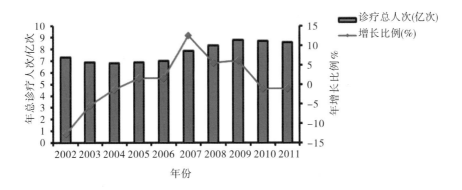

彩图 13　中国乡镇卫生院年总诊疗人次与增长比例变化

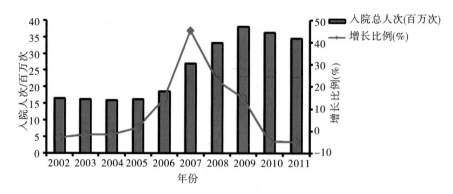

彩图 14 中国乡镇卫生院年入院人次与增长比例变化

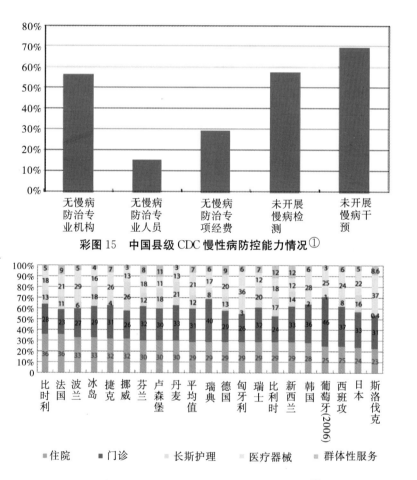

彩图 15 中国县级 CDC 慢性病防控能力情况①

彩图 16 各国各类医疗服务开支比较, 2007 年②

① 资料来源:中国国家疾控中心,中国疾控体系慢性病防控能力调查,2009 年
② 资料来源: Health at a Glance 2009:OECD indicators.

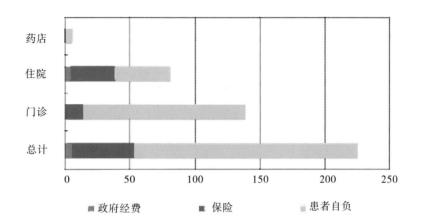

彩图 17　2008 年天津市用于心脏病的卫生总费用来源①

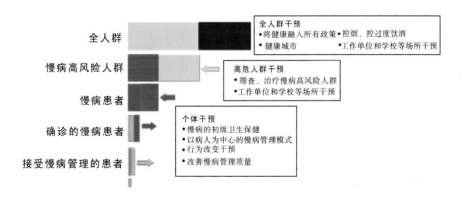

彩图 18　人群分类干预策略图②

---

①　资料来源:杨洪伟等,天津市某区慢性病防治费用核算案例研究,卫生软科学,2010

②　资料来源:世界银行(WB),《创建健康和谐生活,遏制中国慢性病流行》报告

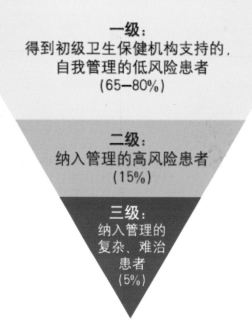

彩图 19　慢性病管理金字塔模型①

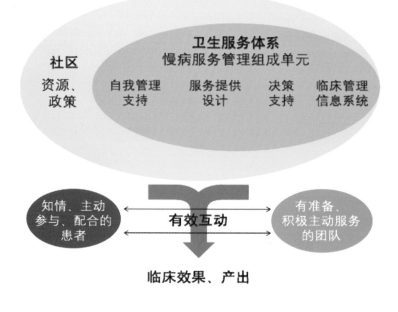

彩图 20　慢性病管理流程模型②

---

① 资料来源：E. Nolte，M. McKee. 为慢性病患者提供服务：医疗体系视角，2008
② 资料来源：Wagner EH，1998.